Günter Lange

AKUPUNKTUR DER OHRMUSCHEL

Diagnostik und Therapie

AKUPUNKTUR DER OHRMUSCHEL
Diagnostik und Therapie

Günter Lange

Mit Beiträgen von Prof. Dr. Dr. H. F. Herget, Dr. med M. Elies, Dr. med. N. Krack, Dr. med. vet. H. Krüger, Christiane Krüger, Dr. med. W. Vogelsberger

WBV BIOLOGISCH-MEDIZINISCHE VERLAGSGESELLSCHAFT MBH & CO KG SCHORNDORF

ISBN 3-921988-41-1

3. Aufl. 1987

7060 Schorndorf, Ipfweg 5

Satz: Setzerei G. Müller, Heilbronn
Druck: Offsetdruckerei Gutmann + Co. GmbH, Heilbronn

Inhaltsverzeichnis

Zum Geleit

Es ist das alleinige Verdienst des französischen Arztes DR. PAUL NOGIER aus Lyon, die Reste einer antiken Behandlungsweise von Krankheiten über topostabile Areale der Ohrmuschel in Nordafrika aufgespürt und zu einem lehrfähigen System entwickelt zu haben. Andere haben von ihm gelernt, und einige von diesen haben sich ein Verdienst erworben, diese dann Ohrakupunktur (OAP) genannte Heilweise geordnet, entwickelt und erweitert zu haben. Zu diesen gehört auch GÜNTER LANGE, der, nach jahrzehntelanger Vorarbeit, heute den Stand dieser Entwicklung zu einer brauchbaren Behandlung über die Ohrmuschel einer sich dafür interessierenden Fachwelt vorlegt.
NOGIER hat bereits 1957 in der ,,Deutschen Zeitschrift für Akupunktur'' über erste Erfahrungen mit der OAP berichtet und hat während des Internationalen Akupunktur-Kongresses in München im Jahre 1961 seine Kenntnisse kursusmäßig an einen kleinen Kreis daran Interessierter weitergegeben. Dieser Kursus fand in den Praxisräumen von DR. GEORG BACHMANN in München statt, Nogier sprach französisch, und sein Vortrag wurde von mir und einem anderen Kollegen simultan übersetzt. – Da sich die Kenntnis behandlungsfähiger ,,Punkte'' in der Ohrmuschel rasch erweiterte, ergab sich die Notwendigkeit, diese Punkte systematisch zu ordnen. Ein solches System bot sich mir in dem zu dieser Zeit in Westdeutschland eingeführten AVON-System der Bundespost an; es ließ sich bequem auf größere und kleinere Körperbezirke und funktionelle Organgruppen und deren Untergliederung und ebenso auf die reflektorische Wiedergabe der körperlichen Verhältnisse in der Ohrmuschel übertragen. Die Wirbelsäule als zentrale Körperachse erhielt dabei die Leitzahl ,,Eins'', denn es ließen sich in praxi alle Körperteile und Organe wie auch deren Funktionen in einem besonderen Verhältnis zur Wirbelsäule erkennen. Ja, mehr noch: Es zeigte sich, daß der Funktion in diesem Wechselverhältnis eine ganz besondere Rolle zukam, sie bestimmte die Größe des reflektorisch erregbaren Areales in der Ohrmuschel, und sie wurde durch einen Stich oder durch sonstige Manipulation des betreffenden Areales oder ,,Punktes'' in der Ohrmuschel therapeutisch beeinflußt.
Das so erkannte Ordnungssystem der Behandlungspunkte in und an der Ohrmuschel übertrug ich auf ein geeignetes Ohr-Foto, das von 1961 bis 1977 fünf ständig erweiterte und verbesserte Auflagen erlebt hat und wohl heute noch in vielen Praxen in Gebrauch ist. Beim Akupunktur-Kongreß 1962 in Wiesbaden stellte ich mein Ordnungssystem in einem Lichtbildvortrag vor und hatte die Freude und Ehre, Dr. Nogier unter den Zuhörern zu wissen. – Die zweite, verbesserte Auflage meines Ohrbildes veröffentlichte ich 1964 in einem Aufsatz in der ,,Zeitschrift für Erfahrungsheilkunde'' (Band XIII, Heft 7). – Soweit die Vorgeschichte.
In Vorträgen und Kursen habe ich in den nach 1961 folgenden Jahren die OAP an Hand meines Ordnungssystems publik gemacht. Einer meiner ersten und aufmerksamsten Hörer war GÜNTER LANGE aus Kassel, der seine Kenntnisse über dies Gebiet in seiner Praxis und in ständigem und persönlichem Kontakt mit mir und anderen erweiterte und befestigte. Er war von der Idee der Behandlung krankhafter Zustände über topostabile, engumschriebene, reflektorische ,,Punkte'' in und an der Ohrmuschel gefangen ge-

nommen und hat dieser Idee sein Lebenswerk gewidmet, über das er in diesem Buch berichtet.
Die Freundschaft, die uns seit mehr als zwei Jahrzehnten verbindet, ist trotz räumlicher Entfernung und naturgemäßer geistiger Divergenz nicht gestört worden. Ich wünsche diesem Buch Erfolg, denn es ist heute mein ehemaliger Schüler auf diesem Spezialgebiet der Heilkunde weitaus besser als sein ehemaliger Lehrer und heutiger Schüler.

Tenerife, zum neuen Jahr 1985.

DR. MED. NIELS KRACK

Zum Geleit

Als Anhänger der klassischen Lehre, der sich seit mehr als drei Jahrzehnten mit der Akupunktur befaßt, muß ich gestehen, daß es mir ausgesprochen schwergefallen ist – und dies ist auch heute noch so –, die Punktur der Ohrmuschel als Akupunktur ,,sensu strictu'' zu akzeptieren.
Als Pragmatiker und Empiriker – aus der täglichen Praxis urteilend – ist dieser ,,Reflexologie der Ohrmuschel'' eine praktische Bedeutung nicht abzusprechen. Einmal dahingehend, daß gerade in akuten Fällen und bei Zeitmangel – an dem wir alle auch bei noch so gutem Willen kranken – die Ohrakupunktur ein probates Mittel ist, dem Patienten vorab zu helfen. Zum zweiten: In den letzten fünfzehn Jahren hat die Ohrakupunktur eine ganze Reihe von ernsthaften Leuten dahin gebracht, sich auch mit der klassischen Akupunktur resp. der traditionellen chinesischen Medizin insgesamt zu befassen. Dies hat beiden Richtungen keineswegs zum Schaden gereicht.
Als Leiter der ,,Arbeitsgemeinschaft für klassische Akupunktur und traditionelle chinesische Medizin e.V.'' freue ich mich andererseits aber auch, daß die von uns propagierte interdisziplinäre Zusammenarbeit auf dem Sektor der Nadelheilkunde ein weiteres sichtbares Resultat gezeitigt hat: dieses Buch, das aus der Zusammenarbeit dreier Berufsgruppen, Heilpraktiker, Arzt und Tierarzt, resultiert. Die vierte in der Arbeitsgemeinschaft vertretene Sparte, die der Sinologen, war diesmal nur beratend gefragt, galt es doch, nochmals darauf hinzuweisen, daß eine eigenständige ,,chinesische Ohrakupunktur'' ins Reich der Fabel gehört, es sei denn, daß dieser Terminus darauf hinweisen soll, daß die Erarbeitung einer Ohrsomatotopie durch Dr. P. M. F. NOGIER in der *Volksrepublik China* nach 1957 eine breite Akzeptanz und empirische Ergänzung anhand großer Fallzahlen gefunden hat.
Ich danke den Autoren und dem Herausgeber für ihren Einsatz bei der Erarbeitung der Materie, dem Verleger für die Repräsentation und wünsche diesem praktischen Buch die ihm zustehende Verbreitung und Leserschaft.

AUGUST BRODDE

Vorwort

Das vorliegende Buch wurde in dem Bestreben verfaßt, das Gemeinsame herauszustellen, das die verschiedenen Richtungen und Schulen der Akupunktur der Ohrmuschel verbindet. Der Auriculo-Therapie nach NOGIER, dem unbestrittenen genialen Vater dieser Methode, der chinesischen Ohrakupunktur und der neueren Entwicklung zur Auriculo-Medizin liegen so viele verbindende Erfahrungen zugrunde, daß es müßig ist, um Vorrechte zu streiten. Die Therapie über die Somatotopie Ohr befähigt denjenigen, der sich ehrlich und mit Liebe um diese Methode bemüht, Behandler und Arzt im besten Sinne des Wortes zu sein.
DR. NIELS KRACK verdanke ich durch seine Kurse in den 60er Jahren die Kenntnis dieser Therapie. Als ich zu Beginn der 70er Jahre vom „Arbeitskreis für klassische Akupunktur und traditionelle chinesische Medizin e.V." den Auftrag erhielt, die Akupunktur der Ohrmuschel in Kursen zu lehren, versuchte ich vom „gestörten Segment" durch einen systematischen und objektivierbaren Aufbau diese Therapie zu verdeutlichen. NOGIER's Behandlungsstrahl gab mir dazu die Anregung.
Herzlichen Dank möchte ich allen sagen, die mir geholfen haben, dieses Buch vorzulegen. Insbesondere meinem Freund und Lehrer Dr. NIELS KRACK, der mir seine Arbeiten zum weiteren Ausbau übertrug. Den Mitarbeitern an diesem Buch, die durch ihre Beiträge halfen, das Gebäude der Akupunktur der Ohrmuschel in seiner Vielfältigkeit darzustellen. Dem Ehepaar Dr. H. und Chr. Krüger danke ich für den wertvollen Beitrag, der die Wirksamkeit der Methode am Tierohr belegt und bestätigt.
Der Arbeit aus dem reichen Erfahrungsschatz der Abteilung für Anästhesie und Schmerztherapie der William-Harvey-Klinik Bad Nauheim (Leiter: Dr. med. W. Vogelsberger) und dem Funktionsbereich Schmerztherapie der Justus-Liebig-Universität Gießen (Leiter: Prof. Dr. med. Dr. med. dent. H.F. Herget), den Herr Dr. med. Elies verfaßte.
Ein besonders herzlicher Dank gilt meinem Mitarbeiter Dr. K.O. Heimann. Mit ihm gemeinsam habe ich die vergleichende Nomenklatur erstellt, auch half er mir bei der Durchsicht des Manuskripts.
Ohne die Ermutigungen meines Verlags wäre dieses Buch nicht entstanden. Die Verleger setzten ihr ganzes Können für eine perfekte und liebevolle Ausstattung ein.
Gedankt sei vor allem denjenigen, die über das Gebiet der Akupunktur der Ohrmuschel gearbeitet haben und durch ihre Veröffentlichungen meine Arbeit erst ermöglichten.

Ihnen allen möchte ich Dank sagen durch ein Dichterwort von Friedrich Rückert (1788–1866):

„Ich habe nichts erdacht, nur manches ausgedeutet,
Gegraben keinen Schacht, nur manchen ausgebeutet.
Kann ich, wo ich gelernt, auch nicht den Lehrer nennen,
Ich lernte doch, und muß als Schüler mich bekennen.
Und der es mich gelehrt, der wird gelernt es haben
Von seinem Lehrer, dem es andre Lehrer gaben.
Die Überlief'rung ist, wenn auch die Namen schwanden
Der Überliefernden, vom Anfang her vorhanden.
Wer sagt mir nun, woher der erste selbst es nahm
Von dem aus Hand zu Hand zu mir herab es kam?
So kommt der durst'ge Geist auf Wegen der Erfahrung
Durch Überlieferung zum Quell der Offenbarung."

Die Weisheit des Brahmanen (1835–39)

Kassel, im Januar 1985

GÜNTER LANGE

1. Zur Geschichte der Ohrakupunktur

Es ist ohne Zweifel das Verdienst von DR. PAUL NOGIER aus Lyon, die Akupunktur der Ohrmuschel – ,,Die Auriculo-Therapie'', wie er sie nennt – in ihrer heutigen Form begründet zu haben.

Im Jahre 1956 stellte er erstmals auf dem Akupunktur-Kongreß in Marseille das Ohr in seinen reflektorischen Beziehungen zu den Körperregionen vor und zeigte die sich daraus ergebenden therapeutischen Möglichkeiten auf.

DR. NOGIER, als klassischer homöopathischer Arzt an genaues Beobachten gewöhnt, stellte bei einigen seiner Patienten Narben im oberen Ohrbereich fest. Es ergab sich, sie alle hatten an Lumbalgien und Ischialgien gelitten, die herkömmlichen schulmedizinischen Methoden gegenüber resistent geblieben waren. So hatten die Patienten Hilfe bei ,,Außenseitern'' gesucht und waren durch Kauterisation am Ohr von ihren lästigen Beschwerden meist spontan geheilt worden. 1951 erlebte NOGIER persönlich eine solche Heilung, was ihn veranlaßte, sich intensiv mit der Ohrmuschel, die in der Schulmedizin lediglich als äußerer Schalltrichter Interesse fand, zu befassen. Er betrat damit Wege medizinhistorischer Vergangenheit, denn seit dem Altertum, seit den alten Ägyptern und seit Hippokrates ist in der Medizin des Mittelmeerraumes dem Ohr als Reflexorgan immer wieder therapeutische Beachtung geschenkt worden.

NOGIER griff schließlich selbst zu dieser Behandlungsmethode, ersetzte als Akupunkturarzt das Glüheisen durch die Nadel und kam zu überzeugenden Heilungsergebnissen. Seinem genialen Forschergeist verdanken wir es, daß er die Region der Ischiaskauterisation im Ohr mit der Projektion der Articulatio lumbosacralis auf der Anthelix in Zusammenhang brachte und darauf aufbauend die gesamte Anthelix als Projektionsort der Wirbelsäule erarbeitete. Er untersuchte die Ohrmuschel systematisch weiter und fand die Zusammenhänge zwischen verschiedenen Ohrregionen zu bestimmten Körperorganen. Als Gedankenstütze entstand dabei das Bild des Embryo in utero.

Der Vortrag, den NOGIER 1956 in Marseille gehalten hatte, erschien 1957 in der Übersetzung von DR. GERHARD BACHMANN in der ,,Deutschen Zeitschrift für Akupunktur'' und war bahnbrechend für die Ohrakupunktur.

DR. NIELS KRACK übernahm von NOGIER 1961 persönlich diese Methode (s. Krack: ,,Zum Geleit'' und einen Auszug aus seinen 1977/1978 veröffentlichten Arbeiten, der auf den folgenden Seiten abgedruckt ist) und publizierte sie in Vorträgen und Kursen. Er entwickelte nach dem ,,Postleitzahlsystem'' eine genaue Topographie der Reflexpunkte im Ohr (s. Kap. 1.1: ,,Die Ohrakupunkturpunkte und ihre Anwendungsmöglichkeiten nach Dr. Niels Krack'').

Die Arbeiten NOGIER's in der ,,Deutschen Zeitschrift für Akupunktur'' gelangten 1957 auch nach China. Dort griff man sie begierig auf und erinnerte sich, daß auch in der eigenen traditionellen Literatur Hinweise auf die Verbindung Ohr – Körperorgan zu finden waren, die jedoch in Vergessenheit geraten waren. Wie PORKERT (1978) in seiner Arbeit ,,Die Entwicklung der Ohrakupunktur aus chinesischer Sicht'' darlegt, wurde NOGIER auch in China als Entdecker der Ohrakupunktur in ihrer heutigen Form voll anerkannt. Die

Chinesen integrierten in der Folge NOGIER's Arbeiten gründlich in ihre Praxis, belegten und ergänzten sie z.T. durch eine Vielzahl eigener Erfahrungen.
Wir sollten uns den reichen Erfahrungsschatz, den die Chinesen gesammelt haben, zu Nutzen machen und beim therapeutischen Vorgehen berücksichtigen. Es sind vor allem die Analgesiepunkte im Ohr, durch die die chinesische Ohrakupunktur weltweit Aufmerksamkeit erregte. Die französische Auriculo-Therapie und die chinesische Ohrakupunktur ergänzen sich und sind kongruent in vielen Bereichen. Wenden wir sie zum Nutzen unserer Patienten in der Praxis an, ohne uns von Kompetenzstreitigkeiten verwirren zu lassen.

1.1 Liste der Ohr-Akupunktur-Punkte und ihre Anwendungsmöglichkeiten nach dem System Dr. Niels Krack
(s. Abb. 1–3)

Allgemeine Hinweise:
In diesem System sind die Akupunkturpunkte der Ohrmuschel, entsprechend dem deutschen System der Postleitzahlen, nach Regionen und Gebieten geordnet. Ursprünglich war dabei die Zahl 8 freigelassen worden, um für Erweiterungen Raum zu haben. Um größere Veränderungen gegenüber früheren Auflagen zu vermeiden, ist jetzt der Leitzahl 8 die Region der hinteren (= medialen) Fläche der Ohrmuschel zugeordnet worden.
Zur Behandlung wählt man besonders dünne und mittellange Akupunkturnadeln mit besonders feiner Spitze. Bewährt haben sich vor allem Gold- und Silbernadeln mit den Maßen: 35 × 0,40 mm und entsprechende Stahlnadeln.
Man kann ausschließlich mit Stahlnadeln arbeiten, aber auch sehr gut und wirksam mit Gold- und Silbernadeln. Dabei muß man jedoch beachten, daß sich im allgemeinen in der Vorderseite der Ohrmuschel die energetischen Verhältnisse umgekehrt wie bei der Körper-Akupunktur darstellen. Folglich wird im Ohr im allgemeinen mit der Goldnadel sediert (bei Pluszuständen: Fülle, Kongestion, Entzündung usw.) und mit der Silbernadel tonisiert (bei Minuszuständen: Mangel, Asthenie, Atonie usw.). Auf der Rückseite der Ohrmuschel und auch in der Umgebung des Ohres aber gelten die energetischen Verhältnisse und Einwirkmöglichkeiten der Körper-Akupunktur.
Bei chronischen Krankheitszuständen und auch bei solchen, die durch Unfall usw. verursacht worden sind, sollte man besser Silbernadeln verwenden. Bei chronischen Leiden usw. findet man oft Behandlungspunkte an der Hinterseite der Ohrmuschel, die in ihrer topographischen Lage meist den Reaktionspunkten der Vorderseite entsprechen.
Man muß sich hüten, die Ohrmuschel mit der Nadel zu durchstechen, da ja an deren Vorderseite und Rückseite gegensätzliche energetische Verhältnisse herrschen und man so eine Art „Kurzschluß“ verursachen würde.
Zur genauen Lokalisation der Punkte in und an der Ohrmuschel und um festzustellen, ob die Punkte wirklich indiziert sind, benützt man ein elektronisches Gerät. Mit der Suchelektrode markiert man die indizierten Punkte in der Haut des Ohres durch eine kleine Delle (Vorsicht! Keine Verletzung der Haut verursachen!) und sucht dann mit der Nadelspitze in dieser Delle den Punctum maximum des Schmerzes. So läßt sich der Punkt exakt finden. Auf diese Weise kann man auch eine Art Diagnostik durchführen.

Besondere Energie-Punkte:
Einige Punkte haben eine besondere energetische Bedeutung. Im Schema fallen sie durch einen größeren Kreis um die Zahl auf. Quellen der Energie sind vor allem die „Atmung = Lungen“ (311 und 312) und die „Verdauung = Leber“ (46).

Wichtige energetische Punkte sind auch folgende:

Punkt X = Formgebende seelische Energie. Es ist dies der Punkt Shen-Men im Kniebereich.

Punkt Y = Aktivierende hormonelle Energie. Es ist dies der Punkt San-Jiao am Ende des äußeren Gehörganges (im Schenkel zwischen Tragus und Antitragus).

Punkt Z = Null-Punkt, Point zero. Er entspricht dem Nabel und in etwa auch dem Solarplexus. Hier halten sich im allgemeinen die Energien im Gleichgewicht. Von diesem Punkt aus kann man radiär Behandlungslinien zur Helix ziehen. Oft findet man auf diesen Linien weitere behandlungsbedürftige Punkte, deren Mitbehandlung oft erst den Behandlungserfolg sichern. – Der Null-Punkt befindet sich auf der Helix-Wurzel dort, wo man eine kleine stufenartige Gewebsverdickung tasten kann.

Punkt 46 = Quelle der Nahrungs-Energie. Die Leber.

Areal 311+312 = Quelle der Odem-Energie. Die Lunge.

Liste der Punkte nach Gebieten und Leitzahlen:

Leitzahl 1: Wirbelsäule und zugehörige Regionen.
Leitzahl 2: Untere Extremität und Obere Extremität.
Leitzahl 3: Rhythmisches System (Herz, Atmung).
Leitzahl 4: Die Verdauungs-Organe.
Leitzahl 5: Zentrales und peripheres Nerven-System (siehe auch Leitzahl 8 und 9).
Leitzahl 6: Drüsen und Genitalorgane.
Leitzahl 7: Körpergewebe.
Leitzahl 8: Punkte an der Rückseite der Ohrmuschel.
Leitzahl 9: Besondere Punkte.

Punkte für die Suchtbehandlungen:

Man sticht die jeweils indizierten Punkte, nicht aber alle angegebenen Auswahlpunkte. Zusätzlich zu den angegebenen Punkten sucht man immer zusätzliche Energie über die großen Energiepunkte Y und X zu mobilisieren!

Rauchen und alle inhalierbaren Drogen:

Im Lungen-Areal 311, 312, dann 911, 424, Y, 331, 710, 917, 467, 515, 516, 990, 423, 45, 46, X; zur Toxinausschwemmung: 643 und 644 in der Nierennähe. – Dazu: Bl 13, Lu 5, MdH 6.

Alkohol:

45, 46 (Milz, nur links nadeln!) und die Durstpunkte: 425, 426, 427 und 990.

Adipositas, Eßsucht:

424, Y (vor allem bei schweren Fällen ist Y erforderlich) sowie die Hungerpunkte: 46, 462, 990. Bei Ödemen zusätzlich: 472.

Medikamentensucht:

45, 46, 516, 990 („Milz“: Pkt. 45 nur links nadeln!).

Liste der Ohrpunkte:

11 : Atlas
12 : Halswirbelsäule
121 : Hals selbst
13 : Übergang C_7–D_1
132 : Schulterblatt
133 : Clavicula
134 : Thorax
135 : Sternum
14 : Übergang D_{12}–L_1
15 : Übergang L_5–S_1
151 : Ischias-Punkt
152 : Steißbein (unter der Helixkrempe)

21 : Hüfte
211 : Sakroiliakal-Gelenk (einschl. Gewebe)
212 : Hüftbein (Os ilium)
213 : Schambein (Os pubis)
214 : Gesäß (einschl. Gewebe)
215 : Leiste = Inguinalgegend
22 : Oberschenkel
221 : Femur
23 : Knie
232 : Patella
233 : Kniekehle
24 : Tibia
241 : Tuberositas tibiae anterior
242 : Wade
243 : äußerer Knöchel
244 : innerer Knöchel
245 : Ferse
246 : Achilles-Sehne
247 : Fußsohlen-Punkt
251 : Großzehe
252 : 2. Zehe
253 : 3. Zehe
254 : 4. Zehe
255 : Kleinzehe
26 : Humerus
261 : Ellenbogen
262 : Speiche
263 : Elle
264 : Handgelenk
271 : Daumen
272 : Zeigefinger

273 : Mittelfinger
274 : Ringfinger
275 : Kleinfinger

311 : Lunge, Pars lobi
312 : Lunge, Pars bronchi
321 : Larynx
322 : Befehlspunkt für die Sprache (Heiserkeit usw.)
323 : Tonsillen (das Organ!)
324 : Punkt für Wucherungen im Bereich der Atemwege
325 : Nasen-Rachen-Raum
331 : Befehlspunkt für die Atmung (inspiratorische Energie)
332 : Asthma-Punkt (exspiratorische Energie)
351 : Herz: Befehlspunkt für die Muskelkraft
352 : Herz: Befehlspunkt für die Reizleitung (His, Arrythmie usw.)

36 : Pleura
41 : Mund
411 : Gurgel, Schlund
412 : Speiseröhre (Ösophagus)
42 : Magen
421 : Mageneingang (Cardia) (appetitanregend)
422 : Befehlspunkt für die Magenfunktion, auch Solarplexus
423 : Hungerpunkt 1 (zugleich: Freßpunkt, Raucherpunkt)
424 : Hungerpunkt 2
425 : Durstpunkt 1 (Leberdurst!)
426 : Durstpunkt 2 (Tragus)
427 : Durstpunkt 3 (psychisch)
43 : Dünndarm
44 : Dickdarm
441 : Eingeweide (auch: Appendix)
442 : Colon
45 : rechts: Pankreas, links: Milz
46 : Leber
461 : Gallenblase
462 : Punkt bei Aszites
465 : Hämorrhoiden (der Punkt liegt unter der Helixkrempe!)
466 : After, Vegetativum, Vagus-Befehlspunkt
467 : Vegetativum 1 (die Punkte 465, 466, 467 liegen dicht beieinander unter der Helixkrempe!)
47 : Nieren, auch: Neben-Nieren (als Organ)
471 : Harnblase
472 : Punkt bei Ödemen
481 : Befehlspunkt für die gesamte Verdauung

511 : Frontalhirn
512 : Hirn, besonders Frontalhirn (unter Antitragus)
513 : Temporalhirn
514 : Okzipitalhirn
515 : „Polster", Nausea, Reisekrankheit
516 : Seelischer Ausgleich, Depressionen, Schlafpunkt, Entspannungspunkt (Gold!), sexuelle Überreizung „Point Jérôme"
517 : Stirn, Stirnkopfschmerz
521 : Geruch
522 : Riechsphäre
531 : Sehen
532 : Sehsphäre
533 : Auge
541 : Hören, „Sonne"
542 : Hörsphäre
551 : Schlafzentrum
552 : Unterbewußtsein
553 : Hypophyse-Vorderlappen
554 : Hypophyse-Hinterlappen
556 : Hypothalamus (Thalamus siehe Ziff. 911 [zwischen 671/680])
557 : Zerebraler Schwindel, Vertigo (liegt unter Punkt 11)
558 : Zwangsvorstellungen (liegt zwischen 514 und 531)
56 : Linie der „Gesichtsgrenze", Linie der Tics nerv.
57 : Vegetativum (Sympathikus)
571 : Kinn, mit vegetativen Zentren
572 : Unterkiefer, mit Nerven
573 : Oberkiefer, mit Nerven
574 : Wange, mit Nerven
575 : Zone für Trigeminus-Neuralgie
581 : Plexus hypogastricus (auch bei Nierensteinkolik!)

61 : Punkt für sexuelle Umstimmung (Innenseite des Antitragus)
62 : Dyspareunie (sexuelle Unwilligkeit durch Schmerzen)
63 : Pelvisalgie (auch bei dadurch ausgelösten sexuellen Schwierigkeiten; früher auch „Unwilligkeitspunkt" genannt)
64 : Ovar, Testis (Befehlspunkt, funktionell)
640 : Ovar, Testis (die Organe!) (unter der Krempe)
641 : Äußere Genitalorgane
643 : Punkt zur Toxinausschwemmung bei Sucht und dgl.
644 : Punkt zur Toxinausschwemmung bei Sucht und dgl.
65 : Uterus, Prostata (funktionell)
650 : Uterus, Prostata (organisch) (unter der Helixkrempe)
66 : Mamma (Befehlspunkt, hormonell-funktionell)
670 : Thyreoidea, Parathyreoidea (organisch)
671 : Thyreoidea, Parathyreoidea (funktionell)

672 : Parathyreoidea (funktioneller Befehlspunkt)
673 : Nebennieren (organisch)
674 : Nebennieren (funktionell), endokriner Befehlspunkt
675 : Thymus (muß bei allen Allergien mitbehandelt werden)
676 : Mamma (funktionell)
677 : Mamma (organisch)
678 : Parotis
680 : Punkt zur Anregung der Diurese

710 : Raucherpunkt 1 (Rachenpunkt)
711 : Gewebe: Nägel und Haare
712 : Gewebe: Haut
713 : Gewebe: alle Schleimhäute
714 : Gewebe: Synovia der Gelenke
715 : Befehlspunkt für die Funktion des Perineums (die Punkte 710–715 liegen im Gehörgang)
72 : Zellgewebsentzündungen
73 : Befehlspunkt für die Muskulatur, allgemein

Leitzahl 8 = Rückseite der Ohrmuschel:
Gelenke:
801 : Fuß
802 : Hand
803 : Schulter
811 : Fußgelenk
812 : Kniegelenk
813 : Hüftgelenk
815 : Handgelenk
816 : Ellenbogengelenk
817 : Schultergelenk
818 : Kiefergelenk

Muskeln usw.:
821 : M. glutaeus max.
822 : M. psoas major
823 : Daumenballen
824 : M. latissimus dorsi
825 : M. biceps brachii
826 : M. pectoralis major
827 : M. deltoideus
831 : M. masseter (1)
832 : M. masseter (2)
833 : Glottis
834 : Plica vocalis
835 : Zunge

Rhythmisches System:

840 : Blutdrucksenkende Furche (bluten lassen!)
841 : Herz
842 : Lunge

Nerven:

851 : Plexus mesentericus inf.
852 : Pl. mesentericus sup.
853 : Pl. coeliacus
854 : Pl. cardiacus
855 : Pl. bronchopulmonalis
856 : Kleinhirn
857 : Insula
858 : Pl. oesophagus
859a: Hirnnerv N III, IV, VI
859b: Hirnnerv N VII
859c: Hirnnerv N IX
859d: Hirnnerv N XII
859e: Hirnnerv N XI

Gefäße:

861 : A. iliaca ext.
862 : A. iliaca int.
863 : Aorta abdominalis
864 : A. mesenterica sup.
865 : Aortenbogen
866 : A. pulmonalis
867 : A. basilaris
868a: A. cerebri med.
868b: A. cerebri prof.

Eingeweide:

870 : Magen
871 : Pankreas (rechts)
872 : Colon sigm.
873 : Colon desc.
874 : Gallenblase
875 : Duodenum
876 : Jejunum
877 : Ileum
878 : Coecum
879 : Rektum

Sonstige Punkte an der Rückseite der Ohrmuschel:

883 : Harnblase
884 : Ureter
991 : Hinterer Aggressionspunkt
1-1-1-1: Motorische Wurzeln des Rückenmarks
2-2-2-2: Verlaufslinie des Zwerchfells

Leitzahl 9
Besondere Punkte an der Vorderseite der Ohrmuschel:

911 : „Seitenpunkt"* (Halbseitenwirkung, Thalamuspunkt)
912 : „Wunderbarer Punkt", bei Schmerzen usw. (bei 670)
913 : Sensorischer Hauptpunkt
914 : Sensorische Zone
915 : „Frauenpunkte", Zone gewisser Kopfschmerzen
916 : Allgemeiner Schmerzpunkt
917 : (Subcortex) = Vegetativum 2
92 : Wärmezentrum
931 : Punkt bei Schnupfen
932 : Punkt bei Heuschnupfen
933 : Nies-Punkt (bei anhaltendem Nieszwang!)
945 : Allgemeiner Allergie-Punkt (liegt am oberen Helixrand)
946 : „Darwin-Punkt"** (Wasserhaushalt, ggf. Degeneration?)
948 : Wetterpunkt bei Wetterempfindlichkeit
949 : Psychosomatischer Punkt, Hilfspunkt der Psychoanalyse
951 : Omega-Punkt 2
952 : Omega-Punkt 1
953 : Omega-Punkt 3 (Hauptpunkt)
964 : Befehlspunkt für Tonsillen (A), Drüsengewebe
990 : Vorderer Aggressionspunkt (Anti-Aggressionspunkt)

* Pkt. 911: bei Hypotonie: Silbernadel, bei Hypertonie: Goldnadel
** Pkt. 946: „Darwin-Punkt" hat Beziehungen zu allen Beschwerden der unteren Extremität.

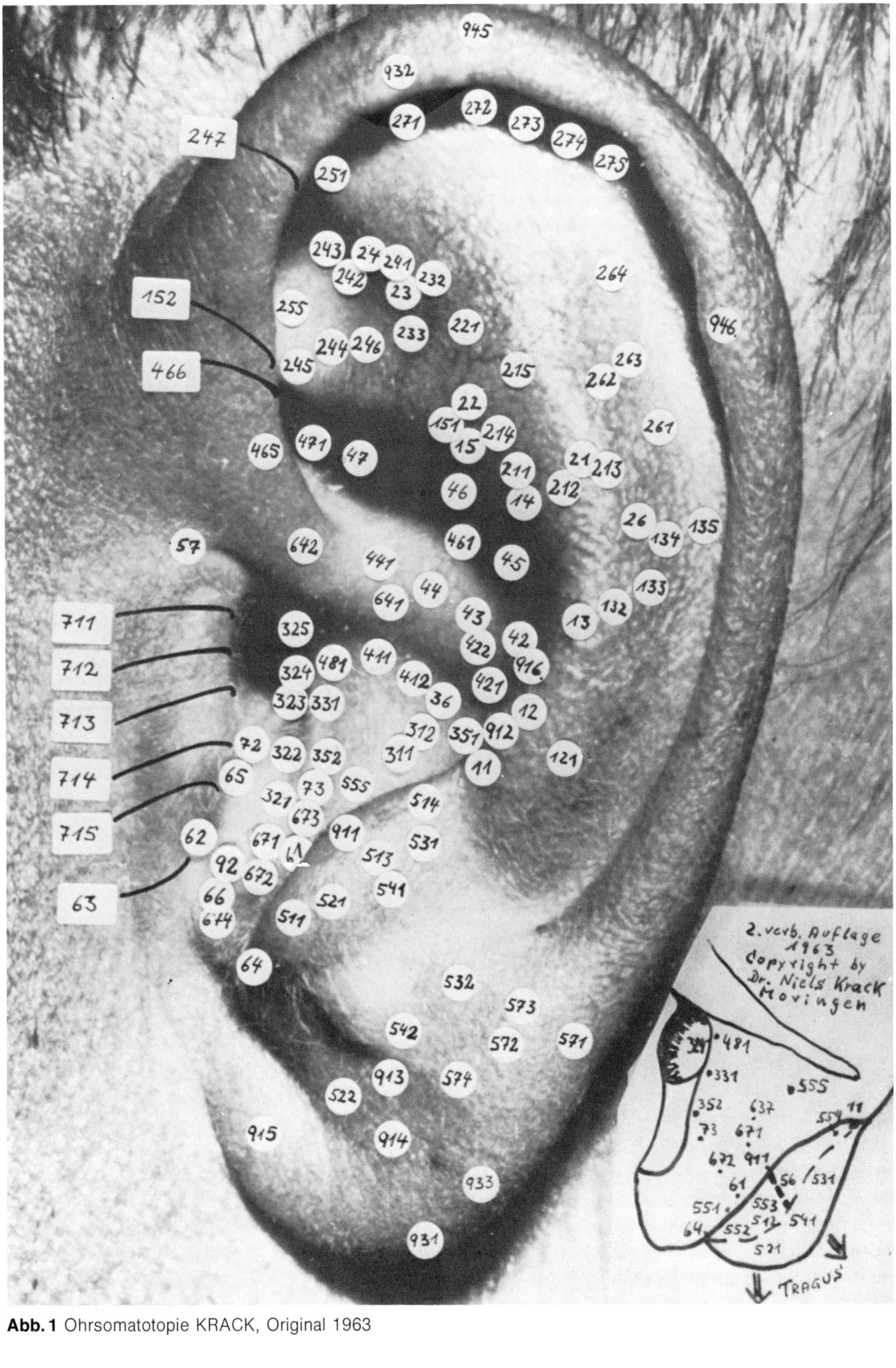

Abb. 1 Ohrsomatotopie KRACK, Original 1963

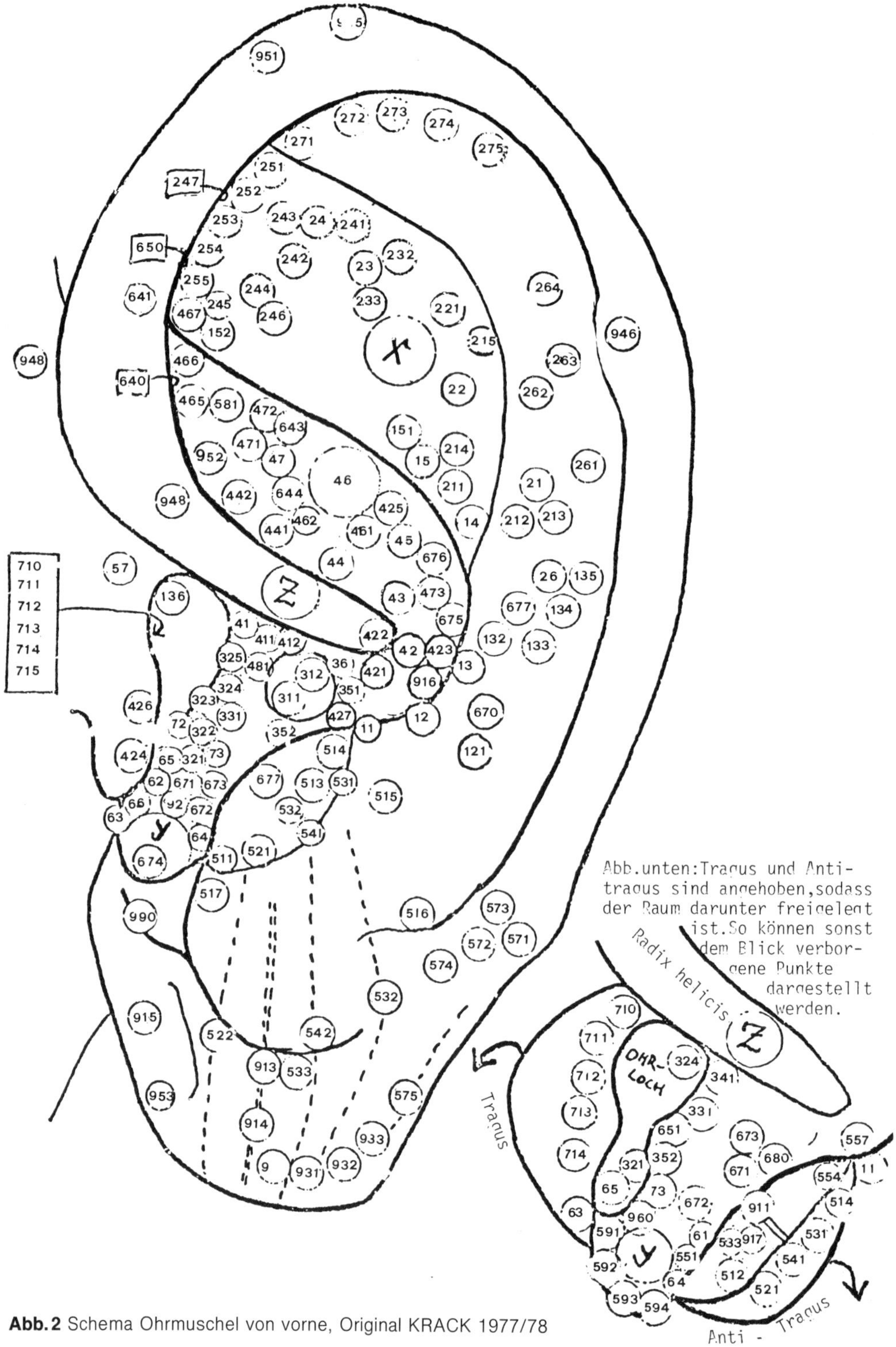

Abb. 2 Schema Ohrmuschel von vorne, Original KRACK 1977/78

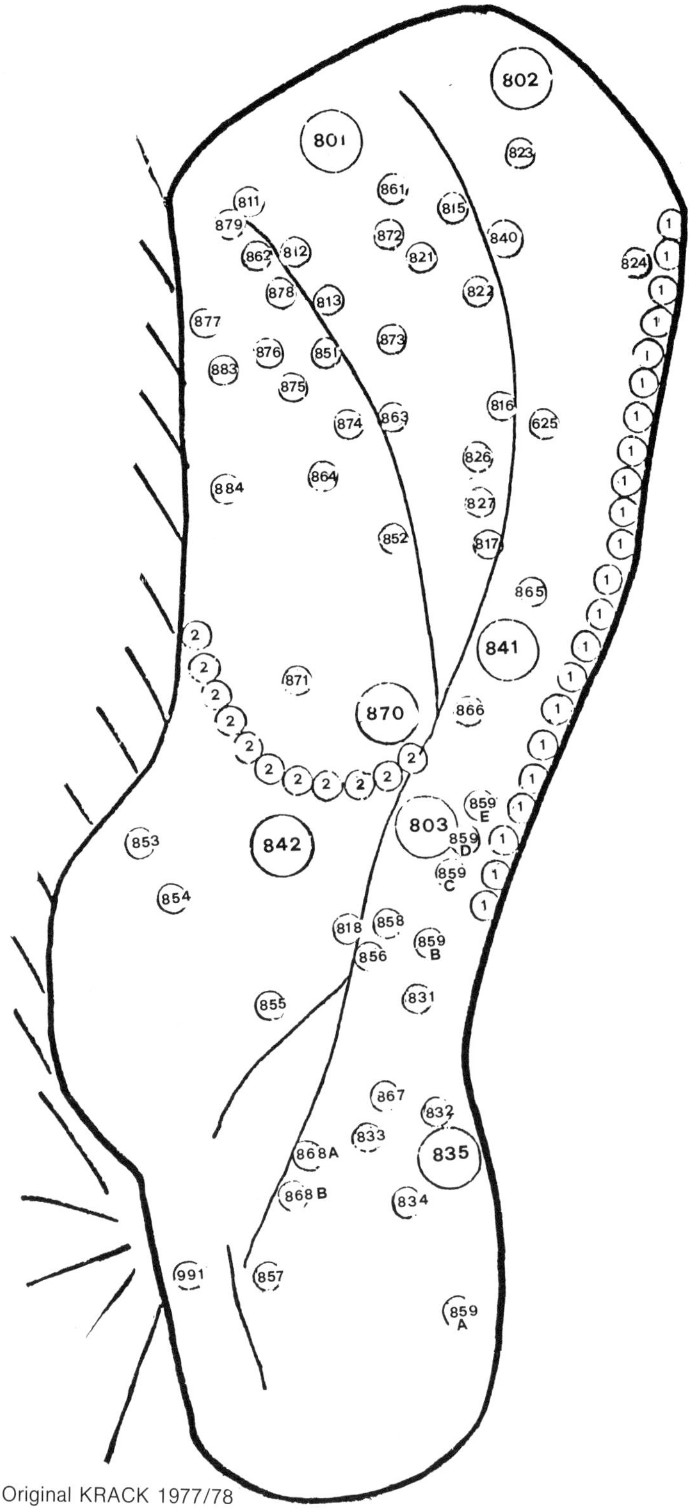

Abb. 3 Schema Ohrrückseite, Original KRACK 1977/78

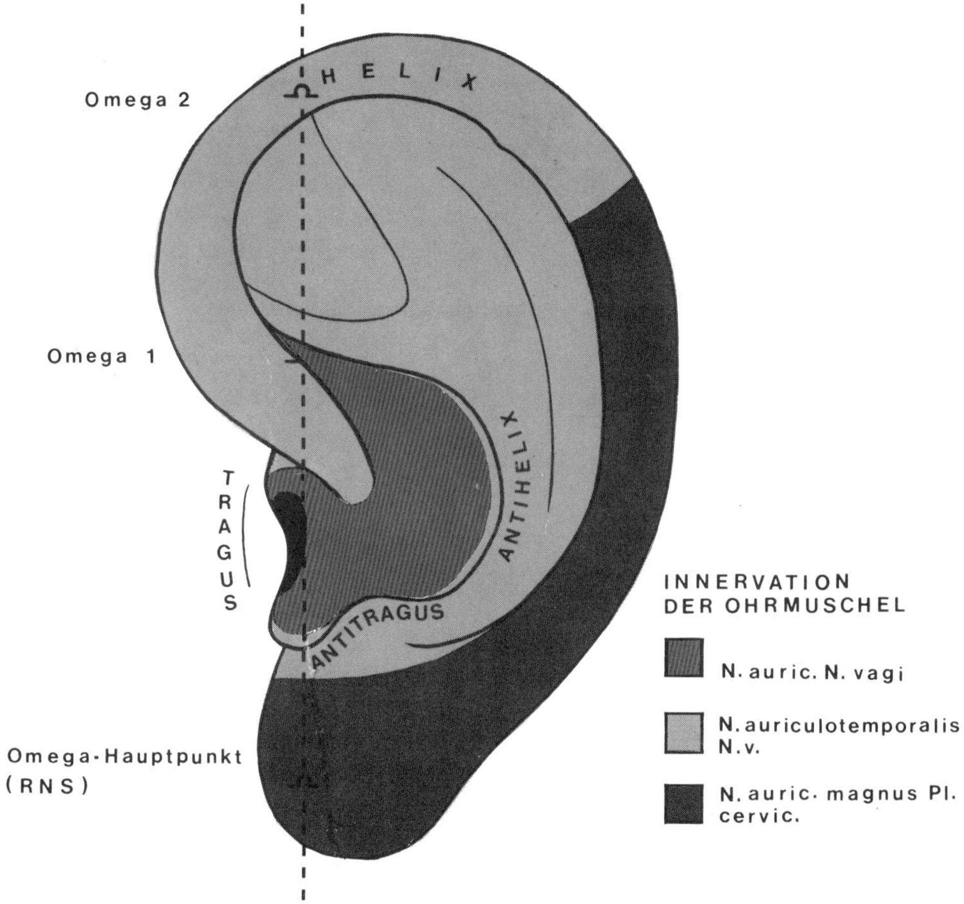

Abb. 3a Die drei Innervationszonen der Ohrmuschel, die jeweils einen Bezug zu den drei Keimblättern aufweisen. Aus Jochen M. Gleditsch: Reflexzonen und Somatotopien, WBV Biologisch-Medizinische Verlagsgesellschaft mbH & Co KG, 7060 Schorndorf

2. Anatomie und Innervation der Ohrmuschel

2.1 Der Begriff der Somatotopie Ohr

Der naturheilkundige Behandler sieht an den verschiedenen Regionen des menschlichen Körpers Reflexfelder oder Somatotopien („soma" [griech.] = Körper; „topos" [griech.] = Ort), die den gesamten Organismus widerspiegeln und repräsentieren können.

JOCHEN M. GLEDITSCH hat in seinem sehr empfehlenswerten Buch „Reflexzonen und Somatotopien – als Schlüssel zu einer Gesamtschau des Menschen" (1983) eingehend diese Reflexbeziehungen dargelegt. Hier sei nur in einem kurzen Überblick aufgezeigt, welche Somatotopien diagnostisch und therapeutisch nutzbar gemacht werden können.

Das größte und bekannteste Reflexfeld stellt der Rücken dar. Ein Areal, das durch Segmentdiagnostik und -therapie umfassende Bedeutung gewonnen hat.

Die Reflexzonen der Fußsohlen stellen ebenfalls eine geschlossene Somatotopie dar, die sich mit der Fußreflexzonenmassage nach E. INGHAM, H. MARQUARDT und W. FRONEBERG dem Behandler als Diagnose- und Therapieareal anbieten. Bei Rückenlage des Patienten repräsentieren dabei die Zehen die Kopfzonen, die Ferse das „Unten" eines in den Fuß projizierten sitzenden Menschen. Besondere Bedeutung kommt dabei der Wirbelsäule zu, die sich auf der Innenkante beider Füße darstellt.

Eine ausschließlich diagnostischen Zwecken dienende Somatotopie stellt die **Iris** dar. Wenn auch nicht allgemein anerkannt, bietet die „Augendiagnose" dem Kundigen doch die Möglichkeit, Konstitutionen und Krankheiten zu erkennen und ist ihm als Hilfsdiagnose für kausale Zusammenhänge unverzichtbar.

Die **Zunge** zeigt an ihrer Oberfläche spiegelbildlich Zustände und Funktionen innerer Organe auf. B. KRONENBERGER (1949/50) und DR. A. STROBL (1956/57) haben sich bahnbrechend um die Entschlüsselung der Somatotopie Zunge verdient gemacht. Man achte bei der Untersuchung des Patienten auf Zungenfurchen, -beläge oder -verfärbungen und Austrocknungen in den verschiedenen Bereichen.

Die **Nase** stellt ein weiteres Reflexfeld dar. Durch Massage oder Reizung bestimmter Zonen in den Nasenmuscheln lassen sich verschiedene Krankheiten behandeln, wie z. B. Migräne, Asthma oder Spasmen innerer Organe (s. N. KRACK: „Nasale Reflextherapie", Haug Verlag, Heidelberg, 1975).

Auch die äußere Nase reflektiert nach der chinesischen Akupunkturlehre ein somatotopisches Energiesystem. So projizieren sich auf dem Nasenrücken die Yin-Organe auf einer Linie. Am lateralen Rand der Nase und der Nasenflügel finden wir eine „Linie der Motorik" und dazwischen eine „Yang-Linie".

Die **Ohrmuschel** des Menschen ist ebenfalls ein entsprechendes geschlossenes Reflexrelais, in dem sich **die Gesamtheit des Menschen** reflektiert und über das sich körperliche, geistige und seelische Fehlsteuerungen erkennen und beeinflussen lassen.

Der Mensch zeigt sich im Ohr in seiner Reflexsetzung ähnlich einem auf dem Kopf stehenden Embryo. So kann die Ohrmuschel als Beispiel für eine **inverse Somatotopie** gelten. Hierbei ist die Größe der Organe im Ohr vergleichbar mit ihrer Projektion auf der Großhirnrinde.

2.2 Die Anatomie der Ohrmuschel

Um sich an der Ohrmuschel zu orientieren und um über sie behandeln zu können, müssen wir uns mit ihrem anatomischen Aufbau befassen, denn nur so lassen sich die therapeutischen Punkte im anatomischen Relief genau beschreiben und finden.
Schon bei der Geburt des Menschen ist die Ohrmuschel wie kein anderes Organ des Körpers ausgebildet.
NOGIER folgerte daraus, daß in der Ohrmuschel das Modell des Individuums bereits festgelegt sei. Er schreibt: „Die Krümmungslinie der Helix und der Anthelix scheint ein Ausdruck der Gesamtharmonie der Persönlichkeit zu sein. Die Profilierungen ergänzen die Harmonie und geben dem Ohr ein besonderes Gepräge; man achte dabei auf Teile der Schwäche und Fülle."
Das äußere Ohr zeigt sich als ein birnenförmiges Oval mit Erhebungen und Vertiefungen. Seine durchschnittlichen Maße schwanken von ca. 60–65 mm in der vertikalen Achse und ca. 30–35 mm in der horizontalen Achse.
Normalerweise liegt das äußere Ohr seitlich am Kopf zwischen Augenbrauen und dem Übergang Nase – Oberlippenspann in einem individuell verschieden spitzen Winkel zum Hinterhaupt. Das Stützgerüst der Ohrmuschel bildet ein elastischer Knorpel, der von der Knorpelhaut, dem Perichondrium, überzogen ist. Lediglich das Ohrläppchen (Lobulus auriculae) und Teile der abschwingenden Helix bestehen aus knorpelfreiem weichem Gewebe.

2.2.1 Die Ohrmuschelvorderseite

Die Form der äußeren Ohrmuschel wird geprägt von der Ohrkrempe (Helix). Sie entwikkelt sich aus der Helixwurzel (Crus helicis) in der Concha, die diese in zwei Teile teilt. Wir unterscheiden nach Austritt aus der Muschel den **aufsteigenden Helixschenkel**, den **Helixkörper** und den **Schwanz der Helix**, der mit weichem Übergang in den Lobulus einmündet. Im oberen äußeren Teil findet sich oftmals ein sichtbares oder zu tastendes kleines Knötchen, das **„Tuberculum Darwinii"**. Dieses Knötchen ist bei den Tieren zum Teil noch als Ohrspitze zu finden, beim Menschen hingegen ist es verkümmert. Es ist als kleine Einkerbung am Ohrrand zu tasten und als Ohrakupunkturpunkt von Bedeutung.
Eine weitere bemerkenswerte knorpelig-markante Erhebung findet sich in der Ohrmuschel: die **Anthelix**. Sie läuft parallel zur Helix. Sie entspringt im kranialen Anteil der Ohrmuschel in zwei Wurzeln, die unteren = **Crus anthelicis inferius** und der oberen = **Crus anthelicis superius**. Die beiden Wurzeln umschließen die Fossa triangularis und bilden die **Anthelix**, die als Reflexzone der Wirbelsäule in der Ohrakupunktur von besonderer Bedeutung ist.
Die Anthelix endet in einer kleinen Furche, die sie vom Antitragus trennt. Diese postantitragale Furche ist in der Ohrakupunktur ebenfalls von besonderem Interesse.
Die sich daran anschließende dreieckige knorpelige Vorwölbung, der **Antitragus**, umschließt mit dem **Tragus** die sich vor dem Ohrloch befindende gegenüberliegende knorpelige Klappe, die Incisura intertragica.
Der Tragus vor dem Ohrloch ist noch der Rest einer echten rudimentären Klappe, die z. B. die Fledermäuse befähigt, hiermit das Ohrloch zu verschließen. Schade, daß uns Men-

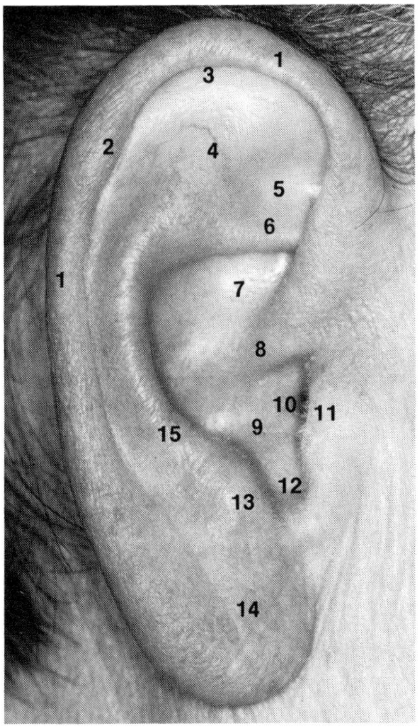

1 Helix
2 Tuberculum auriculae
3 Fossa scaphoidea
4 Crus superius anthelicis
5 Fossa triangularis
6 Crus inferius anthelicis
7 Cymba conchae (Cavum conchae superior)
8 Crus helicis
9 Cavum conchae inferius
10 Meatus acusticus externus
11 Tragus
12 Incisura intertragica
13 Antitragus
14 Lobulus auriculae
15 Anthelix

Abb. 4 Anatomie der Ohrmuschel, Vorderansicht

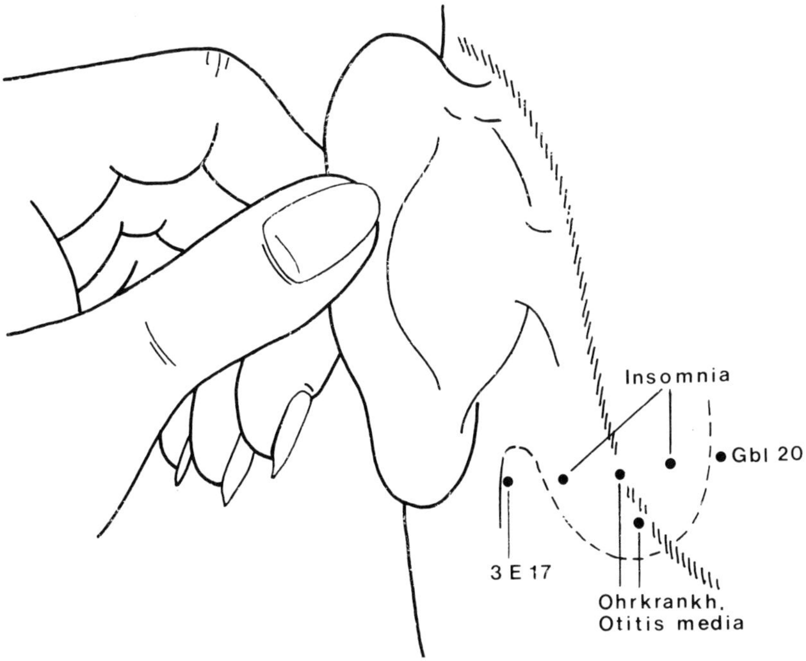

Abb. 5 Ohrrückseite (GLEDITSCH: Reflexzonen und Somatotopien, WBV, Schorndorf, 1983)

schen in dieser von Lärm erfüllten Zeit diese Fähigkeit verlorengegangen ist!
Von der Helix ist der Tragus durch die **Incisura subtragica** getrennt.
Die tiefe Ebene der Ohrmuschel wird von der **Concha** (griech.: „Muschel") gebildet. Sie wird durch die Wurzel der Helix in zwei Hälften geteilt: die obere, die **Hemiconcha superior** (auch Concha superior oder Cymba conchae), und die untere, **Hemiconcha inferior** (auch Concha inferior oder Cavum conchae).
Das Areal zwischen Anthelix und Helix, eine kahnförmige Einmuldung, wird als **Scapha** bezeichnet.
Im kaudalen Bereich findet das äußere Ohr seinen Abschluß im Ohrläppchen, dem **Lobulus auriculae**.

2.2.2 Die Ohrrückseite

Die dem **Mastoid** zugewandte Ohrrückseite ist kleiner als die Vorderseite. Es fehlen die Teile, mit denen das Ohr mit dem Schädel Kontakt hat.
An der Ohrrückseite treten nicht in Erscheinung:
- der frontale Anteil der Hemiconcha sup.;
- der aus der Concha aufsteigende Helixschenkel, etwas nach der Projektion des „Nullpunktes" (82);
- der frontale Abschnitt der Hemiconcha inf. und Incisura intertragica;
- ein Teil des Lobulus und der Tragus.

Scapha und Helix der Ohrrückseite

Im wesentlichen zeigt sich die gleiche Reliefbildung wie an der Ohrvorderfläche, nur in umgekehrtem Sinne.
Der Scapha und Helix der Ohrvorderseite entspricht eine oben breitere und unten schmälere, dem Ohrrand folgende Aufwölbung (Eminentia scaphae). Sie geht kaudal in die **Eminentia retrolobularis**, entsprechend dem vorderen Lobulus, über. Diese Vorwölbung der Eminentia scaphae geht frontal in eine der Anthelix entsprechenden Furche über, dem **Sulcus anthelicis**. Diese rinnenartige Vertiefung repräsentiert auf der Ohrrückseite ebenfalls die Projektionszone der Wirbelsäule.
Auch die Mulden der Concha sind auf der Ohrrückseite als Vorwölbungen zu finden. Sie werden getrennt durch das hier als Furche in Erscheinung tretende Crus helicis: die **Fossa posterior centralis**.

2.3 Die Innervation der Ohrmuschel

Es war der Mitarbeiter Nogiers, R. BOURDIOL, der sich in den 70er Jahren intensiv mit der embryogenen Entwicklung des Ohres und dem sich daraus ableitenden Innervationsschema zur nervalen Versorgung des Ohres befaßte. (Diese sehr aufschlußreichen Arbeiten BOURDIOLs sind in BAHR: „Auriculo-Medizin in Einzeldarstellung, 1978, Band I, Seite 40–57, nachzulesen.)
NOGIER veröffentlichte 1974 in der Zeitschrift „Der Akupunkturarzt/Aurikulotherapeut" eine Arbeit über die Innervation der Ohrmuschel. Danach wird die Ohrmuschel von drei verschiedenen Nerven innerviert.
Der *N. auricularis magnus* aus dem Plexus cervicalis superficialis versorgt die Ohrrückseite, den äußeren Rand der Helix und das Ohrläppchen. Dies entspricht den Geweben des ektodermalen Keimblattes (Nervensystem, Haut usw.).
Der *Vagus* innerviert die Concha. Hier projizieren sich die entodermalen Organe.
Das dazwischen liegende große Gebiet wird von einem Teil des *dritten Astes* des *N. trigeminus* innerviert. Diese Zone entspricht der mesodermalen Somatotopie (Knochen, Muskeln, Gefäße, Herz, Niere und Genitalien).

2.4 Zur Lage der Reflexzonen im Ohr

Aus der embryonalen Entwicklung, der Keimblattlehre und der nervalen Versorgung des Ohres ergibt sich die Projektion der Organe im Ohr, die zum Bild des Embryo in utero führt.
Zur Orientierung in den in ihren Proportionen oft sehr unterschiedlichen Ohrmuscheln können zwei markante Achsen sehr hilfreich sein:
- Die vertikale Achse wird von der Anthelix gebildet und stellt die Reflexzone der Wirbelsäule dar;
- die Wurzel der Helix bildet die horizontale Achse, sie entspricht in etwa der Zwerchfelllinie.

Die Wurzel der Helix teilt die Concha in zwei Teile. Der untere Teil, die Hemiconcha inf., entspricht den Organen der Thoraxregion, ausgenommen das Herz als Organ. Der obere Teil, die Hemiconcha sup., entspricht den Organen des Bauchraumes mit den Reflexpunkten für Magen, Galle, Pankreas, Leber, Darm und Blase.
In der Fossa triangularis findet sich das Bein in angewinkelter Form projiziert, den Fuß mit den Zehen direkt am oberen Rand.
Im Raum zwischen Helix und Anthelix, der Scapha, ist die obere Extremität zu finden. Die Finger wie die Zehen am oberen Rand am Übergang zur Helix. Dann die Hand, Handgelenk, Unterarm, Ellenbogengelenk, Oberarm, Schulter, Schultergelenk.
Besonders sei noch die Incisura intertragica erwähnt als Areal für endokrine Drüsen. Der Anthelix als Reflexzone für die Wirbelsäule ist im Zusammenhang mit der „Segmenttherapie über die Ohrmuschel" ein besonderer Abschnitt gewidmet.
Niemals ist die Größe eines Körperorgans ausschlaggebend für die Größe seiner Reflexsetzung im Ohr. Schon eher ist die Arealgröße abhängig von der Zahl seiner Rezeptoren. (Vergleichbar in etwa der Größe der Projektionsfelder in der Großhirnrinde.)

3. Gezielte Segmenttherapie über die Ohrmuschel

3.1 Die Projektion der Wirbelsäule

Will der „Behandler" die Krankheit seines Patienten „in den Griff bekommen", so zeigt sich bei vielen naturgemäßen Behandlungsmethoden, daß der Rücken der Schlüssel zur Persönlichkeit des Menschen ist.
Auch in der Akupunktur der Ohrmuschel ist die Anthelix als Areal der Wirbelsäule im Ohr für das Erfassen der individuellen Persönlichkeit von besonderer Bedeutung. Die Anthelix ist die vertikale Achse im Ohr. Da der Mensch, dem Embryo vergleichbar, im Ohr auf dem Kopf steht, befindet sich das Areal der Halswirbelsäule auf dem untersten Abschnitt der Anthelix. Sie beginnt in der postantitragalen Furche, der Einkerbung zwischen Antitragus und Anthelix. Hier liegt die Reflexsetzung des Okzipital-Zervikal-Gelenks. Streicht man mit dem „Steigbügel" nach NOGIER oder dem Fingernagel aufwärts, so tritt der Atlas als hervorspringendes, oft schmerzhaftes Knötchen in Erscheinung. Die Anthelix hat in diesem unteren Abschnitt die Form eines fein abgerundeten Schlauches von kleinem Durchmesser. Die HWS erstreckt sich etwa über ein Viertel der Gesamtlänge der Anthelix.

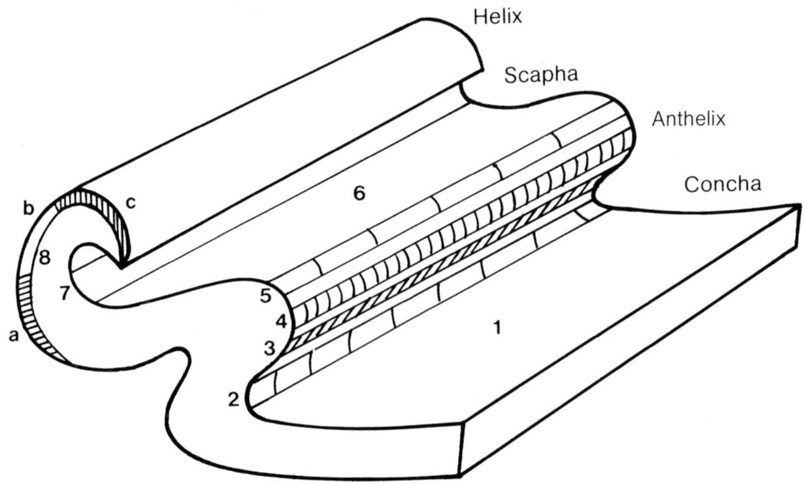

Abb. 6 Ohrrelief im Querschnitt

1: Zone des Organparenchyms
2: Nervale Organpunkte der paravertebralen sympathischen Ganglienkette
3: Nervale Steuerungspunkte der endokrinen Drüsen
4: Zone der Bandscheiben
5: Zone der Wirbelkörper
6: Zone der paravertebralen Muskeln und Bänder
7: „Vegetative Rinne" (Sympathische Ursprungskerne)
8: Projektion der „Medulla spinalis"
(a: motor. Bahnen; b: autonome Bahnen; c: sensible Bahnen)

Etwas oberhalb des gedachten Schnittpunktes des verlängerten oberen Randes des Crus helicis mit der Anthelix läßt sich eine kleine Kerbe in der Anthelix ertasten. Hier liegt die Zone des Überganges der Halswirbelsäule zur Brustwirbelsäule (C7/Th1). Ab hier wird der Querschnitt der Anthelix breiter und flacher; der Anthelixbogen nimmt eine andere Krümmungslinie ein. Die Brustwirbelsäule erstreckt sich etwa über die knappe Hälfte der Gesamtlänge der Anthelix.

In einer weiteren, meist zu tastenden kleinen Einkerbung der Anthelix – die breite Form des Anthelixreliefs wird hier schmal und scharfkantig – findet sich etwa in Höhe der Spitze der Fossa triangularis der Übergang Brustwirbelsäule/Lendenwirbelsäule. Lenden- und Kreuzbeinwirbel samt Os coccygis projizieren sich anschließend auf etwa zwei gleich langen Strecken.

Die Articulatio lumbosacralis ist meist als eine Kerbe zu tasten, dicht vor der Projektion des Schnittpunktes des Helixrandes mit der unteren Anthelixwurzel. Unter dem Helixrand am Ende der Anthelix wird das Steißbein (meist als kleiner Vorsprung) getastet.

Zwischen den Einkerbungen läßt sich der entsprechende Wirbelsäulenabschnitt in die Anzahl der Wirbelkörper unterteilen.

Auf der *Ohrrückseite* entspricht der Sulcus anthelicis der Vorwölbung der Anthelix auf der Ohrvorderseite und hat ebenfalls Bezug zur Wirbelsäule.

Es lassen sich auch hier die Abschnitte für Hals-, Brust- und Lendenwirbelsäule, Os sacrum sowie Os coccygis mit einer feinen Drucksonde ertasten. BOURDIOL hat hierüber ausführlich geschrieben (1980, S. 185–192). In unseren Praxen hat die Projektion der WS auf der Ohrrückseite sowohl diagnostisch als auch therapeutisch nur eine geringe Bedeutung.

Neben der vertikalen Projektion der Wirbelsäule auf der Anthelix erarbeiteten die Franzosen in den 70er Jahren auch eine horizontale Aufgliederung der Funktionseinheit Wirbelsäule.

Die Wirbelkörper projizieren sich auf dem Scheitel der Anthelix (Abb. 6 [5]). In Richtung Helix auf der Scapha resp. der Fossa triangularis liegen die paravertebralen Ligamente und Muskeln (Abb. 6 [6]),

- im Halswirbelsäulenbereich auch die oberflächlichen Nerven und Gefäße. Hier liegen anthelixnah die vertebralen Muskeln und, parallel verlaufend, helixnah die ventralen Halsmuskeln.

In Richtung Concha folgt nach den Wirbelkörpern die Zone der Bandscheiben (Abb. 6 [4]), gefolgt in der Kurvatur der Anthelix vom paravertebralen sympathischen System.

Dieses Gebiet wird nochmals unterteilt in eine Zone der nervalen Steuerungspunkte für die endokrinen Drüsen (Abb. 6 [3])

- in Höhe von	C5/6: Parathyreoidea	Th5: Mamma
	C6/7: Thyreoidea	Th6: endokrine Pankreas
	Th1/2: Thymus	Th11/12: Nebenniere –

und am Übergang zur Concha in eine Zone für die nervalen Steuerungspunkte der Organe, die der paravertebralen sympathischen Ganglienkette zugeordnet werden (Abb. 6 [2]). In der Concha selbst findet sich dann die Parenchymzone der Organe (Abb. 6 [1]).

Areale der Wirbelsäule im Ohr und Vegetative Rinne

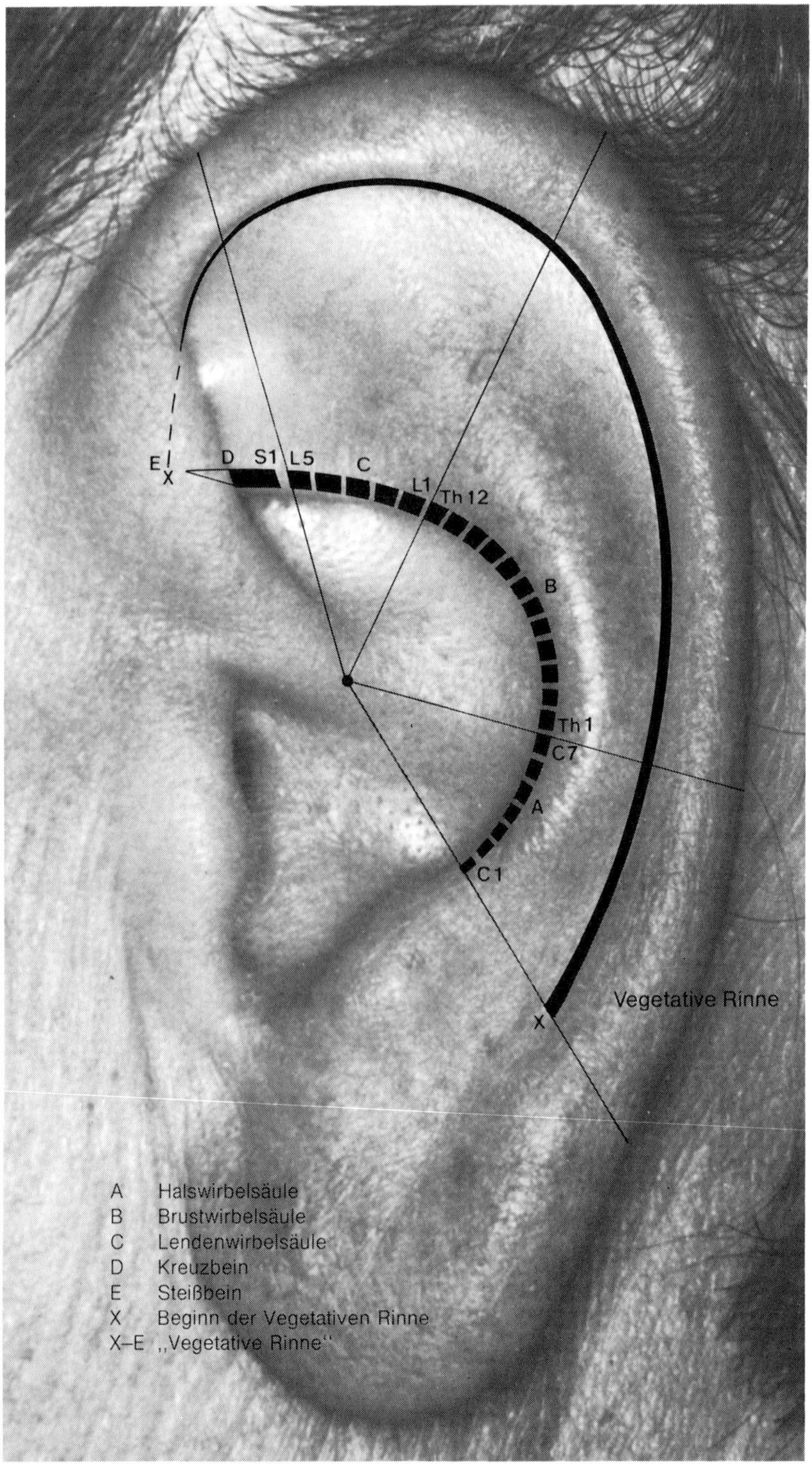

Abb. 7 Areale der Wirbelsäule im Ohr

3.2 Der Behandlungsstrahl und die Ohrgeometrie (nach NOGIER)

Bereits in seinen frühen Veröffentlichungen wies NOGIER und seine Mitarbeiter, in Deutschland besonders KRACK, darauf hin, daß im chronischen Krankheitsgeschehen oftmals wichtige Schmerz- und Behandlungspunkte auf einer Linie angeordnet sind. Diese ,,Behandlungslinie'' ist besonders wirkungsvoll, wenn sie durch den ,,Nullpunkt'' geht. Den Endpunkt dieser Linie fand NOGIER auf der äußeren Helixkrempe angelegt. Dabei ließen sich durch Stechen des Nullpunktes und des Punktes auf der Helix sogar die dazwischenliegenden Punkte einsparen, sie wurden in gewissem Sinne energetisch durchflutet.
Bei genauer Untersuchung finden sich dabei im Winkel von 30 Grad oder einem Mehrfachen hiervon (60 Grad, 90 Grad) – ausgehend vom Ohrrandpunkt – noch ein oder zwei Unterstützungspunkte auf der Helix oder in der Rinne davor.
NOGIER spricht bei diesem energetischen Vorgehen von der ,,Ohrgeometrie'', an die bei chronischen funktionellen Störungen und Schmerzen immer gedacht werden sollte.

3.3 Die „Vegetative Rinne"

Angeregt durch diese Linienpunkte nach NOGIER fanden sich bei unserer Arbeit am Ohr in sehr vielen Fällen die Punkte in der inneren Rinne der Helix bedeutend empfindlicher als die betreffenden Ohrrandpunkte. 1971 machte ich auf der Tagung der ,,Arbeitsgemeinschaft für klassische Akupunktur und chinesische Medizin e.V.'' hierauf aufmerksam und bat die Kollegen um Nachprüfung. Anfangs wurden diese Punkte als ,,konsolidierende Punkte'', dann als Punkte der ,,Vegetativen Rinne'' (auch Punkte in der ,,Rinne der vegetativen Zustimmung'') bezeichnet. Es wurden gestörte und empfindliche Zonen vom Beginn der Rinne, am Übergang zum Lobulus bis hin zum Punkt Os coccygis auf der unteren Wurzel der Anthelix, gefunden.
NOGIER und BOURDIOL (1975) (in Bahr, 1978, Seite 54) bezeichnen diese Rinne als Zone der neurovegetativen Medullarzentren, synonym auch ,,Projektionszone der sympathischen Ursprungskerne'' (Nuclei intermediolaterales) (Kropej, 1977, Seite 51). Die Begrenzung dieser Zone erfolgt kaudal durch eine Linie vom ,,Nullpunkt'' durch die postantitragale Falte zum Helixrand und kranial durch eine Linie vom „Nullpunkt" durch den elften Brustwirbel zum „Tuberculum Darwinii".

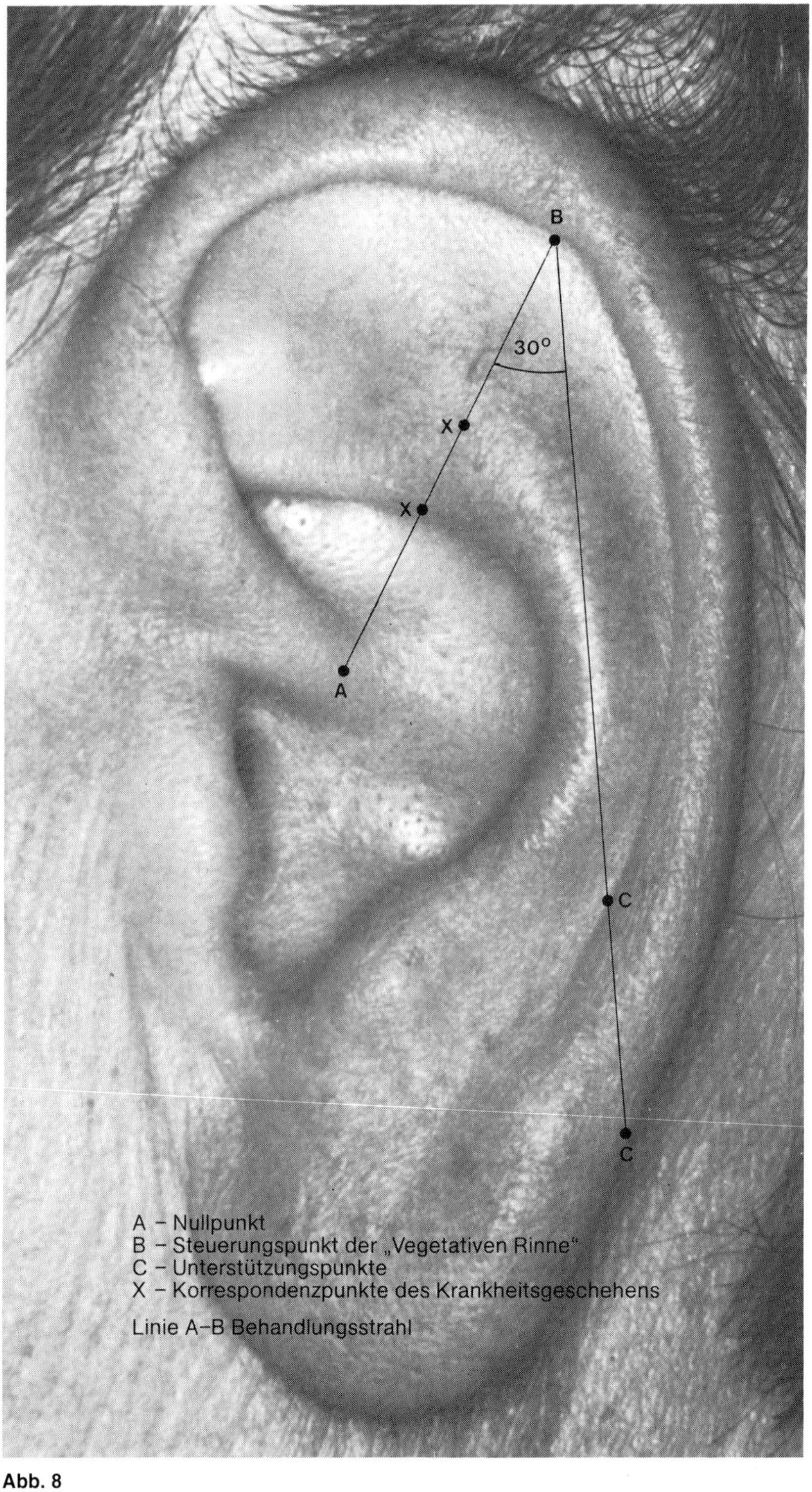
B
30°
X
X
A
C
C
A – Nullpunkt
B – Steuerungspunkt der „Vegetativen Rinne“
C – Unterstützungspunkte
X – Korrespondenzpunkte des Krankheitsgeschehens
Linie A–B Behandlungsstrahl

Abb. 8

3.4 Das Segment

Im Kapitel ,,Die Innervation des Ohres" wurde auf die embryologischen Bindungen der Gewebe hingewiesen:
- entodermales Keimblatt (Concha);
- mesodermales Keimblatt (Anthelix – Scapha, Teile der Helix);
- ektodermales Keimblatt (Teile der Helix, Lobulus).

Während diese Einteilung die Gewebe trennt, bindet der gliedernde Begriff ,,Segment" die Gewebe der drei Keimblätter aneinander.
Dies ist auch die Ursache für die weitreichenden therapeutischen Möglichkeiten, die das Segment eröffnet. Die physikalische Heilkunde, die speziellen Massagen, die Neuraltherapie, die Chiropraktik und die Segmentdiagnostik nutzen sie.
Reize, so könnte man kurzerhand sagen, die im Bereich des Dermatoms resp. des zugehörigen Myotoms gesetzt werden, erreichen mittels der das Segment einenden Nervenbahnen die Durchblutung (Angiotom) ebenso wie das zugehörige Sklerotom resp. entsprechende Organe. Diese als kutiviszeraler Reflex bezeichnete Informationsübermittlung machen wir uns in der Natur- und Erfahrungsheilkunde immer wieder zunutze.
Den umgekehrten Weg läuft die Informationsübermittlung bei Störungen innerer Organe auf die Somatotopie Rücken, die für den Geübten eine Menge diagnostischer Hinweise bereithält. Da sich der ganzheitlich denkende Behandler ständig bei seinen diagnostischen wie therapeutischen Überlegungen mit dem Begriff des Segments konfrontiert sieht, erscheint es angebracht, auch für die **Ohrakupunktur** diese Segmentbezüglichkeit aufzuzeigen. Der Erfolg einer Therapie liegt oft in der präzisen Differentialdiagnose begründet. Ohne diese wird unser Tun dem Zufall überlassen bzw. Stückwerk bleiben.

3.4.1 Das gestörte Segment, die Basis für eine personotrope Akupunktur der Ohrmuschel

Es hat sich in der Praxis bewährt, bei der Behandlung chronischer Krankheitszustände als erstes nach dem von der Wirbelsäule ausgehenden gestörten Segment zu suchen. Dies ist die Basis für eine erfolgversprechende Ohrakupunktur. Hier findet auch der Lehrsatz der Neuraltherapie von HUNEKE seine Anwendung: ,,Je chronischer ein Krankheitsprozeß ist, desto stärker ist die Störung im zugehörigen Segment."
In der Akupunktur der Ohrmuschel suchen wir in diesen Fällen immer den maximal gestörten Wirbelsäulenpunkt, und es empfiehlt sich hier, die für das therapeutische Vorgehen so wichtige erste Nadel zu setzen, weil von ihr die Richtung für den Energiefluß gegeben wird, der nächste Punkt wird der über den Behandlungsstrahl gefundene Punkt in der ,,Vegetativen Rinne" sein. Bedingt durch die größere Schmerzempfindlichkeit, kann jedoch auch umgekehrt der empfindlichste Punkt in der ,,Vegetativen Rinne" über die Verbindung zum ,,Nullpunkt" (,,Behandlungslinie") den maximal gestörten Wirbelsäulenpunkt finden lassen.
Einige Beispiele der segmentalen Beziehungen:

3.4.2 Halswirbelsäulensegmente

- Beispiele für subjektive Beschwerden: Augenflimmern, diffuse Kopfschmerzen, Ohrgeräusche, Schwindel sowie durch den Zahnarzt nicht abklärbare Zahnschmerzen...
- Beispiele für klinische Befunde: Trigeminus-Neuralgien, Migräne, Morbus Menière, Okzipitalneuralgien, Glaukom, Zervikobrachialsyndrom.

3.4.3 Thorakalsegmente

Herzsymptomatik, einschließlich tachykarder Attacken bis hin zu Herzinfarkt-ähnlichen Zuständen, Interkostalneuralgien einschließlich des segmental auftauchenden Herpes zoster, Atemblockaden, Oberbauchsyndrome (Gastritiden, Cholezystopathien, unspezifische Spasmen des Darmtraktes, Pankreas-Irritationen), Störungen im oberen Bereich des Urogenitaltraktes.
Bemerkung zu Atemblockaden und Herzsymptomatik: Die Störung kann primär auch vom N. phrenicus (Nervenwurzel bei C3/4) ausgehen und erst sekundär Blockaden in den entsprechenden Thorakalsegmenten setzen.

3.4.4 Lendenwirbelsäulensegmente

Hierhin gehören Irritationen des Kolons bis hin zur Colitis ulcerosa, die Gruppe der Ischialgien, Lumbalgien, Störungen im unteren Anteil des Urogenitaltraktes, Störungen im Bereich des N. inguinalis.

Sakralsegmente

Sie tauchen bei den Messungen in der „Vegetativen Rinne" relativ selten auf. Störungen im unteren Urogenitalbereich scheinen sich aufgrund ihrer nervlichen Anbindung an Lendenwirbelsäulensegmente bevorzugt auch dort zu zeigen. Dislokationen im Bereich der Iliosakral-Fugen manifestieren sich direkt im S-Segment.

3.4.5 Praktisches Vorgehen zum Auffinden des gestörten Segmentes

Ziel des diagnostischen und therapeutischen Vorgehens am Ohr ist es, beim chronischen Krankheitsgeschehen das maximal-gestörte Rückensegment im Ohr zu finden. Der Anthelix mit den Reflexpunkten der Wirbelsäule gilt unsere besondere Beachtung.
Da sich jedoch bei einer Störung z. B. im LWS-Bereich nach der Muskelschlingentheorie auch immer noch Störungen im BWS- und HWS-Bereich finden lassen, ist es oftmals schwierig, mit der Meßsonde oder dem Drucktaster die maximal-gestörte Zone zu eruieren. Denn auch im Verspannungsbereich innterhalb des gestörten HW-, BW- oder LW-Bereichs finden sich oftmals irritierte Zonen.
In diesen Fällen hat es sich immer als nützlich erwiesen, die Vegetative Rinne auf ihre gestörten Punkte zu untersuchen. Diese Punkte sind meist sehr empfindlich und können gerade durch diese große Empfindlichkeit bei der Untersuchung des Ohres über den Behandlungsstrahl als Wegweiser zum maximal-gestörten Wirbelsäulenpunkt führen. Muskel- und Organpunkte, die auf dieser „Linie" liegen und gestört sind, können als nächstes in die Behandlung miteinbezogen werden. In vielen Fällen kann jedoch diese Nadel, bedingt durch die energetische Durchflutung des „Linienpunktes", eingespart werden (siehe auch hierzu Kapitel „Therapeutisches Vorgehen"/Der therapeutische Aufbau der Akupunktur der Ohrmuschel).

Behandlungsstrahl und vegetative Rinne

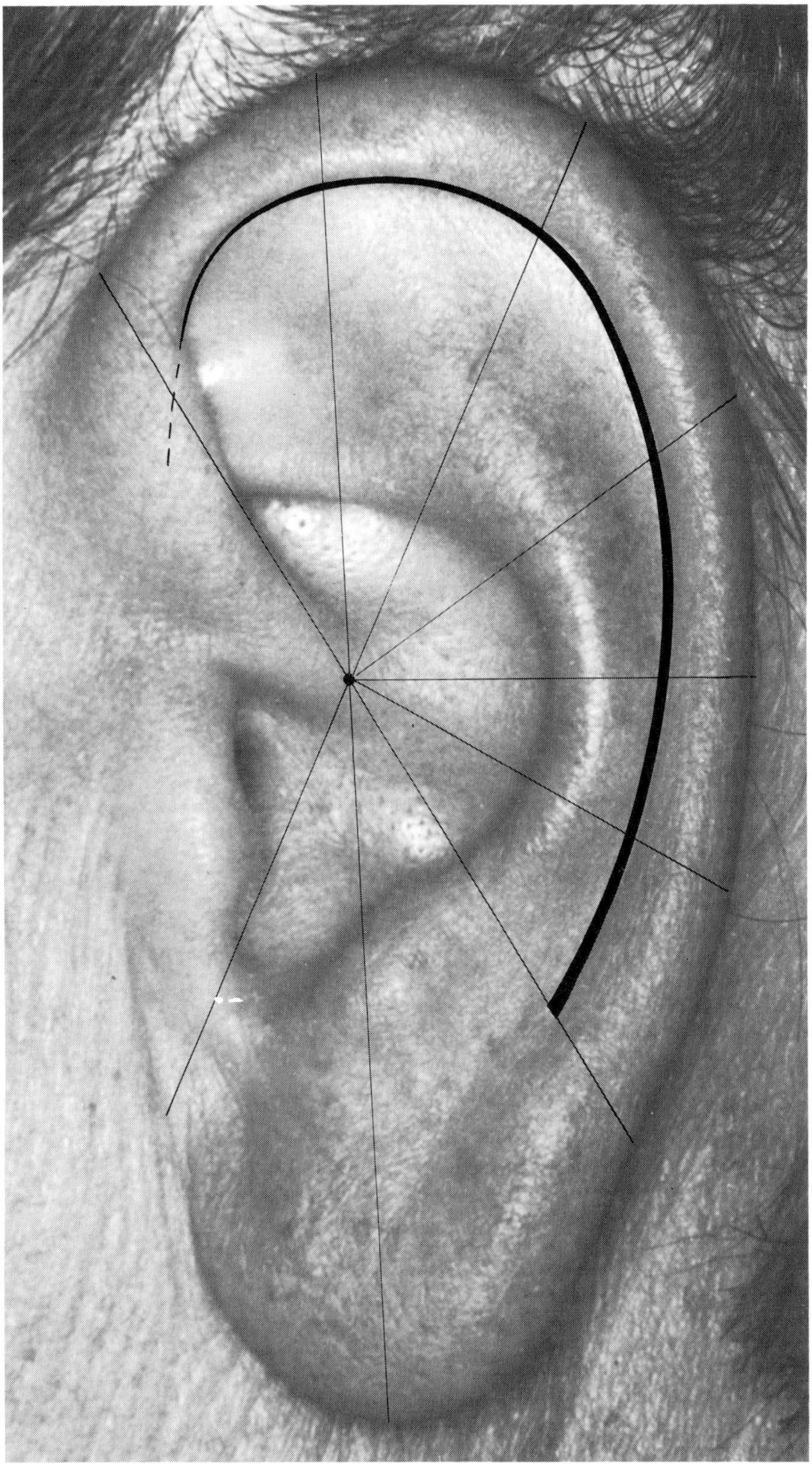

Abb. 9

4. Ohrpunkte und ihre Charakteristika

(siehe hierzu Abb. 10, 18, 19)

In diesem Kapitel wird versucht, einen Überblick über die Indikationsbreite der Zonen und Punkte der Ohrmuschel zu geben.
Dabei gehen wir davon aus, daß es eigentlich *gestörte Zonen* sind, in denen immer der maximal gestörte, topolabile Punkt seiner Empfindlichkeit entsprechend zu Diagnose und Therapie aufgesucht werden sollte.
Es gibt eine Reihe von *Nomenklaturen,* numerische wie verbale, Definitionen mit Hilfe von Zahlen bzw. von lokalisationsbezüglichen Namen.
Aus der – 1957 durch NOGIER (Übersetzung G. Bachmann) einem interessierten deutschen Fachpublikum vorgestellten – ,,Reflexologie" entwickelte DR. NIELS KRACK eine *numerische* Nomenklatur (,,Postleitzahlensystem"). Die zu Anfang (1957) noch rudimentäre NOGIERsche Somatotopie wurde dabei bis Ende der 60er Jahre zunehmend verfeinert.
Zu dieser numerischen Nomenklatur, an die wir durch die tägliche Praxis gewöhnt waren, übernahmen wir Anfang der 70er Jahre die ebenfalls numerische Nomenklatur von G. KÖNIG und I. WANCURA. Im strikten Sinne ist auch sie keine rein numerische, baut sie doch auf der chinesischen Ohrtafel, die mit Indikator-Zeichnungen, chinesischen Glyphen und deren englischer Übersetzung arbeitet, auf (Abb. 10).
Kaum hatten wir uns dann den französischen Namensbezeichnungen genähert, als NOGIER selbst (1977) den umgekehrten Weg – eine Tendenz zu einer eigenen numerischen Nomenklatur – einzuschlagen schien.
So verblieben wir abwartend bei der praxisorientierten Verständigung mit gekoppelten Ziffern und Namen.
Die numerische Nomenklatur nach NOGIER muß als ein vorübergehender Exkurs gesehen werden. Sie wurde weder von seinen französischen noch seinen deutschen Schülern angenommen, von denen hier stellvertretend R. F. BOURDIOL und F. R. BAHR genannt sein sollen. Man bevorzugt dort die verbale Nomenklatur, die sich im Rahmen fortschreitender Forschung am Ohr ganz beträchtlich ausdehnte.

In unserem Arbeitskreis finden inzwischen sowohl die französische als auch die chinesische Nomenklatur Verwendung; zusätzlich hierzu Bezeichnungen, die sich aus der täglichen praktischen Arbeit am Patienten entwickelten. Numerische wie verbale Nomenklaturen sollten jedem, der sich intensiver mit der Punktur der Ohrmuschel befaßt, geläufig sein.

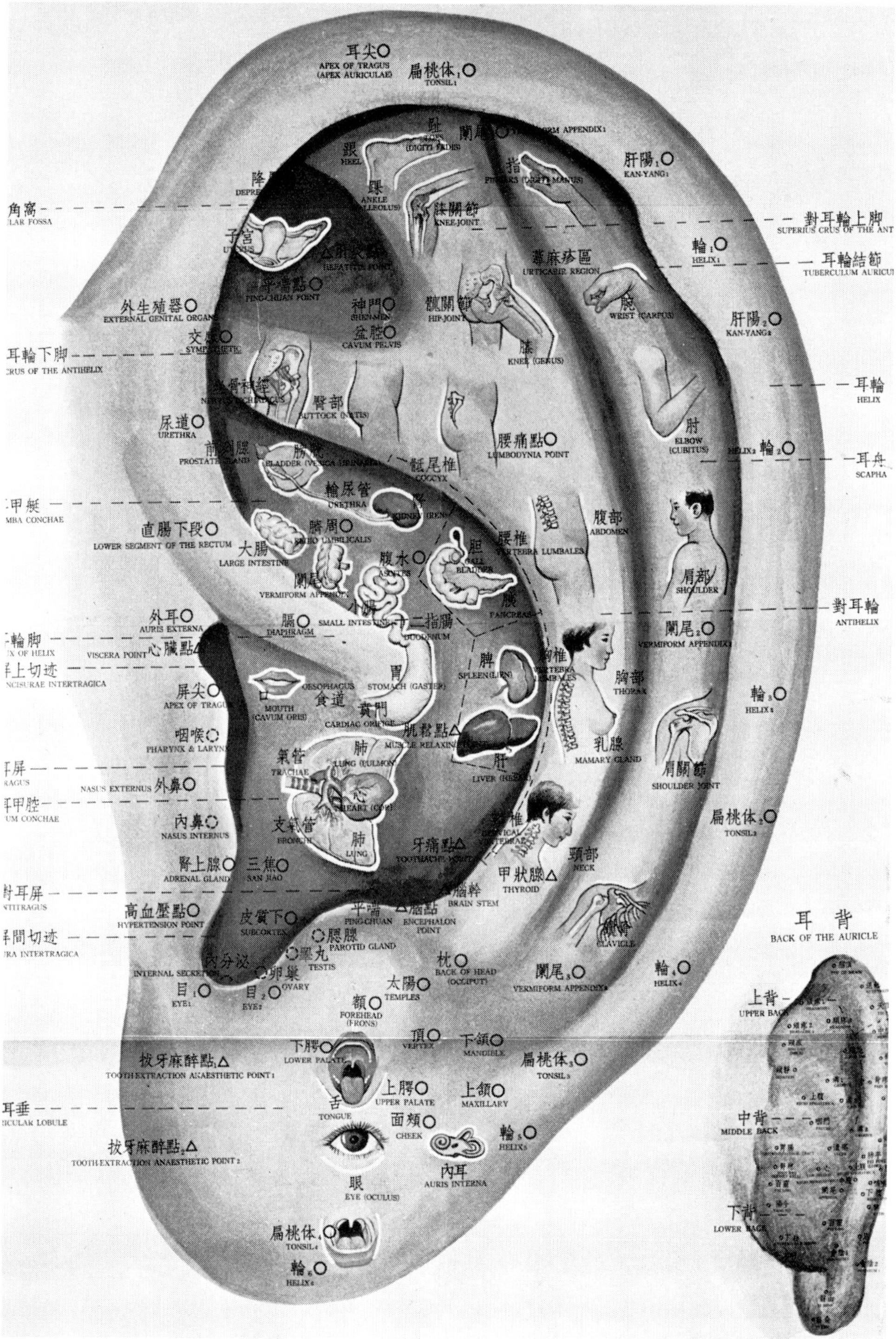

Abb. 10 Bildtafel der „chinesischen" Ohrtopographie

Die in diesem Kapitel auftretenden
Abkürzungen:
,,E. A.'': Erfahrungen des Arbeitskreises für Ohrakupunktur in der ,,Arbeitsgemeinschaft für klassische Akupunktur und traditionelle Chinesische Medizin e. V.''
,,E. E.'': ,,Eigene Erfahrungen''
,,G. L.'': Günter Lange, Kassel
,,K. H.'': Karl O. Heimann, München
,,K/W'': König, G., und I. Wancura ,,Einführung in die chinesische Ohrakupunktur'', 1. Auflage 1973, resp. 3. Auflage 1975
„W/S“: Wertsch, G. und B. Schrecke „Praxis der chinesischen Ohrakupunktur“, 1975
„Wo“: W. M. Wong „Akupunktur von Nase, Hand, Fuß und Ohr“, 1977
○ · ⊙: Sichtbare Zonen oder Punkte
◌: Verdeckte Zonen oder Punkte

4.1 Die Punkte des Lobulus

(1) „Analgesie-Punkt bei Zahnextraktionen“
Lage: Lobulus
Indikation: Analgesie bei Extraktionen
E. A.: wenig verwendet
E. E. (G. L.): Zunächst mittels Nadelung, dann mit Prokainisierung (1, 5, 6, 7, 29 und 55) mit großer Quaddel – letzteres mit besserem Erfolg – wurde anläßlich von 4 Zahnextraktionen am eigenen Körper die relative Schmerzfreiheit samt geringeren Folgeschmerzen dankbar vermerkt. Bestätigung erfuhr ich aus Kollegenkreisen resp. von Dr. med. dent. DEPPERT, Darmstadt (freundl. mündl. Mitt.).
Anmerk.: *Chinese Medical Journal 3/73* berichtet über Analgesie im Kieferbereich (Injektion der Punkte 1, 7, 26 und 27) als Vorbereitung zu Zahnextraktionen bei mehr als 1200 Kindern.
Pressemeldungen aus Rußland sollen (fide G. König und I. Wancura, 1973) über den erfolgreichen Einsatz des elektrischen Stimulationsgerätes ELCO berichtet haben, mittels dessen Analgesie zu Zahnextraktionen in mehr als 10000 Fällen erreicht wurde.

(2) „Gaumen“
Lage: Lobulus
Indikation: Trigeminus-Neuralgien, Zahnschmerzen, zusätzlich Stomatitis (Wo).
E. A.: kaum verwendet.
E. E.: keine.

(3) „Mundboden“
Lage: Lobulus
Indikation: Trigeminus-Neuralgien, Zahnschmerzen; zusätzlich Schmerzen nach Frakturen (K/W).
E. A.: kaum verwendet.
E. E.: keine.

(4) „Zunge"
Lage: Lobulus
Indikation: Zahnschmerzen, Stomatitis, Tonsillitis, Pharyngitis.
E.A.: nicht verwendet.
E.E.: keine.

(5) „Oberkiefer"
Lage: Lobulus
Indikation: Trigeminus-Neuralgie samt Indikationen von (4); zusätzlich: Karies, Parodontose (K/W).
E.A.: findet Verwendung bei Trigeminus-Neuralgien.
E.E.: Trigeminus-Neuralgien; s. unter (1).

(6) „Unterkiefer"
Lage: Lobulus
Indikation: Trigeminus-Neuralgie, Zahnschmerzen, Stomatitis.
E.A.: s. unter (5).
E.E.: s. unter (5) und (1).

(7) „Analgesiepunkt bei Zahnextraktionen"
Lage: Lobulus
Indikation: s. (1).
E.A.: keine.
E.E. (G.L.): s. (1).

(8) „Auge"
Lage: Lobulus
Indikation: Augenerkrankungen.
E.A.: häufige bis sehr häufige erfolgreiche Verwendung.
E.E.: findet erfolgreiche Verwendung auch bei Kopfschmerzen und Neuralgien, deren Lokalisation von den Patienten als „hinter dem Auge" und „um das Auge herum" angegeben werden; organische Ursachen wurden ausgeschlossen. Punkt war bei obigen Patientenangaben immer dolent (G.L.).
Gute und z.T. meßbare Ergebnisse (Glaukom), wenn zusammen mit 24 A und 24 B (Stich von B nach A mit 1 Nadel) bei Katarakt und Glaukom (K.H.).
Vgl. hierzu spezielles Kapitel „Augenerkrankungen".
Anmerk.: NOGIER gibt 1969 eine „Aire visuelle" (Zone des Sehens) in der Nähe von 29, 1977 einen „Point de l'œil" (Augenpunkt) in der Lokalisation von 8 an.

(9) „Innenohr"
Lage: Lobulus
Indikation: Schwerhörigkeit, Tinnitus, Schwindel.
E.A.: findet Verwendung.
E.E.: in Verbindung mit der Linie „29 – 35 – 33" (sensorielle Linie) sowie 20 zuweilen Erfolge (G.L.).

Anmerk.: NOGIER gibt 1969 eine ,,Aire auditive" (Hörzone) in der Gegend von 11, 1977 einen ,,Point auditif" auf der Spitze des Tragus (identisch mit Lokalisation des N. statoacusticus an.

(10) „Mandel"
Lage: Lobulus
Indikation: Erkrankungen der Tonsillen.
E. A.: keine Verwendung.
E. E.: Punkt wurde zugunsten von 84 verlassen (G. L.).
Punkt wurde zugunsten von Interna und Neuraltherapie verlassen; ebenso 73–75 (K. H.).

(11) „Wange"
Lage: Lobulus
Indikation: Trigeminus-Neuralgie, Fazialisparese.
Tic (K/W und S/W); Parotitis (Wo).
E. A.: findet Verwendung.
E. E.: erfolgreich verwendet (G. L.); erfolgreich verwendet sowohl bei Trigeminus-Neuralgien als auch bei Nachsorge nach Fazialisparese zusammen mit 8, 24A und 24B (K. H.).
Anmerk.: NOGIER gibt bei dieser Indikation eine der Zone 11 parallele Zone an, die dem dorsalen Drittel des Lobulus-Randes folgt.

4.2 Die Punkte des Tragus und der Incisura supratragica

(12) „Tragusgipfel"
Lage: kranialer Tragusgipfel
Indikation: analgetischer Punkt bei Fieber und Entzündung.
E. A.: findet häufig Verwendung.
E. E.: auf strenge Indikation achten; vgl. hierzu (13)

(13) „Nebenniere"
Lage: Tragus (bei ,,zweizipfligem" Tragus auf der kaudalen Tragusspitze; bei ,,einzipfligem" Tragus im unteren Tragusdrittel, ventral des Tragusgrates).
Indikation: Gelenkerkrankungen, Rheumatoide (akut und chronisch), psychische und physische Erschöpfungszustände bei vorwiegend hypotoner Kreislaufsituation.
E. A.: sehr häufig verwendet.
E. E.: Der Punkt ist überall dort indiziert, wo eine Anregung der Nebennierenfunktion erwünscht ist, auch beim allergischen Formenkreis. Der Punkt wird aufgrund langjähriger Erfahrung nur noch in Stahl gestochen, um teilweise beobachtete unerwünschte Sedationseffekte der NN zu vermeiden (G. L.); bei Erkrankungen des Bewegungsapparates kaum entbehrlich (K. H.).
Anmerk.: (1) NOGIERs (1969) ,,Point surrénalien" (Nebenniere) liegt kaudal der von anderen Autoren angegebenen Lokalisation am Übergang des Tragus in die Incisura intertragica. Teilweise von ihm und seinen Schülern auch als ,,ACTH-Punkt" angegeben.

(2) Auf eine weitere Steuerungsmöglichkeit der „Nebenniere" weisen die Chinesen – allerdings undifferenziert – hin: „Niere/Nebenniere" (95). Die französische Schule kennt ebenfalls einen allerdings genauer markierten Punkt „Nebenniere" im Einzugsbereich von (95): Er gehört zur Projektion der Steuerung der peripheren endokrinen Drüsen und ist auf der Höhe Th 12 der Projektion der Wirbelsäule vorgelagert (vgl. Kap. 3: „Gezielte Segmenttherapie", dort „Funktionseinheit Wirbelsäule").

(14) „Äußere Nase"
Lage: Tragus (an der Spitze eines etwa gleichschenkligen Dreiecks mit Grundlinie zwischen 12 und 13).
Indikation: Entzündungen der äußeren Nase, Rhinophym (S/W; K/W). Abweichend hiervon Angaben von (Wo) bzgl. Schnupfen, Sinusitis, Nasenbluten etc.
E. A.: selten gebrauchter Punkt.
E. E.: keine.

(15) „Larynx/Pharynx"
Lage: Tragus-Innenseite gegenüber Punkt 12.
Indikation: Laryngitis, Pharyngitis, Sinusitis, Tonsillitis, Ödeme der Uvula (K/W; S/W). Aphonie, Zusatz bei (Wo).
E. A.: sehr selten verwendet.
E. E.: aufgrund möglicher Kollapsgefahr (Nähe des Meatus externus) gemieden (GL./K. H.); vgl. Anmerkung.
Anmerk.: Bei König/Wancura (1973, S. 56 und 59) Hinweis auf Stichtechnik bei Tonsillektomie und Laryngektomie als Analgesiepunkt durch chinesische Analgesisten (Stich von 13 gegen 15, ohne die Haut an der Tragusinnenseite zu perforieren).

(16) „Naseninneres"
Lage: Tragusinnenseite auf der Höhe von Punkt 13.
Indikation: Rhinitis, Sinusitis, Ozaena (S/W).
E. A.: selten gebrauchter Punkt, der sich aber bei Schnupfen allergischer Genese bewährt hat (s. dort).
E. E.: Der bei manchen Autoren angegebenen Indikation „Nasenfurunkel" können wir uns nicht anschließen. Hier hat aufgrund drohender Sepsis die Behandlung mit Antibiotika *absoluten* Vorrang (G. L./K. H.)

(17) „Durstpunkt"
Lage: Auf halbem Wege zwischen den Punkten 12 und 14.
Indikation: Durst (vgl. auch unter Punkt 18).
E. A.: vgl. unter Punkt 18.
E. E.: vgl. unter Punkt 18.

(18) „Hungerpunkt"
Lage: Auf halbem Wege zwischen den Punkten 13 und 14.
Indikation: Hunger.

E. A.: Einige Mitglieder des Arbeitskreises erarbeiteten erfolgreich mit den Punkten 17 und 18 bei Durstgefühlen und Heißhunger im Gefolge von Pankreasstörungen. Einsatz bei Gewichtsreduzierung.
E. E.: keine.

(19) „Anti-Hypertonie-Punkt"
Lage: Kaudales Ende des Tragus, am Übergang in die Incisura intertragica.
Indikation: Hypertonie.
E. A.: findet Verwendung.
E. E.: s. unter Hypertonie-Behandlung.
Anmerk.: Bei NOGIER (1969) finden wir an dieser Stelle den „Point surrénalien" (= Nebennierenpunkt), von der ihm folgenden Schule in späteren Jahren als „ACTH-Punkt" mit selber Lokalisation bezeichnet (vgl. Anmerk. unter Punkt 13).

(20) „Äußeres Ohr"
Lage: In der Mulde zwischen dem kranialen Tragusende und dem aufsteigenden Helixast. Entspricht am ehesten dem „Ermen" (Elmen) der Körperakupunktur, dem drittletzten Punkt des *Dreifachen Erwärmers,* den die *Chinesen* (Peking, 1975) als DE 21 bezeichnen.
Indikation: Entzündungen des äußeren Ohres, Tinnitus, Schwerhörigkeit.
E. A.: findet Verwendung.
E. E.: Bei der sich als Crux zu bezeichnenden Behandlung von Tinnitus und Schwerhörigkeit greift man gerne auf jede sich bietende Möglichkeit zurück (vgl. hierzu Punkt 9). Der „Frustrationspunkt" (Bahr, 1980, S. 86) liegt geringfügig nach nasal verschoben. Vgl. hierzu auch das Kapitel „Suchtbehandlungen durch Ohrakupunktur".

(21) „Herzpunkt"
Lage: Geringfügig kaudal von Punkt 20 am Tragusrand.
Indikation: unterstützend bei Arrhythmien.
E. A.: nur von einigen Mitgliedern verwendet.
E. E.: keine.
Anmerk.: Hierzu s. auch (100)

Punkt O' (Null-Strich nach NOGIER)
Lage: In der Mitte des Tragus, ein wenig anterior der Tragusbasiskante.
Indikation: Unstabilität, Schwierigkeiten der Lateralität. Der Punkt wirkt auf die sagittale Körperachse; beim Rechtshänder auf der rechten Ohrseite: auf die vordere sagittale Körperachse bei „Eingeweide-Schwierigkeiten". Die linke Ohrseite wirkt auf die hintere sagittale Körperachse und wird bei Erkrankungen der Wirbelsäule angewandt.
Dieser Punkt wird bei Arthrosen und Schmerzen der Wirbelsäule in Gold gestochen, dazu der Punkt O in Silber.

4.3 Die Punkte der Incisura intertragica und des Antitragus

(22) „Endokrinium“

Lage: Gesichtsseitiger Anteil am Boden der Incisura intertragica.
Indikation: Endokrinologische Störungen und deren pathologische Auswirkungen (gynäkologische Erkrankungen, Hauterkrankungen, Allergien, Asthma bronchiale, entzündliche Erkrankungen der ableitenden Harnwege, Gelenkentzündungen, periphere Durchblutungsstörungen).
E. A.: sehr häufig verwendeter Punkt.
E. E.: wird von uns nur in Stahl gestochen. Hier überlappen die verschiedenen endokrinologischen Funktionen. Der bei Testung empfindlichst reagierende Punkt der Zone weist in die maximal gestörte Richtung.
Anmerk.: Die Zone entspricht dem ,,Point thyroidien'' (Schilddrüsenpunkt), dem ,,Point parathyroidien'' (Nebenschilddrüse) sowie dem ,,Hypophysenpunkt'' nach NOGIER.

(23) „Ovar“

Lage: Die dem Ovar zugerechnete Zone nimmt den dem Antitragus zugewandten Teil der Incisura intertragica ein.
Indikation: ovarielle Dysfunktion, Gelenkerkrankungen (klimakterische Arthropathien), Hauterkrankungen, pelvine Migräne.
E. A.: häufig verwendet.
E. E.: s. unter Punkt 22.
Anmerk,: Entspricht in seiner Wirkung am ehesten dem ,,Point génital'' nach NOGIER (1969). Diese Zone liegt gegenüber Punkt 34 an der Antitragus-Außenseite. Er wird heute auch als ,,Gonadotropin-Punkt'' bezeichnet. Hierzu als Zitat aus Kropej (1977, S. 46): ,,Mittels dieses Punktes kann man auf die Genitalfunktion sowohl bei der Frau als auch beim Mann einwirken. Dysmenorrhöe, Meno- und Metrorrhagie, klimakterische Beschwerden der Frau.'' Hinzukommen Sexualneurosen bei Mann und Frau. ,,Indirekt kann man von diesem Punkt auch'', so Kropej weiter, ,,auf Gelenke und Haut einwirken, wenn die Beschwerden zyklusabhängig sind oder erst mit der Menopause auftreten. Merke: Menorrhagien und verspätete Menses verlangen die Goldnadel; Metrorrhagien und zu früh einsetzende Regelblutungen eine Silbernadel.''

(24) „2. Augenpunkt“

Lage: Es handelt sich um eine durch zwei ,,Punkte'' – 24 A und 24 B – charakterisierte schmale Zone auf dem kleinen Wulst am Übergang der Incisura intertragica in den Lobulus. 24 A liegt am nasalen, 24 B am okzipitalen Ende dieses Areals.
Indikation: alle nichtentzündlichen Augenerkrankungen (zusammen mit Punkt 97, ,,Leber'', von K/W und S/W angegeben; (Wo) zitiert auch entzündliche Erkrankungen wie Konjunktivitis und selbst Retinitis.
E. A.: findet Verwendung.
E. E.: s. Punkt 8.
Anmerk.: Die *Chinesen* behandeln damit auch Astigmatismus, Myopie und Optikusatrophien (fide K/W, 1973, S. 73).

(25) „Hirnstamm" (Brain-stem)
Lage: am Einschnitt zwischen Antitragus und Anthelix, mehr dem Antitragus zugewandt.
Indikation: wichtiger Punkt bei meningealen Reizzuständen, kindlichen Entwicklungsstörungen, Folgen von Commotio cerebri und Meningitis, neurologischen Erkrankungen und psychischen Erkrankungen.
E. A.: findet Verwendung.
E. E.: bewährter Punkt, auch bei jugendlichem Tic (G. L.).
Anmerk.: Die Indikation bei schweren neurologischen Erkrankungen (MS, Schizophrenie etc.), von den *Chinesen* angegeben, gehört für uns zu den Kontraindikationen (s. dort).

(26) „Zahnschmerzpunkt"
Lage: Innenseite des Antitragus.
Indikation: Zahnschmerzen.
E. A.: findet keine Verwendung.
E. E.: keine.
Anmerk.: Statt dieses Punktes finden Punkt 1 und andere Verwendung (s. unter Punkt 1).

(26 A) „Thalamus"
Lage: Antitragusinnenseite am Übergang zur Concha, in Höhe seiner Spitze (Punkt 30). Er entspricht in seiner Lage *innen* dem Punkt 35 *außen.*
Indikation: wichtiger *allgemeiner Analgesiepunkt* (fide K/W, 1973).
Nach NOGIER (1969) beeinflußt er bei gleicher Indikation die gleiche Körperseite, besonders die obere und untere Extremität, weniger die Wirbelsäule.
Bei Gelenkrheuma wird dieser Punkt in Gold gestochen, ebenfalls bei Hautwucherungen.
Die Goldnadel senkt hier den arteriellen Blutdruck, Silber steigert. Für die Verwendung der Silbernadel besteht bei Hypertonie strenge Gegenindikation.
Bei Lähmungen, bei nervösem Tic des Halses und des Kopfes: Silbernadel.
Dieser Punkt darf niemals bei Schwangeren gestochen werden.
E. A.: häufig verwendet.
E. E.: bewährte Indikation.

(27) und (28): s. hierzu Übersichtsskizze zur Lage der Punkte.
Anmerk.: Beide Punkte finden keine Verwendung, weder im Arbeitskreis noch bei uns.

(29) „Polster"
Lage: In der post-antitragalen Falte, kaudal von Punkt 25 (vgl. hierzu Kapitel 4.17: „Wichtige Energielinien und Behandlungselemente der Ohrmuschel", speziell „Postantitragale Furche").
Indikationen: sehr wichtiger Punkt mit großer Indikationsbreite.
Angezeigt bei allen Schmerzzuständen, insbesondere Kopfschmerzen, bei allen Hauterkrankungen, Asthma bronchiale, Neurasthenie, Hypotonie und Kollapsneigung sowie zur Entzündungshemmung.
Als Nausea- und Schwindelpunkt findet man ihn im allgemeinen etwas nach kranial verschoben in Richtung Punkt 25.

E. A.: sehr häufig verwendeter Punkt.
E. E.: verläßliche Indikation; einer der ,,Hauptpunkte" der Punktur der Ohrmuschel (G. L.). Gut einzusetzen bei Rekonvaleszenten (K. H.).
Anmerk.: (Wo) bezeichnet diesen Punkt als ,,Hinterhaupt" und fügt zu den gängigen Indikationen ,,Erkrankungen des Nervensystems" hinzu.

(30) „Parotispunkt"
Lage: auf der Spitze des Antitragus.
Indikation: Aus *chinesischer* Sicht ,,schließt dieser Punkt das Tor gegen Gifte". Er ist der Eröffnungspunkt bei der Behandlung von Abwehrschwächen (G. L.). Symptomatisch findet er Verwendung bei Juckreiz sowie bei entzündlichen Erkrankungen der Ohrspeicheldrüse.
E. A.: findet Verwendung.
E. E.: s. o. Abwehrschwäche.
Anmerk.: In *China* wird er bei epidemisch auftretendem Mumps zu Behandlung wie Prophylaxe zusammen mit dem Punkt 55 (Shen Men des Ohres) gestochen. Dort findet er auch bei allen Infektionskrankheiten in der Prophylaxe Verwendung, gekoppelt an die Punkte 22, 13, 96, 97 und ,,Subcortex" (Vegetativum II).

(31) „Asthmapunkt"
Lage: auf halbem Wege zwischen Punkt 35 und 30.
Indikation: Als hustenreizstillender Punkt bietet er sich als Adjuvans bei der Asthma-Therapie an.
E. A.: findet Verwendung.
E. E.: hilfreich (G. L.). Vgl. hierzu ,,Raucherentwöhnung".
Anmerk.: Bei K/W finden wir den folgenden Hinweis: ,,In China wird ihm eine Wirkung auf das Atemzentrum zugeschrieben." S. hierzu unter (101), Anmerk. zum Punkte 331 nach KRACK.

(32) „Hoden"
Lage: an der Tragusinnenseite, gegenüber dem Punkt 31.
Indikation: ,,Impotenz", Orchitis.
E. A.: findet keine Verwendung.
E. E.: keine eigene Erfahrung.
Anmerk.: vgl. hierzu unter Kapitel 4.9: ,,Interpretation der französischen Schule".

(33) „Stirn"
Lage: nasale Seite des Antitragus; nasales Ende der ,,Sensoriellen Linie".
Indikation: Stirnkopfschmerz, Sinusitiden, Schwindel.
E. A.: sehr oft angewandt.
E. E.: verläßlich im Rahmen der Behandlung über die ,,Sensorielle Linie" (29, 35, 33). Hier auch bei Schwindelzuständen (G. L.). Standardpunkt als Adjuvans zur Gesichtsnadelung bei Sinusitiden. Nachbehandlung persistierender Kopfschmerzen nach chiropraktischer Reposition (K. H.).
Anmerk.: Bereits 1957 durch NOGIER als ,,Os frontale" identifiziert.

(34) „Graue Substanz“

Lage: Innenseite des Antitragus, nasal im unteren Drittel. Gegenüber des ,,Point génital“ nach NOGIER (Gonadotropin-Punkt).

Indikation: Schmerzstillung und Entzündungshemmung; ausgleichend bei nervlicher Anspannung, kreislaufregulierend.

E. A.: sehr oft gebrauchter Punkt.

E. E.: bewährte Indikation, besonders auch bei allen *chronischen* Schmerzzuständen (,,Eselsbrücke“: ,,... alle Schmerzen, die sich bereits im Schmerzzentrum festgefressen haben...“).

Anmerk.: In *China* wird er (fide K/W, 1973) auch bei einer Reihe von neurologischen Erkrankungen verwendet.

(35) „Sonne“

Lage: in der Mitte der Basis des Antitragus; mittlerer Punkt der ,,Sensoriellen Linie“ (29, 35, 33).

Indikation: Kopfschmerzen (auch Migräne), Schwindel, Schlafstörungen, Augenerkrankungen.

E. A.: sehr häufig verwendet.

E. E.: bewährter Punkt der ,,Sensoriellen Linie“.

Anmerk.: Kaudal von Punkt 35 beschreibt NOGIER (1969) einen ,,Point-maître sensoriel“, einen ,,sensoriellen Steuerungspunkt“, der bei Neuralgien die Wirkung der Behandlung verstärkt.

(36) „Dach“

Lage: kaudal des Punktes 29.

Indikation: Scheitelkopfschmerz.

E. E.: kaum verwendet.

E. A.: Der Punkt wurde zugunsten des meist indizierten Punktes 29 ,,Polster“ aufgegeben in Verbindung mit der erweiterten ,,Sensoriellen Linie“.

Anmerk.: Bei S/W (1975) als ,,Kopfscheitel" bezeichnet.

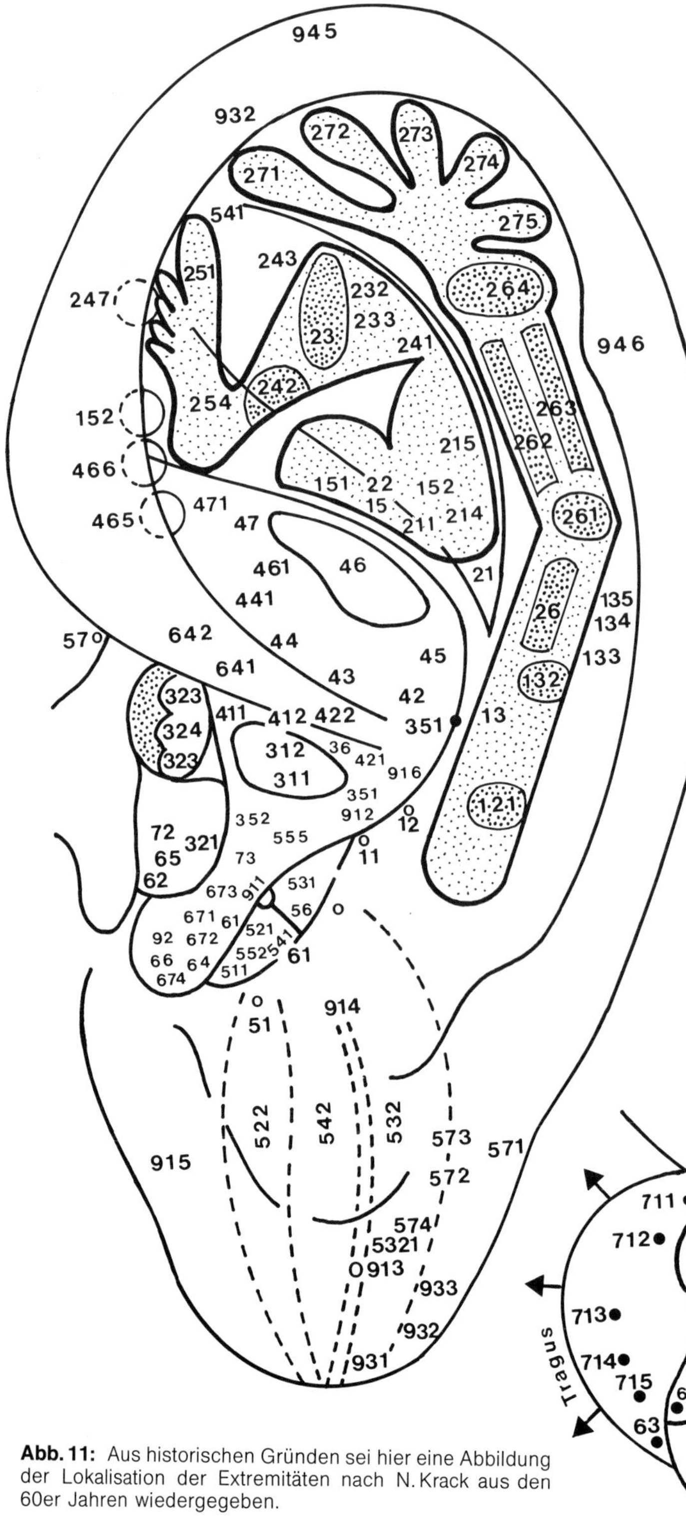

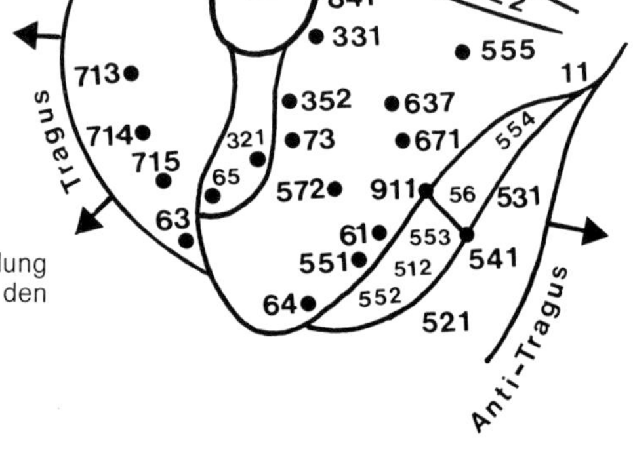

Abb. 11: Aus historischen Gründen sei hier eine Abbildung der Lokalisation der Extremitäten nach N. Krack aus den 60er Jahren wiedergegeben.

4.4 „Punkte der Anthelix“ (37–45; 52–54)

Lage: Anthelix, s. einschlägige Tafeln der Ohrakupunktur, vor allem die *chinesische* Übersichtskarte mit Indikator-Zeichnungen, *chinesischen* Glyphen und deren *englischer* Übertragung.

Auflistung: Punkt 37 („Halswirbelsäule“), Punkt 38 („Kreuz- und Steißbeinwirbel“), Punkt 39 („Brustwirbelsäule“), Punkt 40 („Lendenwirbelsäule“), Punkt 41 („Hals“), Punkt 42 („Thorax“), Punkt 43 („Abdomen“), Punkt 44 („Mamma“), Punkt 45 („Thyreoidea“), Punkt 52 („Nervus ischiadicus“), Punkt 53 („Gesäß“) und Punkt 54 („Lendenschmerz“).

Anmerk.: Für die Anhänger der „chinesischen Schule“ beschränkt sich die Behandlung radikulärer Syndrome auf das punktförmige Stechen von „Wirbelsäulenpunkten“ und „Sammelpunkten“ wie „Hals“, „Thorax“, „Abdomen“.

Es scheint sich unseren Untersuchungen zufolge bei diesen „Sammelpunkten“ um die an Tausenden von Fällen durch die *Chinesen* empirisch erfaßten Maximalpunkte, um „gepolte“ Häufigkeitswerte also, zu handeln. Entsprechendes ist auch aus der *Chiropraktik* bekannt, wo man, allerdings oft ebenso unspezifisch und ohne exakte Angabe des eigentlich gestörten Segmentes – im Umgang mit den Kassen etwa –, mit Sammelbegriffen wie „Zervikobrachialsyndrom“, „Thorakalsyndrom“ oder „Lumbosakralsyndrom“ hantiert (Lange, G., und K. O. Heimann, 1978, 1983).

Punkt 44 („Mamma“) dürfte sich in dieser Lokalisation eher auf Schmerzen der weiblichen Brust beziehen, die auf Wurzel-Irritationen oder -Kompressionen in spezifischen Thorakalsegmenten rückführbar sind. Weniger auf solche Schmerzen, für deren Auslösung organische Erkrankungen der Mamma in Frage kommen.

Ähnliches ist zu Punkt 45 („Thyreoidea“) zu sagen. Bei den von den Chinesen bei 45 lokalisierten Beschwerden dürfte es sich um solche Projektionen handeln, die bei Irritationen der Wurzel C3/C4 via *N. transversus colli* weitergeleitet, als druckintensive „harte“ Schmerzen (auch schwellungsbedingte Druckschmerzen, „Blähhals“, im Sinne eines allerdings nicht topolabilen „Globus hystericus“) imponieren. Zu Funktionsstörungen, die auf die Dysfunktion dieses Drüsenkörpers zurückgehen, s. Zone 22.

Über die gezielte Diagnose und Therapie radikulärer Syndrome informiert Kapitel 3: „Gezielte Segmenttherapie über die Ohrmuschel“.

4.5 Die Punkte der Scapha (46–50; 62–67; [57])

Lage: Scapha, s. einschlägige Tafeln der Ohrakupunktur; Punkt 57 liegt in der Fossa triangularis, wird jedoch aufgrund der funktionellen Zusammenhänge mitabgehandelt.
Auflistung: Punkt 46 („Zehe"), Punkt 47 („Ferse"), Punkt 48 („Knöchel"), Punkt 49 („Kniegelenk"), Punkt 50 („Hüftgelenk"), Punkt 62 („Finger"), Punkt 63 („Clavicula"), Punkt 64 („Schultergelenk"), Punkt 65 („Schulter"), Punkt 66 („Ellbogen"), Punkt 67 („Handwurzel"), Punkt 57 („Hüfte"; liegt in der Fossa triangularis").
Anmerk.: Der Streit um die unterschiedliche Lokalisation des Punktes „Knie" kann unseres Erachtens als Beispiel dafür dienen, daß – extrem gesprochen – einmal mittels der Testung das rein knöcherne Trauma, die lokale degenerative Veränderung, ein zweites Mal der rein funktionelle Anteil, die gestörte „Bewegung" des Gelenkes mit z. T. ins Umfeld ausstrahlenden Beschwerden erfaßt wird.
Ein lokales Trauma, das das Bild einer Gonarthrose zeitigt, muß sich zwangsläufig anders darstellen als sekundär gonarthrotische Beschwerden, die auf eine Fehlstatik zurückzuführen sind. So z. B. einen Beckenschiefstand, der durch LWS-Blockaden resp. eine Irritation im Bereich der Iliosakralfuge zustande kommt.
Für alle Beschwerden im Bereich der Extremitäten muß gefordert werden, daß der Abklärung evtl. *radikulärer* Syndrome, der Findung der möglichen Causa, größere Beachtung geschenkt wird.
Bei dieser Behandlung wird der segmentale Gedanke im Vordergrund stehen, und lokale Schmerzpunkte betroffener Gelenk- und Knochenbereiche werden als sekundär hilfreich mitzustechen sein.
Das *pseudoradikuläre* und rein lokal traumatische resp. degenerative Geschehen verlangt indes die primäre Behandlung lokaler Schmerzpunkte. Dies, um bei Andauern der Beschwerden auftretende Schonhaltungen und hierdurch sekundär induzierte *radikuläre* Syndrome vermeiden zu helfen (vgl. hierzu den Beitrag KRÜGER und KRÜGER „Auriculoakupunktur am Tier", Kap. 10, hier speziell *Erkrankungen der Extremitäten*).
Somit ist der Streit um die punktuelle Lokalisation des „Knies" eigentlich müßig. Ebenso die genaue Lokalisation des „knöchernen Anteils", der „Bänder und Sehnen" dieses Bereichs, der „Kniekehle".
Es handelt sich um ein *Verbundsystem.* Die Störung *eines* Anteils bedingt das „funktionelle Mitziehen" des *anderen* in Richtung *Dysfunktion* bis hin zur *Functio laesa.*
Wir ziehen daher sowohl die „chinesische" Lokalisation auf der oberen Wurzel der Anthelix als auch die „französische" in der Mitte der *Fossa triangularis* meßtechnisch und therapeutisch in Erwägung, in Anbetracht des Grundsatzes, daß nur die Therapie über den maximal gestörten Punkt einen optimalen Nutzen garantiert.
An dieser Stelle der Ausführungen bietet es sich geradezu an, die Frage der *Proportionalität der Projektionen im Ohr* nochmals aufzugreifen.
Der „NOGIERsche Embryo" stellt eine allerseits akzeptierte Stilisierung dar (s. Abb. 12). Der „verzerrte Embryo" dokumentiert hingegen, daß die Körperlichkeit des Menschen im Ohr disproportional wiedergegeben wird. Sie entspricht in etwa der Größe der Organprojektionen auf der Großhirnrinde und scheint nach PENFIELD und RASMUSSEN (1950) von der Anzahl der lokalen Schmerzrezeptoren abhängig zu sein.

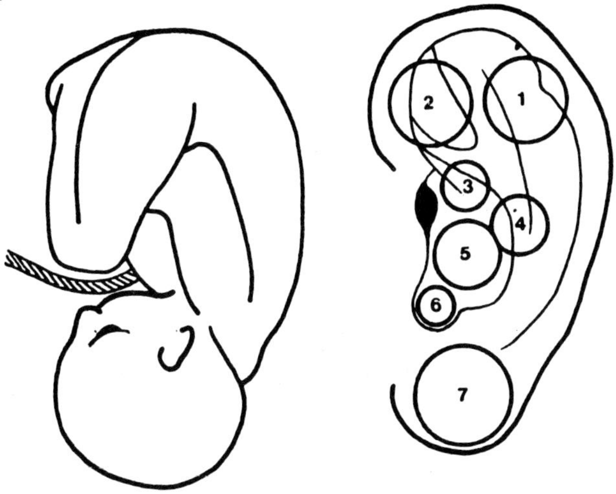

Abb. 12 Schematische Darstellung des Foetus im Ohr (nach NOGIER).

Als Beispiel hierfür mag die überproportional große Projektion der oberen Extremität bzw. die des Fußes sein. Für die Bereiche der Zehen resp. der Finger sind gestreckte Zonen anzusetzen. Ein „Zehenpunkt", ein „Fingerpunkt" sind somit Illusionen.

Lokale, auf *einen* Zehen, *einen* Finger beschränkte Läsionen werden sich innerhalb dieser Zonen an unterschiedlichen Stellen zeigen, wobei eine sich konzentrisch vom Projektionszentrum ausbreitende schmerzhafte Zone hinweisend sein kann auf die Intensität des subjektiv empfundenen Schmerzes.

Hierzu meint F.R. BAHR (1980) unter Bezug auf PENFIELD und RASMUSSEN (1950): „Dabei ist nicht Masse oder Größe eines Körperteils, sondern die Zahl der Rezeptoren für die Arealgröße des Projektionsfeldes bestimmend. Gleiches gilt auch für die Ohrakupunktur; auch hier entspricht etwa die Projektionsfläche des –mit zahlreichen Rezeptoren versehenen – Daumens dem gesamten Areal des Fußes."

4.6 Die Punkte der Fossa triangularis

(51) Vegetativum
Lage: auf dem unteren Ast der Anthelix am Schnittpunkt mit der Projektion des Helixrandes.
Indikation: Vegetative Störungen (s. hierzu ausführlich Kap. 4.15: „Die vegetativ ausgleichenden Punkte“).
E. A.: sehr oft gebrauchter Punkt.
E. E.: einer der wichtigsten Punkte der Ohrakupunktur. Oft findet man ihn auch an der Stelle, wo die Anthelix in die Helix einmündet. Die Lokalisation würde damit dem GG 1 der Körperakupunktur entsprechen, mit dessen Indikationsbereich er auch bzgl. tiefgreifender vegetativer Störungen zusammenfällt; von uns als „Vegetativum I“ bezeichnet (s. hierzu auch „Vegetativum II“ [Subcortex]).
(52) „Nervus ischiadicus“
(53) „Gesäß“
(54) „Lendenschmerzpunkt“
zu 52–54: (s. hierzu Kap. 4.4: „Die Punkte der Anthelix“).

(55) „Ohr-Shen-Men“ („Tor der Götter“)
Lage: Die beiden Wurzeln der Anthelix begrenzen die *Fossa triangularis.* Folgt man von ihrem Schnittpunkt dem Innenrand der oberen Wurzel, so trifft man mit dem Testgriffel eine oftmals algetische Zone. Innerhalb dieser wird – wie üblich – der empfindlichste Punkt, „*Der* Shen-Men“, behandelt.
Indikation: Wichtiger und sehr häufig gebrauchter Punkt der „chinesischen“ Ohrakupunktur. K/W: „Wichtigster und am meisten gebrauchter Punkt des Ohres.“
Alle „Yang-Krankheiten“, Schmerzstillung, Entzündungshemmung, Beruhigung. Bedeutendster Punkt der *Analgesie* über die Ohrmuschel.
E. A.: sehr häufig gebrauchter Punkt.
E. E.: genaueste (!) Lokalisation notwendig.
Anmerk.: Dieser Punkt findet im Rahmen der „französischen Schule“ so gut wie keine Verwendung, da er sich mittels des RAC selten nachweisen läßt.

(56) „Cavum pelvis“ (Beckenregion)
Lage: im Winkel zwischen unterer und oberer Wurzel der Anthelix.
Indikation: schmerzhafte Zustände und Entzündungen in der Beckenregion (Ursache abklären).
E. A.: wenig Erfahrung.
E. E.: adjuvanter Punkt bei Schmerzen der Beckenregion; s. hierzu auch Kap. 3: „Gezielte Segmenttherapie über die Ohrmuschel“.
Anmerk.: Lokalisation „Hüfte“ und „Becken“ der „französischen“ Schule sind mit „56“ identisch (NOGIER, 1969; BOURDIOL, 1980).

(57) „Hüfte“
Dieser Punkt wurde – obwohl in der *Fossa triangularis* geleben – aufgrund *funktioneller* Zusammenhänge in Kap. 4.5: „Die Punkte der Scapha“ abgehandelt (s. dort).

(58) „Uterus“
Lage: im oberen Drittel der Fossa triangularis, helixnahe.
Indikation: Erkrankungen des gynäkologischen Raumes.
E. A.: wenig Erfahrungen.
E. E.: Findet beim Manne Verwendung zusammen mit ,,Gonadotropin-Punkt'' (Sexualneurose-Punkt) und ,,vegetativen Punkten'' (s. dort) bei meist vegetativ überlagerter Ejaculatio praecox und Impotenz.
Anmerk.: Läßt sich der akute „Migräne-Anfall“ durch Stechen beider Ohren mit den Stahlnadeln in Punkt 58 und Drehen dieser Nadeln kupieren, so handelt es sich um eine gynäkologisch bedingte Migräne (mündliche Mitteilung Dr. D. Hoffmann, Friedberg). Der Punkt 58 könnte dem Punkt MP 6 der klassischen Akupunktur entsprechen.
(Wo) gibt zusätzlich an: ,,Zur Anregung der Wehentätigkeit'' (zur schmerzfreien Geburt Punkte 55 und 58 kombiniert – nur bei normalen Beckenmaßen).''

(59) „Blutdrucksenkender Punkt“
Lage: am Schnittpunkt der Projektion des Helixrandes mit der oberen Wurzel der Anthelix, der *Fossa triangularis* zugewandt.
Indikation: Hypertonie.
E. E.: Findet zur Einsparung von Anti-Hypertonika Verwendung in Kombination mit Punkt 19 (s. dort) und Punkt 78 (bluten lassen; s. dort). Auch an 26 A – in Gold gestochen – sollte man denken.

(60) „Dyspnoe-Punkt“
Lage: gradlinig kaudal von Punkt 59, nahe der Mitte der *Fossa triangularis.*
Indikation: Asthma bronchiale.
E. A.: wenig verwendeter Punkt.
E. E.: wenig Erfahrung. Vorgezogen wurde eine Kombination der Punkte 31, 22, 51 und den empfindlichen Punkten des *Cavum conchae inf.;* evtl. Punkt 78 hinzunehmen (s. Kap. 6.6: ,,Allergien''/,,Asthma'').

(61) „Hepatitispunkt“
Lage: Auf gleicher Höhe wie Punkt 58, jedoch geringfügig nach rückwärts versetzt.
Indikation: Lebererkrankungen.
E. A.: findet keine Verwendung.
E. E.: findet keine Verwendung. Neben intensiver medikamentös-oraler bzw. Injektions-Therapie wird allenfalls Punkt 97 als Adjuvans herangezogen.

4.7 Weitere Punkte der Scapha

(62) „Fingerpunkt“
Lage: im kranialen Bereich der Scapha.
Indikation: entzündliche und schmerzhafte Beschwerden der Finger.
Anmerk.: ,,Den Fingerpunkt'' gibt es nicht. S. hierzu Ausführungen Kap. 4.5: ,,Die Punkte der Scapha'' und Größe der Projektion von Organfeldern.

(63) „Clavicula"
Lage: auf der Scapha.
Indikation: bei traumatischen und (gichtig-)arthrotischen Beschwerden in diesem Bereich.
Anmerk.: evtl. Symptomatik abklären (an Segment denken!).

(64) „Schultergelenk"
(65) „Schulter"
(66) „Ellbogen"
(67) „Handwurzel"
Anmerk.: Zu diesen Punkten siehe neben ortsgebundener Indikation Kapitel 4.5: „Punkte der Scapha" und diesbzgl. schematische Zeichnung nach N. KRACK (Abb. 11).

(68, 69, 70) „Appendix I–III"
Lage: auf der Scapha; s. Ohrkartographie und **Anmerk.** unter (73, 74, 75).

(71) „Urtikaria-Zone"
Lage: auf der Scapha in Höhe des *Tuberculum Darwinii* (s. Ohrkartographie). Die Lokalisation erscheint uns bei S/W (1979) als „zu tief" angesetzt. Auf der Buntdrucktafel von SCHRECKE, WERTSCH und KÜSTNER (ohne Jahrgang), wo diese Zone auf der Scapha in der Projektion des Helixrandes angegeben ist, scheint es sich um einen Druckfehler zu handeln. Die punktförmige Lokalisation nach (Wo) entspricht nicht den Gegebenheiten. Die Lokalisation erscheint uns auf der *chinesischen* Originaltafel mit Symbolen, *chinesischen* Glyphen und deren Übertragung ins *Englische* am ehesten getroffen.
Indikation: Urtikaria.
E. A.: findet Verwendung.
E. E.: Eine Generalisierung in Richtung „Allergie" erscheint uns nicht möglich. Die Wirkung bei Urtikaria mit ödematöser Quaddelbildung (Histamin-Ausschüttung) hingegen ist verbürgt. Hinzuzunehmen ist gegen den oft quälenden Juckreiz der Punkt (30). Zu „Allergien" s. Kapitel 6.6.

4.8 Die Helixkrempe

(72) „Helix"
Lage: Die Punkte 1–6 finden sich auf der Helixkrempe zwischen dem *Tuberculum Darwinii* und dem tiefsten Punkt des *Lobulus* in annähernd gleichen Abständen.
Indikation: Seitens der *Chinesen* werden sie als Orientierungspunkte angegeben. Eine therapeutische Wirksamkeit ist bislang nicht bekanntgeworden.
Anmerk.: Diese Punkte sollten nicht mit dem „programme classique anti-tabac", erstes Raucher-Suchtprogramm NOGIERs (vgl. F.R. BAHR, Bd. I, 1978, und BOURDIOL, 1980), das sieben Punkte auf der Helixkrempe umfaßt, verwechselt werden.

(73, 74, 75) „Tonsillen I–III"

Lage: auf der Helixkrempe (s. Ohrkartographie).

Indikation: Erkrankungen der Tonsillen.

E. A.: finden keine Verwendung.

E. E.: finden keine Verwendung.

Anmerk.: Bei „Appendix I–III" und „Tonsillen I–III" scheint es sich um *Mehrfach-Lokalisationen* zu handeln. Hierzu meint F. R. BAHR (1980, S. 83), NOGIER zitierend: „*Die Ohrgeometrie erlaubt äußerst zahlreiche Kombinationen.* Man muß das Prinzip kennen, um zu verstehen, daß jeder gefundene Ohrpunkt durch geometrische Kombinationen fälschlich für einen Lokalisationspunkt somatischer oder viszeraler Art gehalten werden kann. Die geometrischen Verbindungen variieren bei jeder Ohrform, die Lokalisationen dagegen sind definiert und konstant. Diese Bemerkungen erklären die Pseudolokalisationen, die ohne genügende Statistik und ohne die Verwendung von stichhaltigen Kriterien und Testen aufgestellt wurden."

„Besonders kraß", so fährt BAHR fort, „sind Mehrfach-Pseudolokalisationen, die KÖNIG/WANCURA angeben." (Es erfolgen Hinweise auf „Appendix I–III und „Mandel I–III".)

Davor warnt auch Altmeister NOGIER selbst im Vorwort der „Einführung in die chinesische Ohrakupunktur" der Autoren KÖNIG/WANCURA (1975, S. 11). „Wir wissen in der Tat", so NOGIER, „daß es auf der Ohrmuschel für jeden Teil des Körpers einen *primären* Korrespondenzpunkt gibt. Außer der Reihe auch manchmal zwei. Aber auch, daß weitere untergeordnete Punkte gefunden werden können. Diese bezeichnen wir als solche zweiter Ordnung. Nun können diese untergeordneten oft weit von den Primärpunkten entfernt liegen, und ... so finden sich – dem Bild des Embryos überprägt – zahlreiche Reflexpunkte, die kein logisches Bindeglied mehr verbindet und die den nicht vorgewarnten Leser verwirren könnten."

(76, 77) „Leber I und II"

Lage: Helixrand, in unmittelbarer Nähe des *Tuberculum Darwinii.*

Indikation: Lebererkrankungen.

E. A.: finden keine Verwendung.

E. E.: finden keine Verwendung.

Anmerk.: Lebererkrankungen werden – wenn mittels der Ohrakupunktur – über den Punkt 97, als Adjuvans, behandelt.

(78) „Ohrspitze"

Lage: auf der Helixkrempe an der Ohrspitze.

Indikation: Allergie, Hypertonie, fiebrige Zustände (bei den beiden letzteren Indikationen bluten lassen), Hordeolum. Hinzu kommen Beruhigung und Schmerzstillung.

E. A.: oft angewandt.

E. E.: Verläßliche Wirkung kann bestätigt werden. Keine Erfahrung bei Hordeolum.

Anmerk.: Nach neuen *französischen* Forschungsergebnissen ist seine Wirkung bei Allergien besser, wenn er von *innen* in der Krempe der Helix gestochen wird; beim Rechtshänder bevorzugt im rechten Ohr in Silber und links in Gold. Auch beidseitig kann Silber indiziert sein.

Die Areale der aufsteigenden Helix (außen)

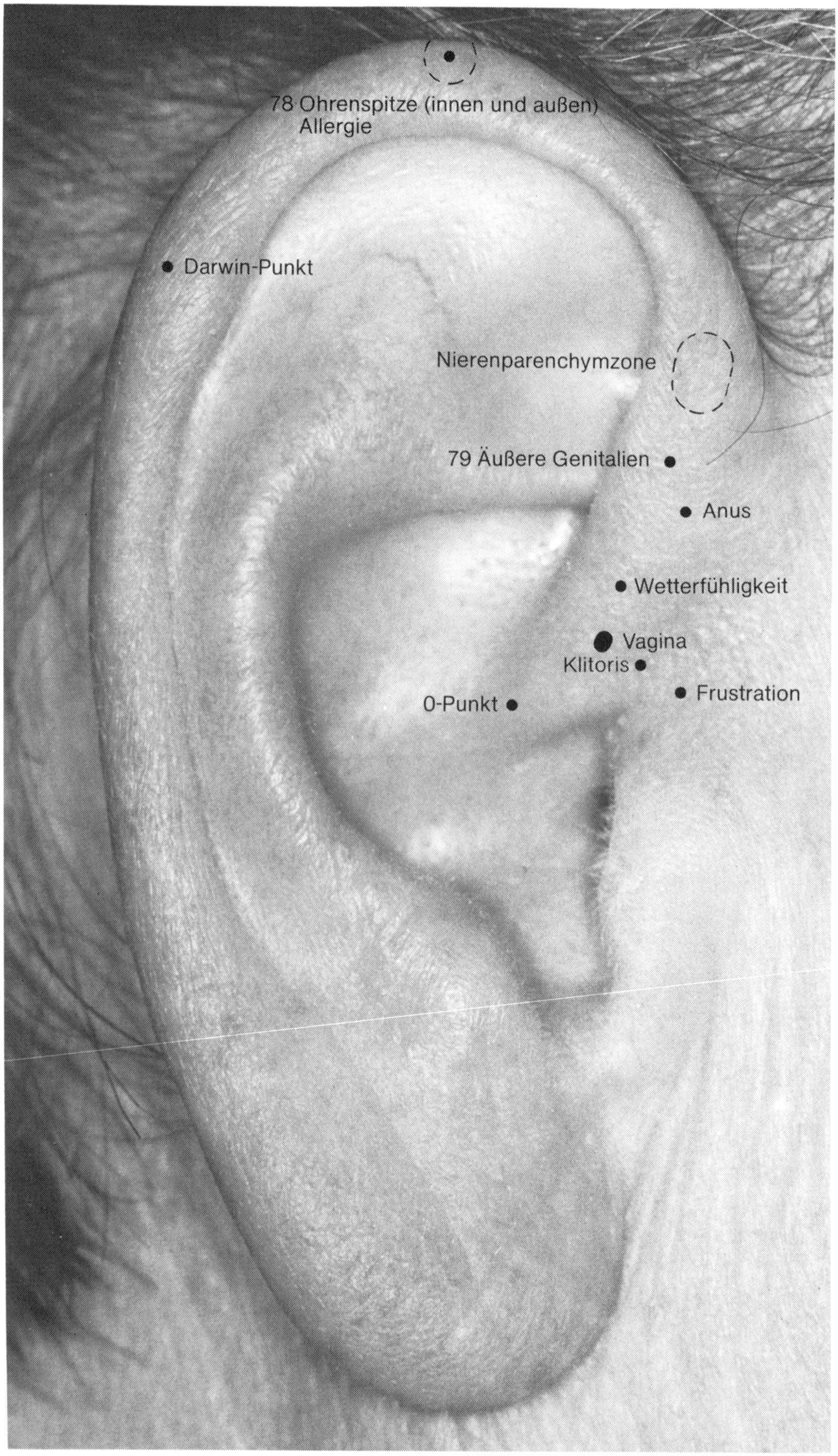

Abb. 13

Die Areale der aufsteigenden Helix (innen)

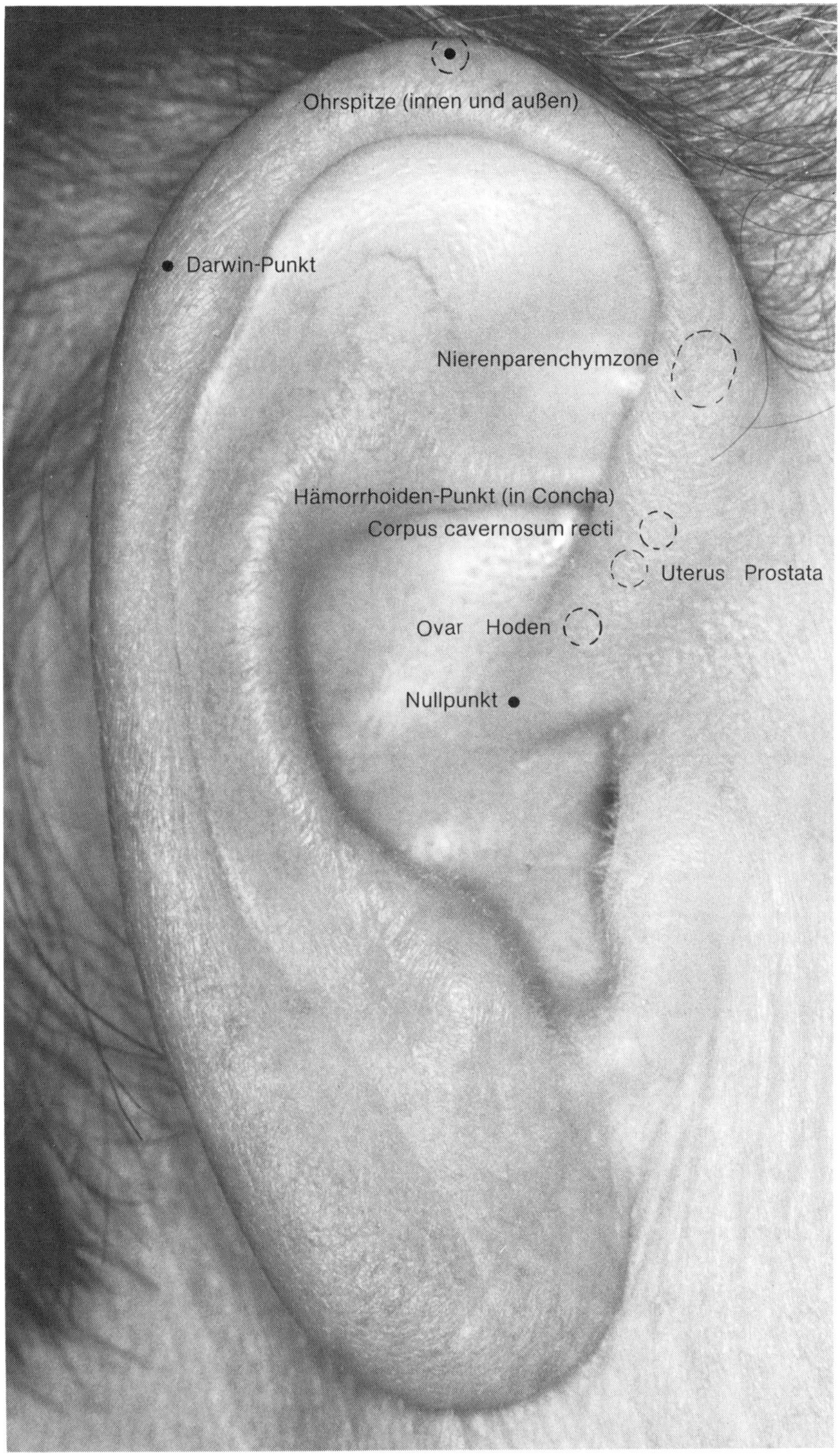

Abb. 14

Er entwickelt dann eine ähnliche Wirkung wie der ,,Anti-Histamin-Punkt'' der Körperakupunktur, Bl 54 (40) in der Kniekehle. NOGIER gibt zusätzlich an, ,,er entspannt die zervikale Kontraktur'', daher Verwendbarkeit beim ,,spastischen Schiefhals''. Der Punkt außen an der Helix ist auch das Zentrum der *Trigeminus*-Innervation des Ohres und kann daher neben den Punkten am Ohrläppchenrand bei *Trigeminus-Neuralgien* in Frage kommen. Beim *Heuschnupfen* kann er zusammen mit den Punkten am Lobulus ,,Nase'' und ,,Niesen'' eingesetzt werden.

„Darwin-Punkt"
Lage: Auf der Helixkrempe im kranialen Drittel oft als kleines Knötchen ,,Tuberculum Darwinii'' sichtbar. Hier findet sich mit dem Steigbügel meist eine kleine tastbare Kerbe. An diesem Punkt trennt sich (nach NOGIER) die Innervation aus dem Plexus cervicalis superficialis von der über den N. trigeminus.
Indikation: Gelenkstörungen der oberen und unteren Gliedmaßen (Arthrosen). Es können sowohl die Gold- als auch die Silbernadel oder die Molybdän-Nadel angezeigt sein.

4.9 Das Areal der aufsteigenden Helix

Dieses Areal wird von den *Chinesen* anders interpretiert als seitens der ,,französischen Schule''. Und auch innerhalb letzterer beobachtet man seit 1977 eine zunehmende Differenzierung. Daher gehen wir zunächst auf die *chinesische* Sicht ein, dann auf die recht interessanten Ergebnisse der *französischen* Forschungen.

Die chinesische Interpretation
(79) „Äußere Genitalien"
Lage: auf dem aufsteigenden Helixast in Höhe der unteren Wurzel der Anthelix.
Indikation: Impotenz und Ejaculatio praecox, Orchitis, Dysurie und Harnretention; adjuvant bei Migräne.
E.A.: aufgrund mangelnder Wirksamkeit verlassen.
E.E.: dto.
Anmerk.: S. unter ,,Wertung'' am Schluß dieses Abschnitts.

(80) „Urethra"
Lage: auf der Helixkrempe in Höhe des hypothetischen Schnittpunktes des unteren Randes der unteren Anthelixwurzel mit der Helix.
Indikation: Harnwegsinfekte.
E.A.: aufgrund mangelnder Wirksamkeit zugunsten anderer Behandlungszonen verlassen.
E.E.: dto.
Anmerk.: S. unter ,,Wertung'' am Schlusse dieses Abschnittes.

(81) „Kaudaler Abschnitt des Rektums"
Lage: etwa in der Mitte zwischen 80 und O-Punkt (82).
Indikation: Obstipation und Hämorrhoidalbeschwerden.

E. A.: zugunsten wirksamerer Punkte verlassen.
E. E.: dto.
Anmerk.: S. unter ,,Wertung'' am Schluß dieses Abschnitts.

Interpretation der französischen Schule
Einer der ersten Punkte – wenn nicht überhaupt der erste Punkt – dieses Areals war der von NOGIER als *Point Bosch* benannte. Er bezog den Namen aus dem dreiflügeligen Gemälde des ,,Surrealisten'' HIERONYMOS BOSCH (1450–1516) ,,Der Garten der Lüste'', das heute im *Prado von Madrid* hängt.
Er befindet sich auf der Unterseite der aufsteigenden Helixwurzel in Höhe der Incisura supratragica, wird allerdings von den meisten Autoren unter Berufung auf NOGIER *auf* die Krempe gelegt.
NOGIER selbst legt in seiner ,,Introduction pratique à l'Auriculothérapie'' (Praktische Einführung in die Aurikulotherapie), 1977, zwei Punkte *auf die aufsteigende Helixkrempe:* die Steuerungspunkte der oberen und unteren Extremität.
An der Lokalisation des *Point Bosch* findet sich bei R. J. BOURDIOL (1980, S. 134) der Punkt ,,Clitoris'', in etwa gleicher Höhe – jedoch *auf* der Krempe – die Zone ,,Vagina''.
Ein weiterer Punkt unmittelbar kranial, dort, wo der Helixschenkel ,,das Niveau der Gesichtshaut erreicht'' (KROPEJ, 1977, S. 69), soll Einfluß auf die vielgefürchtete **„Wetterfühligkeit"** besitzen. Der Punkt wird bevorzugt im rechten Ohr gefunden. Er hat sich als adjuvanter Punkt bewährt bei Angina pectoris, Migräne und unspezifischen Kopfschmerzen.
In der Krempe der Helix finden sich zwischen dem Nullpunkt und dem Schnittpunkt mit der Anthelix die nach kranial aufeinanderfolgenden Zonen (NOGIER, 1975):
- ,,Ovar / Hoden''
- ,,Uterus / Prostata''

BOURDIOL (1980) ergänzt hier lediglich noch das Areal der Tuben.
Unterhalb der Schnittstelle der Helixumschlagfalte und der unteren Anthelixwurzel, am inneren oberen Eck der Hemiconcha superior, findet sich der **„Hämorrhoidal-Punkt"**, direkt kaudal der ,,Steißbein-Zone''. Er bringt nachweisbare Erleichterung beim akuten Geschehen.

Wertung
Die Angaben der *Chinesen* (79, 80 und 81) wurden zugunsten der effektiveren Lokalisationen der *Franzosen* verlassen. Auf das ,,Cave'' (!) dieses Areals bei Gravidität sei nochmals hingewiesen, ebenso auf die ,,Bemerkungen zu den Projektionen des Urogenitaltraktes auf der Ohrmuschel'', Kapitel 4.12.

4.10 Die Punkte der Helixwurzel

(82) „Zwerchfell", ,,Point Zéro'' (Nullpunkt nach NOGIER)
Lage: am Übergang vom Crus helicis zum aufsteigenden Helixast in einer deutlich tastbaren Furche.

Indikation: Wegen seiner besonderen Bedeutung s. 6.1 ,,Der Nullpunkt''.
E.A. und E.E.: *Der* energetische Punkt am Ohr schlechthin.

(83) „Verzweigungspunkt“, Endpunkt des ,,Plexus solaris'', ,,Punkt der Beklommenheit''
Lage: zwischen dem O-Punkt und der Zone 87 auf dem Helixfuß auf einem kleinen, oft empfindlichen Knötchen.
Indikation: keine Therapiehinweise aus chinesischer Sicht, wohl hingegen seitens der *französischen* Schule. Er findet dort als ,,2. Angstpunkt'' Verwendung. Ebenfalls bewährt er sich bei *nervösen* Magenbeschwerden.
Direkt unterhalb – am Rande der Hemiconcha inf. – findet sich der ,,Plexus bronchopulmonalis'' (bronchospastische Zustände), direkt oberhalb die ,,Zone der Aerophagie''.
E.A. und E.E.: erfolgreich einzusetzender Bereich.

4.11 Die Zone „Verdauungsschlauch“ (Punkte 84–91)

(84) „Mund, NOGIERs ,,Schlundpunkt''
Lage: unterhalb des Crus helicis nahe dem Meatus externus.
Indikation: entzündliche Erkrankungen des Mund- und Rachenraumes.
E.A.: findet Verwendung.
E.E.: selten verwendet, da bei empfindlichen Patienten Kollapsgefahr. Hierauf weist auch J.M. GLEDITSCH (1983, S.35) hin.

(85) „Ösophagus“
(86) „Cardia“
Lage: Sie überbrücken das Gebiet bis zur ,,Zone 87'' (Magen).
Indikation: Spasmen in beiden Bereichen; nervöses Erbrechen.
E.A. und E.E.: Der empfindlichste Punkt dieser ,,Doppelzone'' wird gestochen.

(87) „Magen“
Lage: Übergang des Helixfußes in die Concha.
Indikation: Magenbeschwerden aller Art. Bei vorwiegend nervöser Dysregulation auch Zone 83 durchtesten. Empfindlichsten Punkt therapieren.

(88) „Duodenum“ und (89) „Dünndarm“
Lage: in der Hemiconcha sup. nahe 83/82.
Indikationen: Ulzera, Gastroduodenitis, unspez. Verdauungsstörungen mit Blähungstendenz.
E.A. und E.E.: finden Verwendung.

(90) „Appendix IV“
Lage: in der Hemiconcha sup. nahe Punkt 82.
Indikation: Appendizitis, persistierende Narbenschmerzen.
E.A. und E.E.: Effektiver fanden wir in der Körperakupunktur den Punkt außerhalb der Meridiane „Appendixpunkt“ (LAN WEI), nahe M36 (Zu-San-Li).

(91) „Colon“

Lage: zwischen der Zone 90 bis zum „Hämorrhoidalpunkt“, am Schnittpunkt von Antihelix und Helix, entlang der Helixwurzel. Die Zone 90 wird von den *Franzosen* anteilig dem Ileum resp. dem Kolon zugeschlagen.

Indikation: alle Formen der Kolitis, Dyspepsie, Obstipation und Meteorismus (wenn Flexuren Klopfschall aufweisen).

E. A.: findet Verwendung.

E. E.: findet häufig Verwendung. Es sei zusätzlich darauf hingewiesen, daß man am besten den gesamten „Verdauungsschlauch“ durchtestet, um über den maximal gestörten Punkt eine optimale Behandlung sicherzustellen.

4.12 Zonen der Hemiconcha superior

(92) „Blase“

Lage: dorsal von 93 (s. dort).

Indikation: Zystitis, Reizblase, Harninkontinenz.

E. A.: findet Verwendung.

E. E.: S. generelle Wertung auf Punkt „95“ folgend.

(93) „Prostata“

Lage: dorsal des „Hämorrhoidalpunktes“, kaudal vom Übergang des „Os sacrum“ zum „Os coccygis“.

Indikation: funktionelle Störungen der Prostata.

E. A.: findet Verwendung.

E. E.: findet Verwendung. Zu testen ist bei entsprechenden Störungen ebenfalls die Zone „Uterus/Prostata“ im Areal der Helixinnenseite zwischen „O-Punkt“ und dem Schnittpunkt von Helix und unterer Wurzel der Anthelix.

(94) „Ureter“

Lage: dorsal von 92.

Indikation und Beurteilung s. anschließend an 95.

(95) „Nierenzone“

Lage: in der Mitte der Hemiconcha superior.

Indikation: bei allen funktionellen Erkrankungen des Urogenitalsystems, einschließlich derer der Nebennieren.

Weitere Indikationen: Gelenkerkrankungen, Schlafstörungen mit unruhigen Träumen, Neurasthenie, Migräne, Menstruationsstörungen, Ohrenerkrankungen.

E. A.: einer der wichtigsten Punkte der Ohrakupunktur.

E. E.: sehr häufig verwendet.

(99) „Aszites-Punkt“
Lage: im Überlappungsbereich der Zonen 95, 96, 88 und 89.
Indikation: Anregung der Diurese.
Anmerk.: Es dürfte sich um einen in China gehäuft in dieser Lokalisation gemessenen Maximalpunkt handeln, der der „Nierenzone“ zuzurechnen ist.

Bemerkungen zu den Projektionen des Urogenitaltraktes auf der Ohrmuschel

Die Wirksamkeit der Zone 95 bei Nierenerkrankungen findet sich nicht nur bei den Chinesen. Auch NOGIER (Traîté d'Auriculothérapie, 1969) beschreibt mehrere Fälle, in denen diese Zone bei der Diagnose Nephrolithiasis wirksam war.
In einer späteren Veröffentlichung NOGIERs (Bahr, 1978, Bd. 1, S. 92–93), die auf das Jahr 1975 zurückgeht, finden sich dagegen die ausführlichen Beschreibungen einer Lokalisation der „Niere“ im Inneren des Helixrandes. Der Reflexbereich wird hierbei zwischen den Schnittpunkten des oberen und unteren Anthelixschenkels mit der Helix angesiedelt. Er bezeichnet den Reflexbereich im inneren Helixrand als Zone des „Nierenparenchyms“. NOGIER und BOURDIOL (1980) projizierten bis zum „Tuberculum Darwinii“ in der inneren Helixkrempe noch Punkte des Metanephros (Nachniere).
Die Gründe für das Umdenken Nogier's und seiner Schüler dürften sowohl meßtechnischen Erfahrungen als auch embryologischen Überlegungen entsprungen sein.
Teilt man die Concha, der embryologischen Entwicklung entsprechend, bis auf eine schmale Randzone zur Anthelix, dem *Entoderm* (inneres Keimblatt) zu, so können folgerichtig hier nur solche Organe resp. Funktionseinheiten liegen, die dem *Entoderm* entstammen. Das ist bei der „Blase“ der Fall, nicht hingegen bei „Niere“, „Harnleiter“ und dem überwiegenden Teil der Organe, aus denen sich der Fortpflanzungsapparat zusammensetzt. Ihre Projektion muß sich folglich auf einem Areal befinden, das dem Mesoderm (Mittleres Keimblatt) zugeordnet ist. Dies ist für das Reflexfeld der aufsteigenden Helix der Fall (vgl. hierzu Abb. 13/14).
Zur „neuen“ Lokalisation der „Niere“ auf der inneren Helixkrempe können wir zum praktischen therapeutischen Verständnis neben den embryologischen Gesichtspunkten auch die segmentale Betrachtungsweise berücksichtigen. Strahlen bei Erkrankungen im Nierenbereich die Schmerzen doch oft zur Blase hin aus und betreffen die Segmente Th. 10–12, L 1–5, S 1–4. So werden über die Behandlungslinie auch Zonen in der „Vegetativen Rinne“ angezeigt sein, entsprechend der Region „Nierenparenchym und Metanephros“. Empfehlen möchte ich, um optimale Ansatzpunkte für diagnostische Messung und anschließende Therapie zu erhalten, bei Zystenträgern der Niere besondere Beachtung auf den parenchymatösen Nierenpunkt zu legen. Nach meinem Dafürhalten müßte sich bei diesem Vorgehen die alte Zone „Niere“ (95) und die neue Parenchymzone in der Helix als gleichwertig herausstellen.
Das Areal „Niere“ (95) in der Mitte der Hemiconcha superior hat sich, seit 1953 NOGIER die „Aurikulotherapie“ begründete, in der französischen und chinesischen Praxis bestens bewährt und wird auch von den Mitgliedern der „Arbeitsgemeinschaft für klassische Akupunktur und traditionelle chinesische Medizin e.V.“ mit Erfolg angewandt. KÖNIG/WANCURA (1973) geben ein breites Indikationsspektrum für diese Zone an, das

sich von ,,allen Erkrankungen des Urogenitalsystems" bis zu Schock, Kollaps, hämatologischen Erkrankungen, Störungen der inneren Sekretion, Gelenkserkrankungen, neurasthenisch bedingten Störungen, Migräne und Menstruationsstörungen erstreckt. Dies wird verständlich, wenn man bedenkt, daß die Chinesen dem Funktionskreis der ,,Niere" auch die ,,Nebenniere" zuordnen.
Das breite Wirkungsspektrum dieser ,,Nierenzone" (95) erhellt sich, wenn man weiterhin berücksichtigt, welch zentrale Stellung der Funktionskreis der ,,Niere" gerade in der klassischen Akupunktur als Quelle der Erbenergie und der Willenskraft einnimmt. Außerdem sollten wir uns vergegenwärtigen, daß die Umweltbelastungen besonders über diesen Funktionskreis anzugreifen scheinen. Ich möchte die Zone 95 als ,,funktionelle Nieren-Nebennierenzone" bezeichnen. Der maximal gestörte Punkt kann zentral in der Mitte der oberen Conchahälfte – die Chinesen legen in dieses Gebiet auch den Punkt ,,Ascites" (99) – liegen, oder etwas höher in der Übergangszone zur Anthelix, der Zone der sympathischen Steuerungspunkte innerer Organe oder noch weiter oberhalb in der Kurvatur der Anthelix (in Höhe des 12. Thorakalwirbels), der Reflexzone des ,,nervalen Steuerungspunktes der Nebenniere". Bei genauer Untersuchung der oberen Conchahälfte ist der richtige Maximalpunkt durch Schmerzhaftigkeit, veränderten elektrischen Hautwiderstand oder mittels des Nogier-Reflexes zu finden.
Warnen möchte ich davor, die Zone 95 zu sedieren. Eine alte Erfahrung der klassichen Akupunktur lautet: ,,Eine ‚Niere', die man durch Akupunktur sediert, bekommt man energetisch nur schwer wieder in Gang." Wir wollen von der ,,funktionellen Nierenzone" (95) aus anregen, ausleiten, entgiften. Für diese Indikation benutzen wir die Stahlnadel. Wir setzen in die endokrinen Drüsenpunkte und Nierenpunkte einen ,,neutralen Reiz" in dem Bestreben, daß er im Rahmen des Gesamtkonzeptes vom ,,inneren Arzt" in der richtigen Weise umgesetzt wird.
Von der ,,Nieren-Nebennierenzone" (95) lassen sich bei den verschiedensten Erkrankungen Funktionen anregen bzw. Spasmen im urogenitalen Bereich lösen. Es überrascht in der Praxis immer wieder, daß selbst therapieresistent erscheinende Fälle nach Hinzunahme dieser Zone in den Behandlungsplan ,,in den Griff zu bekommen" sind.

Fallbeispiel:
Besonders eindrucksvoll war für mich die Geschichte eines Patienten, der an paroxysmaler Tachykardie litt. Der Patient war vergeblich mit den verschiedensten Medikamenten klinisch vorbehandelt worden. Seine Angst war besonders groß, da er ein halbes Jahr zuvor wegen Verdacht auf Herzinfarkt längere Zeit stationär behandelt worden war. Auch mein Bemühen mit der Ohr-Akupunktur mittels der vegetativen Herzpunkte, der Behandlungslinie und der vegetativ ausgleichenden Punkte brachte nur vorübergehende Linderung. Erst als ich einen Punkt in der Zone 95 hinzunahm, trat spontan Besserung ein. Der Patient äußerte: ,,Als ich aus der Praxis fortging, war mein Herz so ruhig, daß ich wußte, jetzt ist alles in Ordnung." Nach einem halben Jahr trat ein Rückfall ein. Auch diesmal schlug die Therapie über die Ohrmuschel erst an, nachdem die ,,Nierenzone" mitbehandelt wurde. Der Patient ist seit vier Jahren beschwerdefrei.
Bei Spasmen der ableitenden Harnwege hat sich allerdings der Punkt ,,Plexus hypogastricus" besser bewährt als die Zone 95. Er liegt in der Mitte zwischen der Zone ,,Blase" und ,,Colon", im vordersten Abschnitt der Hemiconcha superior und ist bei Indikation

sehr schmerzempfindlich. Der ,,Plexus hypogastricus" versorgt mit seinen gemischten Nervenfasern auch das Colon descendens, Sigmoid und Rektum, des weiteren die Urogenitalorgane des Mannes und der Frau (s. Kropej, 1977, S. 55). An diese Stelle legt BOURDIOL (1980 S. 181 u. 184) das ,,Ganglion mesentericum inf.", das ebenfalls Colon descendens, Rektum, Blase und Genitale versorgt.

Die Erfahrungen NOGIERs über die Wirksamkeit dieser Zone u. a. bei Nierensteinkrisen haben sich in der Praxis immer wieder bestätigt.

Fallbeispiel:
Eine Kollegin erlitt während eines Seminars eine Nierenkolik. Die trotz Spasmolytika in Intervallen auftretenden starken Schmerzen ließen sich durch eine Dauernadel in diesen Punkt, die während der Heimfahrt immer wieder gedrückt wurde, lösen.

„Blase" (92) und „Harnleiter" (94)
Die ,,Blase" – entodermaler Herkunft – nimmt in der Concha eine relativ kleine Zone ein, kleiner jedenfalls, als von den Chinesen angegeben. Sie findet sich vor allem bei chronischen Blasenentzündungen, aber auch bei Begleitzystitis aufgrund von Restharnbildungen der Prostatiker. Bei Inkontinenz und Bettnässen sollte man ebenfalls an diese Zone denken.
Für die ,,Harnleiter" eine eigene Projektion in der Concha festzulegen, halte ich für wenig sinnvoll, gehören sie doch auch zu den Organen, die dem mittleren Keimblatt zugeordnet werden. Wir untersuchen im entsprechenden Behandlungsfall stets die obere Conchahälfte nach dem maximal gestörten, schmerzhaften Punkt in einer gestörten Zone. Im Bedarfsfall ist das gestörte Segment resp. das ihm zugehörige Ganglion der Wegweiser für eine gezielte personotrope Ohrakupunktur.

Die Genitalorgane
Die französische Schule legt auf die Außenfläche des aufsteigenden Helixschenkels die Projektion von ,,Penis", ,,Klitoris" und ,,Vagina". (s. Abb. 13).
Auf der Innenfläche der aufsteigenden Helixwurzel finden sich ,,Nebenhoden", ,,Hoden" und ,,Ovar" gleich nach dem Austritt aus der Concha; (s. Abb. 14) darüber ,,Prostata" und ,,Uterus".
Bei Störungen dieser Organe lassen sich über segmentale Beziehungen mittels des Behandlungsstrahls meist Befunde in der ,,Vegetativen Rinne" im Bereich der L- und S-Segmente finden, dort wo wir bei NOGIER und BOURDIOL ,,Niere" und ,,Metanephros" finden.
Bei solchen segmentalen Überlegungen liegt der ,,Uterus", Punkt 58 der Chinesen, im für ihn zuständigen Sektor.

Weitere wichtige Zonen der Hemiconcha superior sind:
(96) „Gallenblase und Bauchspeicheldrüse"
Lage: nach dorsal an Pkt. 95 angrenzend.

Indikation: spastische und entzündliche Irritationen beider Funktionssysteme.
E. A.: findet Verwendung.
E. E.: Verwendung bei funktionellen Störungen.
Anmerk.: Die *Chinesen* lokalisieren die Gallenblase im rechten, das Pankreas an gleicher Stelle im linken Ohr. NOGIER und Schüler hingegen, so z. B. BOURDIOL (1980, 144–147): Gallenblase und ,,Pankreaskopf" im rechten, ,,Pankreas-Corpus und -Cauda" im linken Ohr.

(97) „Leber", (98) „Milz"
Lage: Im rechten Ohr nimmt die ,,Leber" die Areale 97/98 am Übergang der beiden Hemiconchae zwischen der Magenzone und der Anthelix ein. Im linken Ohr hingegen kommt – konform zur Anatomie – der *Leber* eine kleinere Zone (97), der *Milz* hingegen eine größere kaudale Zone (98) zu.
Indikationen: NOGIER und die *Chinesen* stimmen in Lokalisation und Indikation dieser Zone überein.
(97) Hepatopathien, Meteorismus, hämatologische Erkrankungen.
(98) Störungen des Verdauungstraktes, hämatologische Erkrankungen.
Der Milzpunkt als Adjuvans bei Hauterkrankungen wird dem humoralpathologisch denkenden Behandler vertraut sein.
E. A.: findet Verwendung.
E. E.: findet Verwendung, vor allem auch bei Intoxikationen (Vergiftungen, Alkohol, Tabletten-Abusus).
Der Vollständigkeit halber soll an dieser Stelle noch hingewiesen werden auf:

Die paravertebrale sympathische Ganglienkette
Während wir in der Concha selbst vorwiegend den *parenchymatösen* Anteil der Organe finden, orteten NOGIER und Schüler die Innervation dieser Organe in einer schmalen Zone entlang des Überganges der Concha in die Anthelix (vgl. hierzu R. F. BOURDIOL ,,Das periphere autonome Nervensystem in der Aurikulomedizin" in E. R. BAHR (Hrsg.), 1974/75, loc. cit. 55).
Zwischen dieser Struktur und dem Rand der Anthelix finden sich in loser Folge die nervalen Steuerungspunkte der endokrinen Drüsen. Die Anordnung beider ,,Ketten" ist segmental gebunden (vgl. hierzu Abb. 6).

4.13 Punkte der Hemiconcha inferior

(100) „Herz" (Vegetativer Herzpunkt)
Lage: Mitte der Hemiconcha inferior.
Indikation: Rhythmusstörungen des Herzens, Hyper- und Hypotonien, Kollaps, Schock, psychische Labilität, Schlafstörungen, Angst, Depressionen.
E.A.: sehr oft gebraucht.
E. E.: sehr oft gebraucht.

Anmerk.: Die Zone 100 entspricht in etwa dem ,,Plexus cardiacus" von NOGIER. Sie ist dem sogenannten ,,Wunderpunkt" gleichzusetzen. Diese Zone liegt in Höhe des 3. Zervikalwirbels in der Concha am Übergang zur Anthelix. Sie ist in allen Fällen von vegetativen Regulationsstörungen mit Herzsensationen indiziert. NOGIER bezeichnet dieses Areal auch als Zone der Ängstlichkeit. Wähle je nach Empfindlichkeit bei entsprechender Indikation zwischen der Zone ,,100" und dem ,,Plexus cardiacus".
Vor dem Gehörgang im unteren Drittel liegt im Vagusgebiet noch ein Punkt mit Einfluß auf Herzrhythmusstörungen. (Krack: ,,352", ,,Befehlspunkt für die Reizleitung"). Cave: Kollapsgefahr! (Nähe zum Rand der äußeren Gehörgangsöffnung – Vagusgebiet).
Diese **„Zone 100"** der Chinesischen Ohrakupunktur hat also nichts mit dem Herzmuskel im organischen Sinne zu tun, diese Zone gehört zu den psychisch wirksamen Punkten (s. auch dort) und entspricht in ihrer Indikationsbreite mehr dem Kreislauf-Sexus-Meridian (Meister des Herzens) der klassichen Akupunkturlehre. Hier liegt nicht die Muskelpumpe, der Motor des Kreislaufs. Das Herz als Muskelorgan findet sich wie von NOGIER und KROPEJ beschrieben auf dem hinteren Anteil der Anthelix in Höhe des 4. bis 5. Thorakalwirbels. Diese Zone ist z. B. bei Angina pectoris Anfällen oder beim Herzinfarkt sehr empfindlich und sollte dann wegen drohender Kollapsgefahr niemals gestochen werden.

(101) „Lunge"
Lage: gleich vorab: dort wo das Areal ,,Lunge" auf der ursprünglichen *chinesischen* Ohrakupunktur-Tafel angesiedelt ist, liegt es *nicht!* Man findet es, vor allem bei chronisch Kranken, dorsal der Zone 100. Das Areal ist in solchen Fällen oft durch starke Porenbildung und kleine narbige ,,Einziehungen" gekennzeichnet. Es kann in Ausnahmefällen das Randgebiet der Hemiconcha inferior gegen die Anthelix erreichen (vgl. hierzu Kap. 3: ,,Gezielte Segmenttherapie..." dort ,,Vegetative Rinne")
E. A., E. E. und gemeinsame Anmerk. siehe auf ,,103" folgend.

(102) „Bronchus"
Lage: zwischen Lungenareal und Meatus externus.
E. A., E. E. und gemeinsame Anmerk. siehe auf ,,103" folgend.

(103) „Trachea"
Lage: kaudal von (102).
E. A., E. E. und gemeinsame Anmerk. siehe unten.

Indikationen von 101–103:
Erkrankungen des Respirationstraktes, Punkt bei der Raucherentwöhnung (101).
E. A.: oft in der korrigierten Lokalisation verwendet.
E. E.: auf die notwendige Korrektur des Areals ,,Lunge" wurden wir bereits 1976 von *chinesischen* Kollegen hingewiesen.
Anmerk.: Der ,,Atmungsbefehlspunkt" nach NIELS KRACK („331", 1963) entspricht dem Punkt ,,Respiratorische Automatik" der *französisischen* Schule (fide KROPEJ, 1976) im unteren Drittel des Randes des Meatus externus, kranial von „352" (nach KRACK). Er ist auch bei bronchospastischen Zuständen angezeigt.

(104) „Dreifacherwärmer“
Lage: kaudal von „103“, somit kaudal des Meatus externus.
Anmerk.: dieser von K/W. (1973) ohne Kommentar angeführte Punkt ergibt für uns in dieser Lokalisation keinen Sinn. Nächster Punkt dieses Meridians ist „Ermen“ (DE21, chin. Nomenklatur) vor der Incisura supratragica.

4.14 Die Ohrrückseite

Der Ohrvorderseite werden die *sensiblen,* der Ohrrückseite – der medialen Projektionsfläche der Ohrmuschel – die *motorischen* Nervenpunkte zugeordnet.
Herauszustellen ist, daß der Ohrvorderseite sowohl aus diagnostischer als auch aus therapeutischer Sicht die größere Bedeutung zukommt. So z. B. in Diagnostik und Therapie des segmentalen Geschehens.
Gut 90% der vertebral induzierten Störungen werden nach unserer Erfahrung über die Ohrvorderseite erfolgreich angegangen.
Für den Gelenkbereich ist anzumerken, daß die Ohrakupunktur gegenüber der Körperakupunktur hier eine Domäne zu haben scheint. Es hat sich die Kombination von Ohrvorder- und Rückseite bewährt.
Beim *entzündlichen und traumatischen* Geschehen findet auf der Vorderseite die *Goldnadel,* auf der Medialseite die *Silbernadel* Verwendung. Bei *degenerativen* Zuständen hingegen, so z.B. Arthrosen, kehrt sich die Nadelwahl um: Vorderseite Silbernadel, Rückseite Goldnadel.
Wie bekannt kehren sich die Regeln der klassischen Akupunktur bzgl. der Nadelwahl auf der **Vorderseite** um:
- **Gold sediert**
- **Silber tonisiert.**

Die **Ohrrückseite** hingegen unterliegt den gewohnten Regeln der Körperakupunktur:
- **Gold tonisiert**
- **Silber sediert.**

Die Stahlnadel ist in beiden Fällen wertneutral.
Der Therapeut sollte sich vergegenwärtigen, daß die Behandlung der Ohrrückseite sowohl für den Patienten als auch ihn selbst unangenehmer, die Orientierung schwieriger ist.
Doch zunächst zu den Punkten *chinesischer Provenienz,* wie wir sie für die Ohrrückseite etwa bei KÖNIG/WANCURA, 1973, verzeichnet finden:
(105) „Blutdrucksenkende Furche“
Lage: Im oberen Drittel einer kraniokaudalen Furche, die in etwa der Projektion der kranialen Anthelixwurzel entspricht. Damit rückt dieser Punkt in die unmittelbare Nähe der ohrrückseitigen Projektion des blutdrucksenkenden Punktes 59.
Indikation: Ihm wird bei Blutenlassen eine blutdrucksenkende Wirkung zugeschrieben. Verwendung finden entweder eine Dreikantnadel oder eine Blutentnahmelanzette.
E. A. und E. E.: der Punkt wurde in den letzten Jahren zugunsten von Pkt. 78 verlassen. Er wird dabei mit Pkt. 19 und 59 kombiniert.

(106) „Unterer Rücken"

(107) „Oberer Rücken"

(108) „Mittlerer Rücken"
Anmerk.: Es dürfte sich um ,,Sammelpunkte'' handeln, deren Häufigkeit von den *Chinesen* ähnlich den Punkten 37–42 registriert wurde (Vgl. unsere Anmerk. hierzu Kap. 4.4)
Weitaus genauere Angaben bzgl. der Topographie der Ohrrückseite finden sich bei NOGIER und seinen Schülern, so z. B. BOURDIOL (1980) und BAHR. Auch sei hier auf die Tafel von H. U. ZIER (1982) verwiesen, die in der Topographie Verwendung fand. In der Lokalisation von Lendenwirbelsäule, Os sacrum und Os coccygis weichen wir allerdings von ZIERs Auffassung ab.
Das Orientierungselement ist wie auf der Ohrvorderseite die Projektion der ,,Wirbelsäule'' in der Furche zwischen innerem und äußerem Wulst.
Vom Übergang des Ohrrückens in die Kopfhaut bis zur Orientierungslinie ,,Wirbelsäule'' reicht das Gebiet der *motorischen* Nervenbahnen der *inneren Organe.* Von hier aus krempenwärts findet sich das Areal der *motorischen* Nervenbahnen der *Muskeln und Gelenke,* der *oberen und unteren Extremität.*
Auf dem Saum der Helix (vgl. hierzu auch Abb. 6) findet sich zwischen Helix-Lobuluswinkel und dem Tuberculum Darwinii die Reflexzone der „Medulla spinalis" („somato-motorische Wurzeln des Rückenmarks" nach KROPJE, 1977, S. 72), die H. U. ZIER (1982) auf seiner Ohrtafel von der Ohrrückseite nach vorne gehend nochmals unterteilt:
- motorische Bahnen
- autonome Bahnen
- sensible Bahnen.

Von Bedeutung sind die motorischen Zonen von **„Handgelenk"**, **„Ellbogengelenk"** und **„Schultergelenk"**. Sie sind als Projektionen der Ohrvorderseite auf dem *lateralen* Wulst der Ohrrückseite zu finden. Identisches gilt für den **„O-Punkt"** und den Punkt **„Magen"** auf dem *medialen Wulst.* Beide Punkte finden mit Erfolg Anwendung bei Singultus und Aerophagie, auf der Ohrrückseite in Silber, auf der Ohrvorderseite in Gold gestochen.
Hingewiesen sei an dieser Stelle noch auf die Punkte **„Antiaggression"**, bei Zuständen, bei denen sich die *Agression in die Tat umsetzen will* und den Punkt **„Schlaflosigkeit"** als Projektion des ,,Point de Jérôme'' von der Vorderseite bei *Durchschlafstörungen.* Beide Punkte sollten bei dieser Indikation auf der Ohrvorderseite in Gold, auf der Rückseite in Silber gestochen werden.
Bereits weiter oben war die Rede von der Behandlung der Gelenkbeschwerden.
Als Ergänzung seien hier die Punkte ,,DNS'' und ,,Thalamus'' genannt.
Der Punkt **„DNS"** wird von F. R. BAHR, (1980, S. 53) beschrieben. Er liegt allerdings kranialer als der von NOGIER, (1977, S. 75), beschriebene ,,Point-maître de synthèse'' (Synthesepunkt).
,,DNS'' liegt in einer kleinen Grube am Übergang der Ohrrückseite in die Kopfhaut. Die Grube prägt sich deutlich unterhalb der Projektion der Helixwurzel aus, wenn man die kaudale Ohrhälfte leicht nach frontal drückt.

,,Thalamus" stellt die ohrrückseitige Projektion des Punktes ,,Thalamus" (26 A) dar. Wer sich weiter über die Punkte der Ohrrückseite orientieren möchte, sei auf die Karte von H. U. ZIER, (1982) verwiesen, die in Kürze in *überarbeiteter und korrigierter* Form erscheinen wird (freundl. mündl. Mitteilung Dr. H. U. Zier).

4.15 Die vegetativ ausgleichenden Punkte

Im folgenden werden Zonen der Ohrmuschel beschrieben, die einen besonders vegetativ-regulierenden Einfluß auf den Patienten haben.

„Vegetativum I" (51)
Lage: Auf der unteren Anthelixwurzel am Schnittpunkt mit der Helix, bei breiter Helix oftmals auch unter dieser gelegen.
Indikationen: Alle vegetativ überlagerten Störungen: des Magen-Darm-Traktes, Asthma bronchiale, Rhythmusstörungen des Herzens, Blutdruckschwankungen, Harnkonkrementbildungen, Dysmenorrhöe, Amenorrhöe.
Merke: (51) findet sich zuweilen auch in Richtung des Schnittpunktes Anthelix – Helixrinne versetzt. Man sticht den empfindlicheren in Richtung Helixrinne.

„Vegetativum II"
von den Chinesen als *,,Sub-Cortex"* bezeichnet.
Lage: Auf der Innenseite des Antitragus, in der Mitte zwischen ,,Thalamus" (26a) und dem auf der Antitragusspitze liegenden ,,Parotispunkt" (30). Meist liegt er ein wenig in Richtung Incisura intertragica.
Indikationen: Entspricht im wesentlich der des ,,Vegetativum I" (51). Vegetative Unausgeglichenheit, gut schmerzstillende Wirkung, Angstzustände. Einige Patienten reagierten auf die Behandlung dieses Punktes – noch während die Nadel saß – mit einem sie seelisch befreienden Weinen.
Wir wählen je nach Behandlungsfall und Schmerzhaftigkeit zwischen den Punkten ,,Vegetativum I" und ,,II".

„Herz" (100)
Lage: In der Mitte der Hemiconcha inf. Das ,,Herz" darf hier nicht als Muskelorgan, als Blutpumpe, gesehen werden, sondern in chinesischem Sinne als ,,Minister des Gehirns". Das Gehirn bezeichnen die Chinesen folglich als einen Beamten des Herzens. Hieraus ergeben sich die **Indikationen**: Psychisch labile Patienten, Angstzustände, Schlafstörunen, Depressionen, Neurosen mit allen sich hieraus ergebenden Organstörungen, Rhythmusstörunen des Herzens, labile Kreislaufstörungen (s. Anmerk. zu Punkt 100 Kapitel 4.13)

„Polster" (29)
Lage: Außenseite des Anti-Tragus in der verlängerten Furche zwischen Anti-Tragus und Anthelix, der ,,postantitragalen Furche".

Indikationen: Alle Schmerzen, besonders Kopfschmerzen, Kollapsneigungen, Hypotonie, Hauterkrankungen, Schwindel, Nausea (der Punkt gegen Reisekrankheit der Chinesen) (29a) liegt meist mehr in Richtung „Hirnstamm" (25). Dieser Punkt wird von uns als einer der Basispunkte der Ohrakupunktur betrachtet; neben „Shen Men" („Tor der Götter") (55) ist er bei den meisten Behandlungen angezeigt.

„Point de Jérôme" („Entspannungspunkt" 29b)
Lage: Am Beginn der „vegetativen Rinne", dort wo eine gedachte Linie vom Nullpunkt durch die postantitragale Falte gelegt den Übergang der Helix-Rinne zum Lobulus schneidet.
Indikationen: Seelischer Ausgleich, Einschlafstörungen (der korrespondierende Punkt auf der Ohrrückseite ist bei Durchschlafstörungen angezeigt), psychische Störungen, sexuelle Überreizung.
Etwas nasalwärts gelegen beschreibt die Auriculotherapie einen Punkt **„Antidepression".**

„Anti-Aggressionspunkt"
Lage: Im Schnittpunkt einer vertikalen Linie durch die vordere Begrenzung der Incisura intertragica mit einer horizontalen Linie durch den Helix-Lobulus-Winkel.
Indikationen: Haßgefühle, feindselige Gedanken bis bösartige Aggression. Glaubt man zu beobachten, daß ein Mensch seine Aggressionen in die Tat umsetzen könnte, dann ist auch die Ohrrückseite an gleicher Stelle zu behandeln. Wichtiger Punkt bei allen Suchtbehandlungen. Bewährt auch bei Aggressionen der Eheleute untereinander, der Kinder gegen die Eltern, der Patienten gegen ihren Behandler.

„Zone der Angst" (Bedrohung)
Lage: Unterhalb des „Anti-Aggressionspunktes" im vorderen unteren Lobulus (Zone des limbischen Cortex).
Indikationen: Dieser Punkt bezieht sich sowohl auf konkrete Angst vor echter Bedrohung als auch auf unbestimmte Angst samt Unlustgefühlen (bei Rechtshändern vor allem rechts zu behandeln, linkes Ohr vorwiegend bei „Sorge").
Cave: Diese Zone des limbischen Systems ist eine „Persönlichkeitszone"; zunächst sollten die anderen ebenfalls gestörten Zonen und Punkte gestochen werden; strenge Indikationsstellung.

„2. Angstpunkt" (83) (Punkt der Beklommenheit)
Lage: Auf der Helixwurzel auf der höchsten Stelle vor dem Nullpunkt (oftmals als kleines empfindliches Knötchen zu tasten).
Indikationen: Unbegründete Angst- und Beklommenheitsgefühle, jedoch auch konkrete Angst mit Schweißausbrüchen, Herzklopfen und intestinalen Störungen (Examensangst, Lampenfieber, dem Homöopathen mit „Strophantus D2–4" am besten charakterisiert). Bei Panik immer beidseitig behandeln!
Dieser Punkt wird oft auch als „Endpunkt des Plexus solaris" bezeichnet, der seinerseits am Nullpunkt beginnt.

Er wird mit Erfolg bei allen nervösen Magenstörungen und funktionellen Oberbauchbeschwerden verwendet.

„Zone von Kummer, Freude, Hoffnung“
Lage: hinterer unterer Anteil des Lobulus, kaudal des „Entspannungspunktes“.
Indikationen: dem Arzneimittelbild von „Ignatia“ vergleichbar; durch Kummer gestörte Lebensfreude bis hin zur Hoffnungslosigkeit. Mangel an Lebensfreude bzw. Lebensmut soll besser über das rechte Ohr, Kummer hingegen über das linke Ohr behandelbar sein.

4.16 Die psychotropen Punkte (Omega-Punkte und der „R“-Punkt)

NOGIER und BOURDIOL haben über diese Punkte besonders gearbeitet. Ich möchte im folgenden in einer kurzen Zusammenfassung darstellen, wie sie sich in der Ohrakupunktur für uns als nützlich erwiesen haben.
Gehen wir davon aus, daß jede Ohrmuschel einer Großhirn-Hemisphäre entspricht. Wir werden so beim Rechtshänder im *linken* Ohr die *linke* (leitende) Hemisphäre als *dominante Hemisphäre* vorfinden. Beim Linkshänder ist es umgekehrt.
Die dominante Hemisphäre ist immer der Sitz des *rationalen Denkens und Urteilens.* Die nicht dominante Hemisphäre, beim Rechtshänder also das rechte Ohr, beim Linkshänder das linke Ohr, ist der Sitz des Gefühlslebens, der Phantasie, der Meditation, der unbewußten Organtätigkeit. Die Koordination mit der dominanten Hemisphäre ist notwendig zur Erhaltung der Dynamik und Kontaktfähigkeit. Die Ausgeglichenheit beider Hemisphären bestimmen Gefühlsleben und Beziehungen zur Umwelt.
- Harmonisierende Hemisphären bedeuten Harmonie, Ausgeglichenheit des Lebens, Glückszustand.
- Bei unausgeglichenen Hemisphären bestehen Neid, Eifersucht, Voreingenommenheit, Minderwertigkeits- und Angstgefühle.

Die Omega-Punkte
Sie sollten immer dann angewandt werden, wenn durch die Behandlung des Anti-Aggressionspunktes und der psychosomatischen Punkte eine vegetative Harmonisierung nicht erreicht werden konnte.
Lage: 3 Punkte in jeder Ohrmuschel auf einer vertikalen Linie. Sie lassen sich bei Gesunden wie Kranken finden. Die Verbindungslinie der 3 Omega-Punkte schneidet die Anti-Aggressions-Zone.

Der „Omega-Hauptpunkt“
Lage: im vorderen unteren Lobulus kaudal der „Zone der Angst“.
Indikation: Einfluß auf die **psychische Persönlichkeit** und ihre Entfaltung im intellektuellen Bereich.
Störungen bedingen Eifersucht, Neid, sekundäre Aggressivität.
Dieser Punkt ist vorwiegend angezeigt bei *chronischen* Krankheiten; er sollte auf den „Anti-Aggressions-Punkt“ folgen oder im Wechsel mit ihm Verwendung finden. Er trägt dazu bei, daß „der Patient wieder mit seinem Leiden leben kann“, sein „Kreuz“ annimmt,

Vegetative und psychotrope Punkte, rechtes Ohr

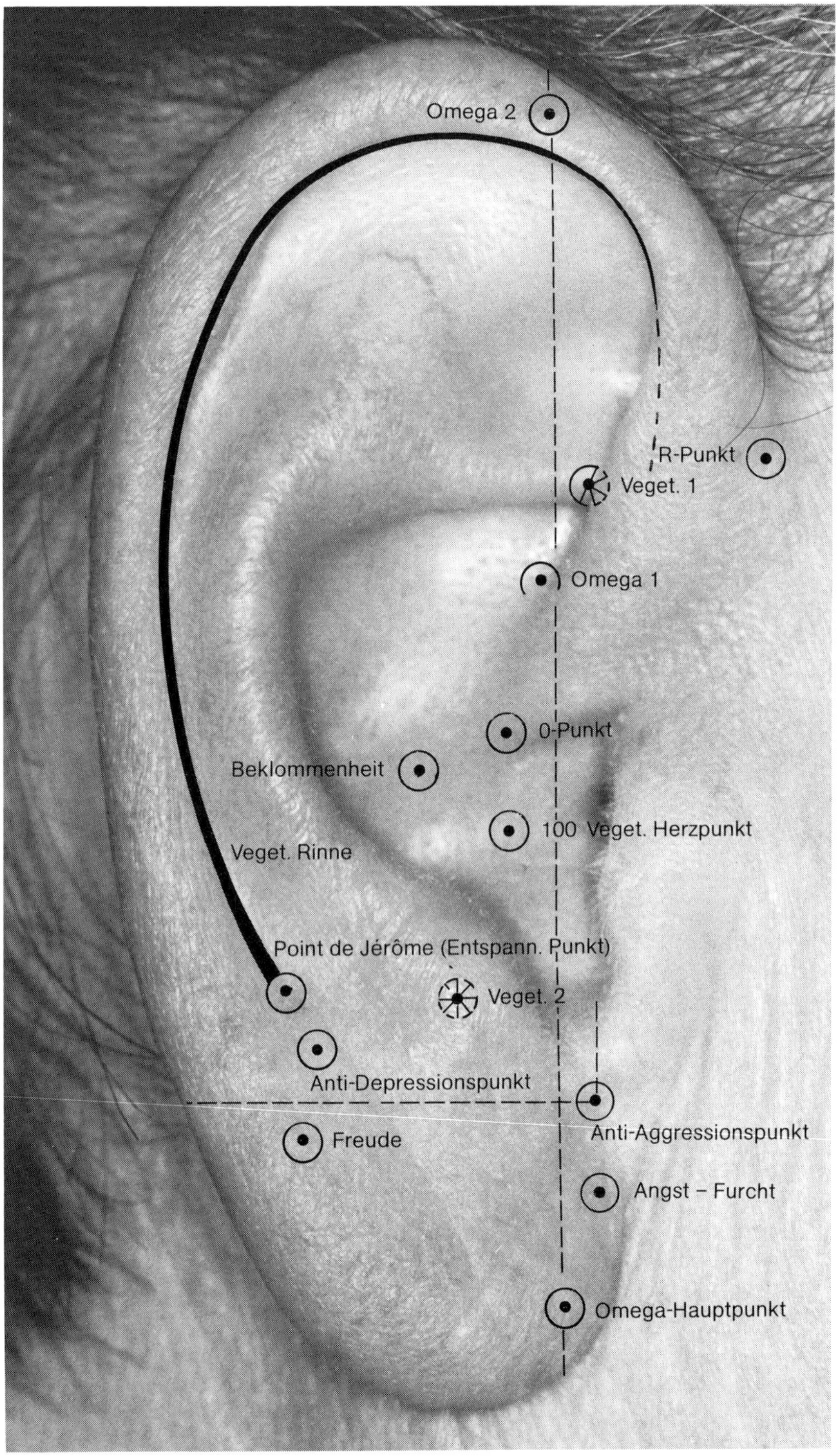

Abb. 15

Vegetative und psychotrope Punkte, linkes Ohr

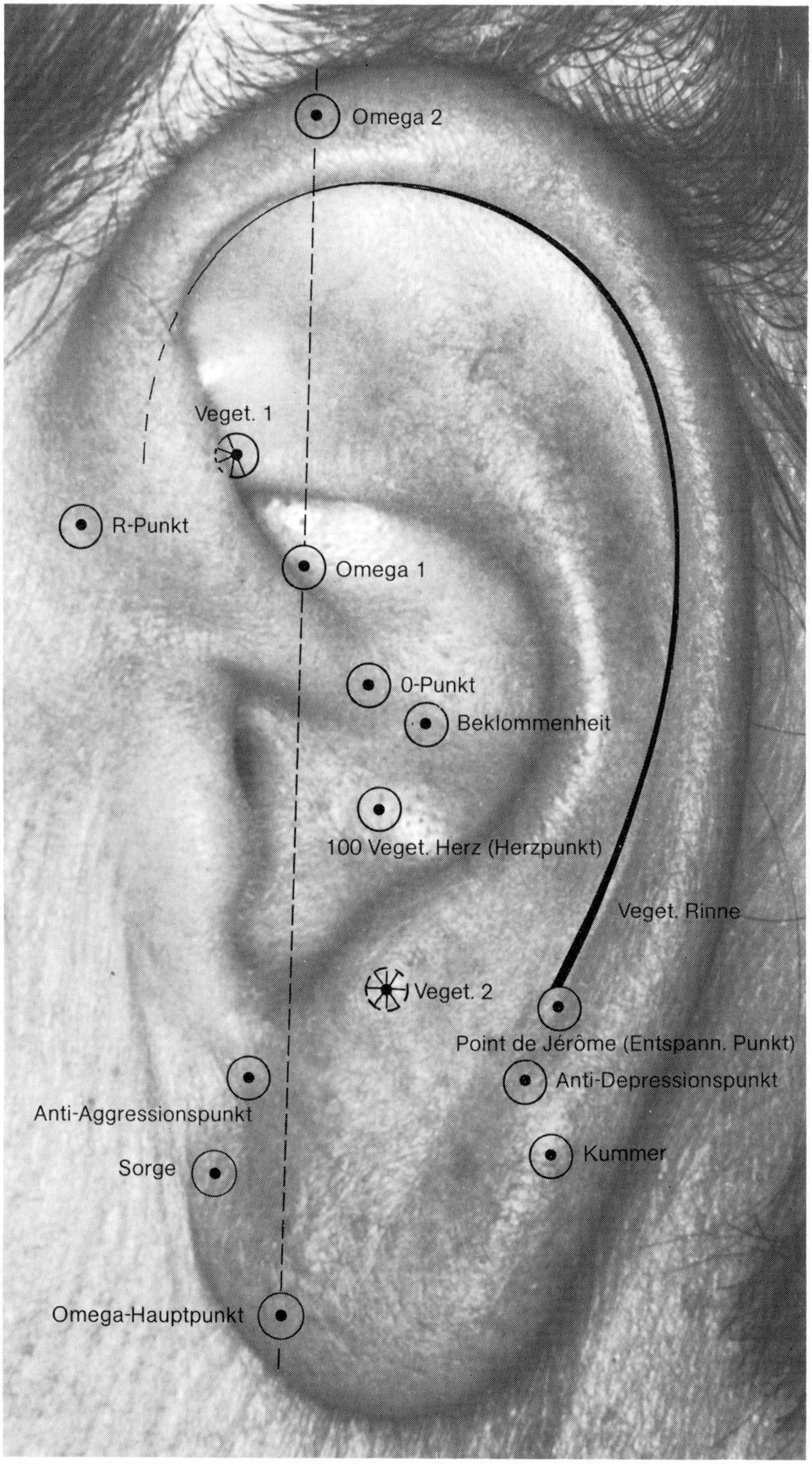

Abb. 16

selbst wenn eine Heilung aus verschiedensten Gründen (z. B. soziales Umfeld, degenerative Leiden) nicht möglich ist.

„Omega 1"
Lage: oberhalb des Nullpunktes, am oberen Rand des Crus helicis, geringfügig gesichtswärts versetzt.
Indikationen: Störung der **vegetativen Persönlichkeit** und ihrer Entfaltung im Ernährungsbereich (z. B. bei Diabetikern, Magenkranken). Dem Homöopathen unter dem „Nux-vomica-Typ" geläufig. Eine Störung dieses Punktes kann auch durch Zahnamalgamfüllungen hervorgerufen werden.

„Omega 2"
Lage: oberer Helixrand, gesichtswärts des „Allergiepunktes" (78) gelegen.
Indikationen: Störungen der **Umweltbeziehungen** der Persönlichkeit, gestörtes Verhältnis zu Dingen und Mitmenschen; materielles Verlangen nach Besitz, Raum, Reichtum, Erfolg; Störung des Punktes ist zu finden bei Mißerfolg, fehlender geschlechtlicher Erfüllung, Armut, Ruin.
Auch bei Aggressivität, aus den verschiedensten Ursachen heraus, werden wir Störungen dieser Punkte finden. Der Aggressive will das, was sich ihm entgegenstellt, schwächen, niedertreten, erniedrigen oder zerstören. Das Ziel ist es, durch diese Punkte das psychische Fehlverhalten der Persönlichkeit zu korrigieren.

Der „R"-Punkt nach R. F. BOURDIOL
R. F. BOURDIOL fand bei Untersuchungen zur Ohrgeometrie den „R"-Punkt besonders geeignet, um mangelnde Kommunikation beider Hirn-Hemisphären wiederherzustellen. Der Punkt weist eine psychoanalytisch nutzbare Wirksamkeit auf und wird daher auch als „Hilfspunkt der Psychoanalyse" bezeichnet.
Er führt zum „Sich-Zurückerinnern", zum Bewußtwerden erlittener seelischer Traumen, zur Lösung seelischer Blockaden. Das Ziel seiner Wirkung ist, die durch seelischen Schock, Kummer oder andauernde Konflikte gestörte Kommunikation beider Hemisphären wieder aufleben zu lassen.
Die vorwiegend rationale Information überfordert den Patienten. Verstand und Gefühlsleben driften auseinander. Dies kann zur Abkapselung von der Umwelt, zu psychischen Erschöpfungszuständen, ja selbst zur Aktivierung einer Tendenz zum Suizid führen.
Cave: Der Punkt sollte nur dann zur Anwendung kommen, wenn ein festes Vertrauensverhältnis zwischen Patient und Behandler besteht. Dies ist kein Punkt für Anfänger! Den gleichlautenden Hinweis BOURDIOLs kann ich aufgrund der erlebten Wirksamkeit des Punktes nur bestätigen.
Lage: Am Übergang zwischen Unterkante der Helixwurzel und Helix in einer kleinen Grube, die an der Verbindungsstelle mit der Gesichtshaut zu tasten ist (vgl. Abb. 15, 16).
Nadelwahl: bei mangelndem Informationsfluß und Blockade: Silber, rechts; Gold, links; bei überschießendem Informationsfluß mit der Folge von Tagträumen und Halluzinationen: Gold, rechts; Silber, links.
Merke: bei Linkshändern umgekehrte Nadelwahl beachten.
Vergleiche hierzu auch Kap. 6.7: „Ohrakupunktur und psychosomatische Erkrankungen".

4.17 Wichtige Energielinien und Behandlungselemente der Ohrmuschel

a) die postantitragale Furche
b) Die sensorielle Linie
c) die Linie der Omega-Punkte
d) Der Anti-Aggressions-Punkt und die Streßfurche
e) Die vegetative Rinne

In der Praxis haben sich einige Linien im Ohr besonders bewährt. Sie entfalten eine bemerkenswert gute energetische Wirkung:

4.17.1 Die postantitragale Furche

Zieht man vom 0-Punkt durch die Einkerbung zwischen Antitragus und Anthelix (Punkt 25-Brain stem) eine gedachte Linie zum Ohrrand, so finden wir auf dieser Linie Punkte großer Wirksamkeit. Der Punkt „Polster" (29) ist für diese Linie charakteristisch, weshalb diese Punkte die „Leitzahl" 29 erhalten sollen.

Der „Reise-" oder „Nausea-Punkt" (29 a), auch bei Schwindel unterschiedlicher Genese angezeigt.
Lage: zwischen „Hirnstamm" (25) und „Polster" (29). Der Punkt hat sich nicht nur bei der Reisekrankheit bewährt. Er wird in *China* auch vorbeugend vor Antritt einer Reise behandelt (eventuell Dauernadel, die während der Reise immer wieder gedrückt werden kann), effektiv besonders auch bei Schiffs- und Flugreisen.

„Polster" (29)
Zusammenfassung der wichtigsten **Indikationen**: Analgesie-Punkt bei allen Schmerzzuständen, besonders Kopfschmerzen; kreislaufstabilisierender Punkt, vorbeugend gegen Kollaps. Er wird vorteilhaft zu Beginn der Behandlung nach der Segmentlinie (Wirbelsäulen-Punkt und Punkt der vegetativen Rinne) gestochen.

„Entspannungspunkt" – „Point de Jérôme" (29 b)
Lage: In der postantitragalen Furche am Beginn der „vegetativen Rinne" und dem Übergang zum Lobulus.
Indikationen: Seelischer Ausgleich, Einschlafstörungen (der korrespondierende Punkt auf der Ohrrückseite ist bei Durchschlafstörungen angezeigt), psychische Störungen, sexuelle Überreizung.
Etwas nasal von Punkt 29 b findet sich der Anti-Depressions-Punkt der Auriculo-Medizin.
Anmerkung: Punkt 29 b bei Einschlafstörungen mit der *Goldnadel* behandeln. Auf der *Ohrrückseite* bei Durchschlafstörungen die *Silbernadel* verwenden.

„Punkt der Begierde" (29 c)
Lage: Dieser Punkt liegt am Ende der postantitragalen Furche am Ohrrand.
Zu therapeutischen Zwecken wird empfohlen, den Punkt vor Erreichen des Ohrrandes zu lokalisieren, er ist hier genauso wirkungsvoll und gewährleistet ein besseres Haften der Bleibenadel.

Die postantitragale Furche

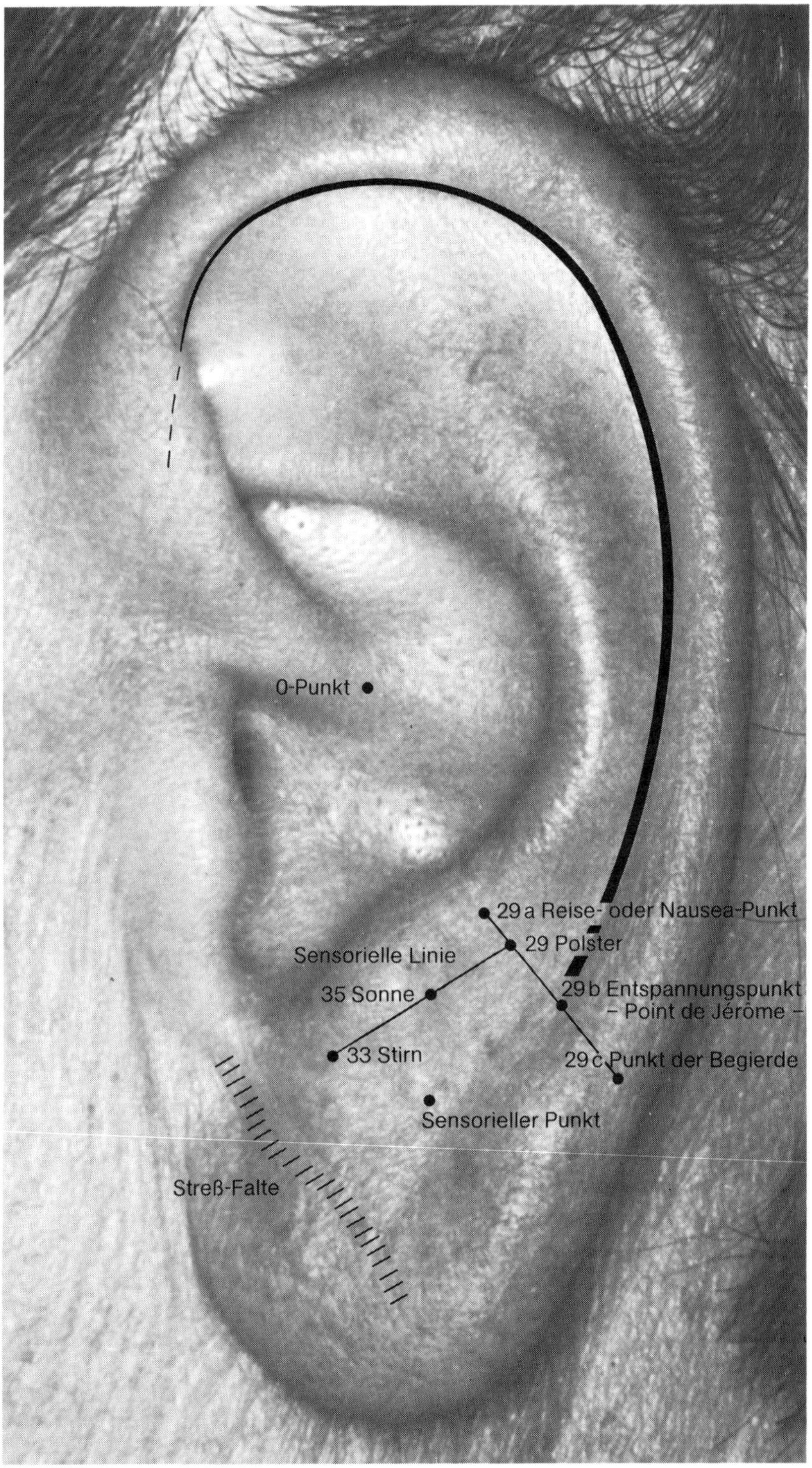

Abb. 17

Indikation: Der Punkt war im ,,alten" Suchtprogramm NOGIERs der erste Punkt der Ohrrandnadelung. Er wird im Kapitel 7: ,,Suchtbehandlungen" beschrieben und ist ein Punkt des ,,energetischen Deltas", das bei diesen Behandlungen angewandt wird.

Zusammenfassung:
Die Bedeutung der postantitragalen Furche liegt darin begründet, daß *ein* Punkt dieser energetischen Linie in nahezu jeder personotropen Punktur der Ohrmuschel angezeigt ist.

4.17.2 Die sensorielle Linie

NOGIER beschreibt an der Basis des Antitragus am Übergang zum Lobulus die ,,sensorielle Linie". Sie erstreckt sich erweitert etwa vom Punkt ,,Polster" (29) über den Punkt ,,Sonne" (35) zum Punkt ,,Stirne" (33). Sie hat im übergeordneten Sinne Einfluß auf eine ,,energetische Kopfdurchflutung".
Beobachtet wurde, daß dergestalt behandelte Patienten gelegentlich eine subjektive Besserung von Ohrgeräuschen erfuhren.
NOGIER gibt eine kürzere Basislinie um den Punkt (35) an und schreibt ihr eine Wirkung auf ,,Töne" zu. Er empfiehlt, bei *Ohrgeräuschen* in *Silber* zu stechen. Die *Goldnadel* soll das *Hörvermögen stärken,* und zwar im vorderen Anteil vermehrt die hohen Töne, im hinteren Anteil die tiefen Töne.
Etwas tiefer als Punkt 35 beschreibt NOGIER den ,,sensoriellen" Punkt. Er hat eine allgemeine, die Therapie verstärkende, schmerzberuhigende Wirkung (siehe ,,Sonne" [35]).
Anmerkung: Die ,,sensorielle Linie" und das spezifische HWS-Segment bilden die Basis fast einer jeden vertebragenen Kopfschmerzbehandlung (siehe Kapitel 6.2: Kopfschmerzen).

4.17.3 Die Linie der Omega-Punkte

Der Vollständigkeit halber sei auf diese senkrechte, wichtige Verbindungslinie der drei *Omega-Punkte,* die die Anti-Aggressions-Linie schneidet, hingewiesen.
Sie wird in Kap. 4.16: *Die psychotropen Punkte* behandelt.

4.17.4 Die Streß-Furche und der Anti-Aggressions-Punkt

Diese Furche wurde in jüngster Zeit in amerikanischen Veröffentlichungen aufgegriffen. Es handelt sich um die schräge Ohrläppchenfalte. Der dort vertretenen Meinung nach soll sie zu koronaren Herzerkrankungen in Beziehung stehen.
Ich möchte diese Furche als allgemeine Streß-Furche bezeichnen. Die Streßwirkung wird sich immer dort entfalten, wo dieser Mensch seinen vegetativen ,,Angriffspunkt" hat, den ,,Punkt des geringsten Widerstandes" (Locus minoris resistentiae).
Dies kann beim einen zu Magengeschwüren oder Störungen des Verdauungstraktes führen, beim anderen zu Herzerkrankungen oder Asthma.
Therapeutisch ist es wichtig, daß wir über den Anti-Aggressions-Punkt zusätzlich die Auswirkungen von Streßbelastungen abbauen können.

Orientierungspunkte der Akupunktur der Ohrmuschel (Übersichtstafel)

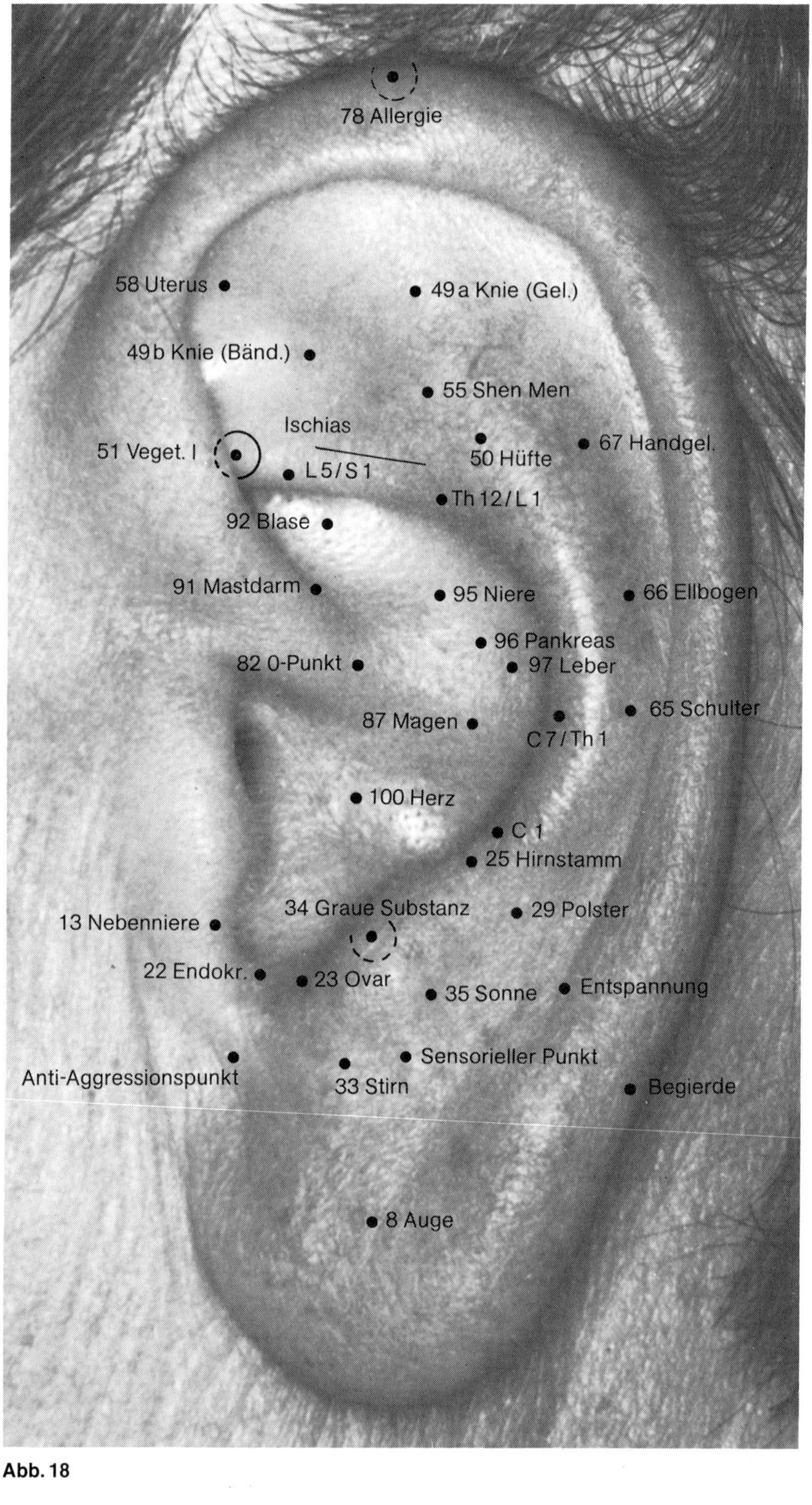

Abb. 18

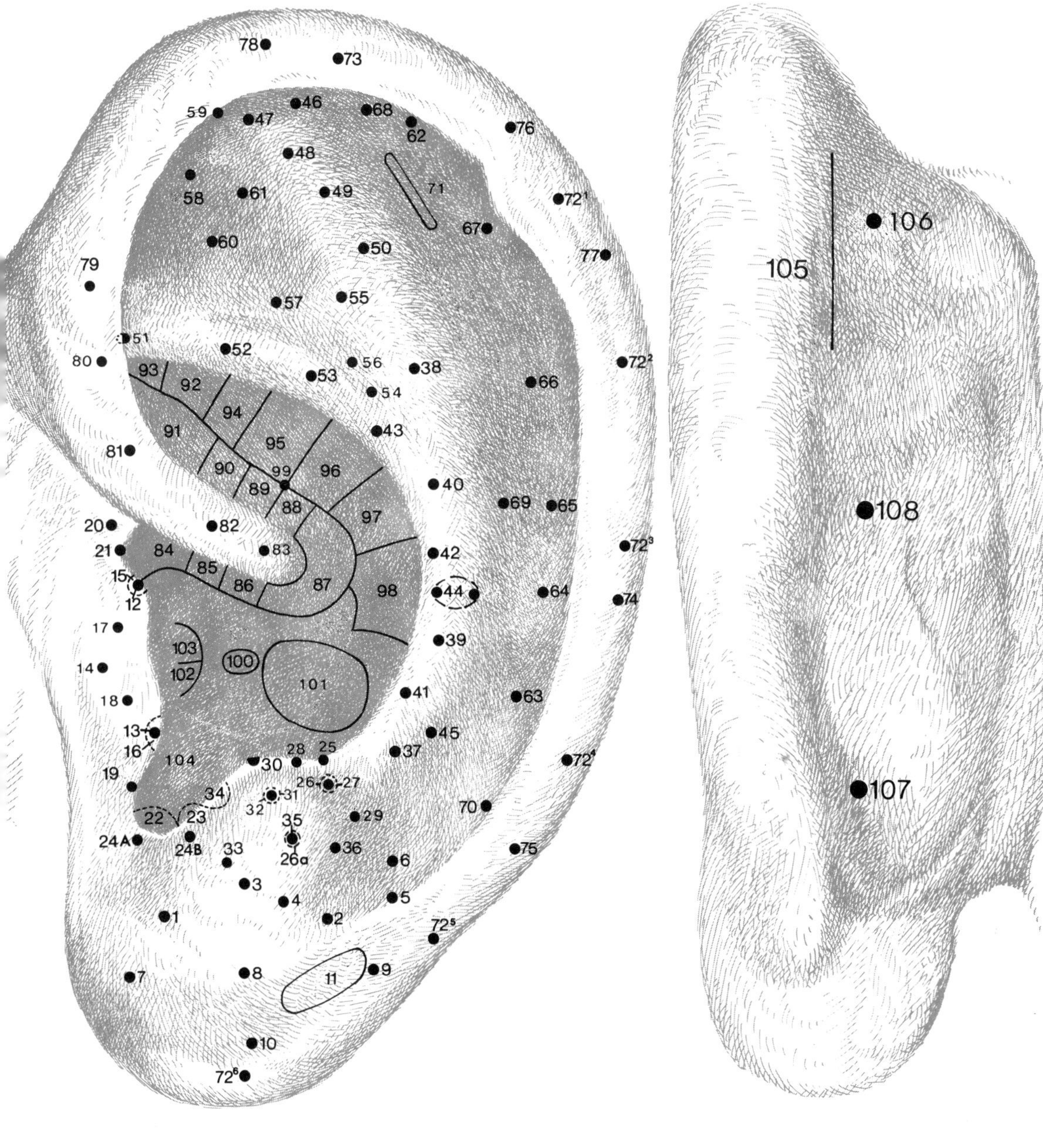

Namen der Punkte siehe Seite 86

Abb. 19 ,,Chinesische'' numerische Nomenklatur (mod.) (Wertsch/Schrecke: Ohrakupunktur für die Praxis, WBV Schorndorf, 1975)

Namen der Punkte und Zonen zu Abb. 19, Seite 85

Nr.	Punktname	Nr.	Punktname	Nr.	Punktname	Nr.	Punktname	Nr.	Punktname
1	Narkosepunkt bei Zahn-Extraktionen	22	Endocrinum	41	Hals	65	Schulter	91	Colon
2	Gaumen	23	Ovar	42	Thorax	66	Ellbogen	92	Blase
3	Mundboden	24a	Auge I	43	Abdomen	67	Handwurzel	93	Prostata
4	Zunge	24b	Auge II	44	Mamma	68	Appendix I	94	Ureter
5	Maxilla	25	Hirnstamm	45	Thyreoidea	69	Appendix II	95	Niere
6	Mandibula	26	Zahnschmerzpunkt	46	Zehe	70	Appendix III	96	Bauchspeicheldrüse und Gallenblase
7	Narkosepunkt bei Zahn-Extraktionen	26a	Gehirnpunkt	47	Ferse	71	Urtikaria Bezirk	97	Leber
8	Auge	29	Polster	48	Knöchel	72/1-72/6	Helix I-VI	98	Milz
9	Innenohr	30	Parotis	49	Kniegelenk	73	Mandel I	98a	Muskel-Entspannungspunkt
10	Mandeln IV	31	Asthma	50	Hüftgelenk	74	Mandel II	100	Herz
11	Wange	32	Hoden	51	Vegetativum	75	Mandel III	101	Lunge
12	Tragusgipfel	33	Stirne	52	Nervus ischiadicus	76	Leber I	102	Bronchus
13	Nebennieren	34	Graue Substanz	53	Gesäß	77	Leber II	103	Trachea
14	Äußere Nase	35	Sonne	54	Lenden-Schmerzpunkt	78	Ohrspitze	105	Blutdrucksenkende Furche
15	Larynx-Pharynx	36	Kopfscheitel	55	Tor der Götter	79	Äußere Genitalien	106	Unterer Rücken
16	Das Innere der Nase	37	Halswirbelsäule	57	Hüfte	80	Urethra	107	Oberer Rücken
19	Hochdruckpunkt	38	Kreuz- und Steißbeinwirbel	58	Uterus	81	Rektum	108	Mittlerer Rücken
20	Außenohr	39	Brustwirbelsäule	59	Blutdrucksenkender Punkt	82	Zwerchfell		
21	Herzpunkt	40	Lendenwirbelsäule	60	Dyspnoe	84	Mund		
				61	Hepatitispunkt	85	Oesophagus		
				62	Finger	86	Cardia		
				63	Clavicula	87	Magen		
				64	Schultergelenk	88	Duodenum		
						89	Dünndarm		
						90	Appendix IV		

4.17.5 Die „vegetative Rinne"

Die „vegetative Rinne" ist bei der Erstellung einer personotropen Akupunktur der Ohrmuschel ein wesentliches Behandlungselement.

Bei chronischen Schmerzzuständen hat es sich als nützlich erwiesen, sich der Behandlungslinien nach NOGIER zu bedienen. Wir ziehen vom Null-Punkt nach NOGIER („Zwerchfellpunkt" [82] der chinesischen Ohrakupunktur, in der Einkerbung am Übergang vom Crus helicis zum aufsteigenden Ast der Helix) durch den gefundenen maximalen Schmerzpunkt der Wirbelsäule eine gedachte Linie zum Ohrrand. Auf dieser Linie finden sich wichtige Unterstützungspunkte für die Behandlung. Den Endpunkt dieser Linie legt NOGIER auf die äußere Krempe der Helix. Wir fanden jedoch die Punkte in der davor liegenden Rinne der Helix empfindlicher und wirkungsvoller. Diese Punkte wirken vegetativ steuernd auf das gestörte Segment ein und wurden daher als Steuerungspunkte der „vegetativen Rinne" bezeichnet (Lange, 1971). Durch ihre große Empfindlichkeit können diese Punkte bei der Untersuchung des Ohres über den Behandlungsstrahl als Wegweiser zum gestörten Segment führen (s. Kap. 3., Gezielte Segmenttherapie über die Ohrmuschel/Das gestörte Segment).

5. Das therapeutische Vorgehen

Für den optimalen Einsatz der Methode gilt als erstes die Frage: „Wie sind Erkrankung und Erkrankter zu beurteilen?"
Dies klären die *lege artis* erstellte Diagnose und die Beurteilung von *Konstitution* und *Disposition* des Patienten. Nach der Diagnosestellung und noch *vor* Einsatz der Methode hat sich der Behandler drei weitere Fragen zu stellen:

- Gehört die diagnostizierte Funktionsstörung in den näheren (oder ferneren) Indikationsbereich der Ohrakupunktur?
- Bieten Konstitution und Disposition des Patienten die Voraussetzung für die Applikation der Methode?
- Welche Störfaktoren oder Blockaden, die einem Erfolg im Wege stehen, sind vorab zu beseitigen?

5.1 Die Anamnese

Bei der Frage, ob der Erkrankungsfall für die Ohrakupunktur geeignet ist (vgl. hierzu „Indikationen, Kontraindikationen Kap. 5.8, 5.9), spielt die *Vorgeschichte* der Erkrankung eine wichtige Rolle.
Für den Erfolg biologischer Therapien – und eigentlich nicht nur hier – ist die Anamnese, das Suchen nach den auslösenden Faktoren einer Erkrankung, von größter Wichtigkeit. Wie oft sind eine übergangene „Grippe" oder eine andere Infektionskrankheit, eine Hepatitis, Nephritis oder Pyelonephritis, ein Unfall, ein Trauma, für spätere Folgekrankheiten verantwortlich. Dies gilt insbesondere für die große Zahl chronisch Kranker, die von Behandler zu Behandler irren, um endlich Heilung oder zumindest Linderung ihrer Beschwerden zu finden. Hier sollte auch die Frage nach einem evtl. seelischen Trauma nicht übergangen werden.
Als richtungweisend gilt NOGIERs Aussage (1969): „Jeder auf einem Trauma beruhende Schmerz kann durch Aurikulotherapie tiefgehend, schnell und für einen längeren Zeitraum gelindert werden."
Die Punktur des Tierohres (vgl. Kapitel 10: „Auriculotherapie am Tier") hat diese Erfahrung sowohl diagnostisch als auch therapeutisch verifiziert.
Abschließend ist die Abklärung der Frage nicht unwichtig: „Ist die Ohrakupunktur erstplaziert, an zweiter oder evtl. sogar erst dritter Stelle in der fallspezifischen Hierarchie der heilkundlichen Methoden anzuwenden?"

5.2 Die Inspektion

Als der Untersuchung dienlich hat sich eine Kartenleselupe für Autofahrer erwiesen, wie sie in jedem Optikergeschäft erhältlich ist. Bei der Inspektion beachten wir zunächst die äußere Form des Ohres, die uns Aufschluß über anlagebedingte Stärken und Schwächen

des Patienten gibt. Dann untersuchen wir die Oberfläche des Ohres auf Narben, kleine Einziehungen, große Poren, venöse Zeichnungen und Veränderungen der Farbe in bestimmten Regionen. All dies kann auf Störungen in den entsprechenden Segmenten hinweisen.
Mitesser und kleine Narben können einem fokalen Störfeld vergleichbar wirken. Sie sollten in die Behandlung miteinbezogen oder vorher neuraltherapeutisch angegangen werden. So zeigen sich z.B. bei starken Rauchern Einziehungen oder grobe Poren im Lungenfeld, Hinweise auf maximal gestörte Lungen- oder Bronchialpunkte, Hinweise, die bei der „Raucherentwöhnung" mittels Ohrakupunktur beachtet werden sollten.
Auch Narben, die von Ohrringen herrühren, sollten unsere Beachtung finden. Sie können die Wirkung einer gezielten Ohrakupunktur maßgeblich beeinträchtigen.
Als Störfaktoren sind anzusehen:

- falsch gesetztes Loch (der Ohrring sitzt nicht auf dem „Augenpunkt");
- unsauber gesetztes Loch (kann eine Infektion bewirken und zum Störfeld werden);
- vernarbtes Loch;
- falsches Metall bzw. „falsche" Metallegierungen (sie können zu einer energetischen Reizung führen. Es sollte möglichst nur 18karätiges Rotgold auf einer Seite verwendet werden);
- Ohrringe rechts und links (sie können den vegetativen Ausgleich stören).

5.3 Auffindung der Ohrpunkte

Im Gegensatz zu den Meridianpunkten der Körperakupunktur, die immer zu finden sind, zeigen sich die Ohrakupunkturpunkte nur dann, wenn eine Störung im entsprechenden Organ oder Segment vorliegt. Nur dann sind sie schmerzhaft und zeigen einen veränderten – erniedrigten oder schwach erhöhten – elektrischen Hautwiderstand. Daraus ergeben sich verschiedene Möglichkeiten zur Findung der gestörten Akupunkturpunkte im Ohr.

5.3.1 Man kann rein *mechanisch* das Ohr untersuchen. Geeignet sind dafür eine Knopfsonde, ein Holz- oder Glasstab, bzw. die Spitze eines Graphitbleistiftes. Bessere Ergebnisse lassen sich jedoch mit dem von NOGIER entwickelten Punkttaster mit Teleskopspitze erzielen. Dabei ist man auf das subjektive Schmerzempfinden des Patienten angewiesen. Die gefundenen Punkte werden auch „Grimassenpunkte" genannt, da ihre Schmerzhaftigkeit den Patienten veranlaßt, sein Gesicht zu verziehen.

5.3.2 Als einfaches und nützliches Hilfsmittel zum Ertasten der diagnostisch und therapeutisch so wichtigen *Protuberanzen* und *Furchen* im Ohr hat sich der *Steigbügel* erwiesen.
Zu tasten sind:

- einer der wichtigsten Punkte der Ohrakupunktur, der „Nullpunkt". Er liegt genau in der Einkerbung der Crus helicis. Die Wurzel der Helix steigt an diesem Punkt aus der Ohrmuschel auf. Bei NOGIER beginnt an dieser Stelle der „Plexus solaris", für die *Chinesen* ist es der „Zwerchfellpunkt" (82);

- die Furche zwischen Antitragus und Anthelix. Sie entspricht dem Übergang der Halswirbelsäule zum Hinterhaupt;
- eine feine Rinne auf der Anthelix, zwischen den Reflexzonen der Wirbel C 7 und Th 1. Sie liegt in der Verlängerung der Oberkante des Crus helicis auf der Anthelix;
- die Grenzlinie der Brustwirbelsäule zur Lendenwirbelsäule. Auch sie zeigt sich im Ohr als eine feine Rinne auf der Anthelix. Äußerlich gut daran zu erkennen, daß hier die wulstige Form der Anthelix (BWS-Anteil) in eine scharfe Kante (LWS-Anteil) übergeht;
- der Darwinpunkt am Helixrand. Diese leichte Vorwölbung des Ohrknorpels ist bei den Tieren noch als Ohrspitze ausgebildet, beim Menschen hingegen verkümmert (Darwinsches Knötchen). Der Punkt ist wichtig, weil hier anatomisch die Innervation des *Plexus cervicalis superficialis* und des *N. trigeminus* sich abgrenzen: ein wirksamer übergeordneter Antischmerzpunkt, speziell bei Beschwerden der unteren und oberen Extremität.

5.3.3 Genauere Testergebnisse lassen *elektrische Untersuchungsgeräte* zu. Diese Methode stellt eine objektivierbare Meßmöglichkeit dar. Wichtig ist, daß sich der Behandler mit dem von ihm gewählten Gerät vertraut macht, mit ihm übt und lernt, es als richtiges Mittel zur Punktfindung zu nutzen. Mir persönlich ist es wichtig, ein Gerät zur Verfügung zu haben, das so in der Hand liegt, daß es eine „Fortsetzung der tastenden Fingerspitze" darstellt.
Geräte mit Teleskopspitze sind geeigneter als solche mit fester Spitze. Beide zeigen den gestörten Punkt durch Licht- oder Akustik-Signal an.
Schmerzhaftigkeit und Signal – subjektives und objektives Meßergebnis – sollten dabei Berücksichtigung finden.
Eine andere vorzügliche Methode zur Auffindung der maximal gestörten Zonen am Ohr ist der von NOGIER entwickelte RAC-Reflex („Réflexe auriculo-cardiaque"; Auriculocardialer Reflex) oder einfach auch NOGIER-Reflex genannt.

5.3.4 Der NOGIER-Reflex (RAC)

Es handelt sich um einen kutivaskulären Reflex, eine orthosympathische Reaktion der Arterien bei Reizung der Haut. Er wird heute als VAS (vaskuläres autonomes Signal) bezeichnet.
NOGIER entdeckte dieses Phänomen 1968. Er fand, daß sich bei Reizung gestörter Ohrzonen die Amplitude der Pulswelle in der A. radialis am Proc. styloides der Radiusapophyse für kurze Zeit 1-2 mm verschiebt. Erfolgt diese Longitudinalverschiebung distal, d.h. zum Daumen hin, so ist sie als „Stärkerwerden" des Pulses zu tasten. Man spricht dann von einem positiven RAC-Reflex.
Verschiebt sich die Pulswelle proximal, d.h. in Richtung des Ellenbogens, so ist ein „Schwächerwerden" des Pulses zu tasten. Man spricht dann von einem negativen RAC.
Das Tasten des positiven RAC ist diagnostisch und therapeutisch wichtig. Es zeigt die gestörte, behandlungsbedürftige Zone an.
Ausnahmen: Zahnherde! Gesunde Zähne reagieren auf Fingerdruck von außen mit einem positiven RAC, kranke Zähne mit einem negativen RAC.
Wichtig ist, daß die Tastung an der richtigen Stelle erfolgt. Man taste an der Radiusapophyse proximal vom Handgelenk zum Ellenbogen hin einen kleinen knöchernen „Ab-

hang" und fühle hier die Pulswelle der A. radialis. Hierbei verlaufen Daumenballen und Daumen des Behandlers parallel zum Unterarm des Patienten. Der Daumen ist zum Tasten im Winkel von 110° geneigt, so daß die Fingerbeere des Daumens eine ca. 2 cm^2 große Tastauflage besitzt. Die Pulswelle muß bei jedem Patienten individuell erspürt werden. Fühlt man die Pulswelle deutlich, so geht man mit dem Daumendruck so weit zurück, daß der Puls gerade noch zu tasten ist. Auf einen Mikrostreß des vegetativen Nervensystemes ist die Verschiebung der Pulswellenamplitude als Anschwellen oder Abschwellen des Pulses zu tasten.

Übungen zum Tasten des RAC

Mit einer stufenlos regulierbaren Lampe (z.B. Heine-Lampe) wird die Schläfen- oder Wangenhaut des Patienten einem schwachen Lichtreiz ausgesetzt. Der Körper empfindet dies als Mikrostreß und antwortet mit einer Gegenregulation, welche als positiver RAC zu tasten ist. Die gleiche Reaktion ist zu tasten, wenn man z.B. eine Quarzuhr über das Ohr führt. Intensiviert man den schwachen Lichtreiz, so verschwindet der RAC, denn an das hellere Licht ist der Körper als normalem Reiz gewöhnt.

Diese Übung kann auch dazu dienen, die vegetative Energielage des Patienten zu testen. Je früher der RAC bei anschwellendem Lichtreiz verschwindet, um so stabiler ist die vegetative Energielage.

Wenn man ein Gespür für den RAC-Reflex bekommen hat, kann man dazu übergehen, in der Ohrmuschel gestörte Ohr-Zonen oder -Punkte zu suchen. Hierzu bedient man sich des Gold-Silber- oder des Schwarz-Weiß-Hämmerchens oder eines Elektro-Hämmerchens mit Plus- und Minuspol von 3 bzw. 9 Volt. Es hat sich bewährt, anfänglich wie gewohnt die Ohrpunkte mit dem elektrischen Testgerät aufzusuchen und diese dann mit dem RAC zu kontrollieren bzw. umgekehrt. Nach einem Vierteljahr fleißigen Übens ist meist eine gewisse Sicherheit in der Beherrschung des RAC erreicht.

Dabei erlaubt das Material, mit dem der RAC gefunden wird, eine Aussage über das therapeutisch einzusetzende Metall. Die Goldseite (Gold-Silber-Hämmerchen), die schwarze Seite (Schwarz-Weiß-Hämmerchen) und die Plusseite (rot gekennzeichnet) des Elektro-Hämmerchens erfordern die Goldnadel. Die Silber-, weiße und Minus-Seite (blau gekennzeichnet) verlangen die Silbernadel. Geübte können auch allein mit der Nadel über den RAC die genaue Lokalisation des Maximal-Punktes in der gestörten Zone finden. Anfangs ist es jedoch leichter, die genaue Punktlokalisation mit dem elektrischen Testgerät zu bestimmen.

Fehlerquellen:

- Die Daumenkuppe der tastenden Hand hat eine zu dicke Hornschicht. In diesem Falle sollte man die Verhornung mit Bimsstein, Wasser und Seife in Querrichtung vorsichtig abreiben.
- Der Daumenaufdruck ist zu stark. Wie beim elektrischen Meßgerät bekommt man fehlerhafte und therapeutisch nicht verwertbare Ergebnisse. Der Puls sollte nur so stark getastet werden, daß man ihn gerade eben noch spürt. Nochmals: Jeder zu feste Aufdruck führt zu Fehlern!

- Der notwendige Daumenwinkel wird nicht beachtet: Bei zu steiler oder zu flacher Daumenauflage ist die Longitudinalverschiebung der Pulswelle nicht zu tasten. Wichtig ist der 110°-Winkel des Daumens.
- Die Hand des Untersuchers und die des Patienten verlaufen nicht parallel.
- Die Tastung erfolgt an einer anatomisch falschen Stelle.
- Generell sollten Patient und Behandler vor der Untersuchung ihre Quarzuhren ablegen, da sie Fehlinformationen verursachen.

Es wird immer nützlich sein, sich mit dieser Methode unter Anleitung eines Erfahrenen vertraut zu machen.

5.4 Die Ohrmassage

Behandler im umfassenden Sinne der Natur- und Erfahrungsheilkunde zu sein, heißt, ,,den Patienten in die Hand nehmen'', ihn fühlen zu lassen, daß ihm Hilfe zuteil werden kann. Das ist der Vorteil des biologischen Behandlers gegenüber dem ,,Verordner'', der dem Patienten lediglich ein Rezept verschreibt oder eine Maschine zur Verrichtung der therapeutischen Arbeit in Gang setzt. Neben der Verordnung der richtig gewählten naturheilkundlichen Arznei sollten wir versuchen, auch und gerade oft durch eine Behandlung dem Patienten etwas mit auf den Weg zu geben, das seinen ,,inneren Arzt'' zur Heilung anregt, das in das psychosomatische Geschehen eingreift und unterstützend wirkt. Diese Behandlung muß und wird sich je nach Einstellung und Veranlagung des Behandlers aus den verschiedensten Disziplinen der Natur- und Erfahrungsheilkunde rekrutieren: Chiropraktik, Massagen, Fußreflexzonentherapie oder etwa die Anwendung der ,,Aschner-Methoden''.

Als *eine* Methode, die verhältnismäßig leicht erlernbar und dem Patienten mit auf den Weg zu geben ist, erweist sich die Ohrmassage. Man ist immer wieder überrascht, welche Wirkung von dieser einfachen therapeutischen Maßnahme ausgehen kann. Als ich in einem Kursus diese Behandlung bei einer jungen Kollegin zeigte, fragte diese am nächsten Tag: ,,Was haben Sie eigentlich mit mir gemacht? Ich bin die ganze Nacht zur Toilette gelaufen und habe entwässert wie sonst nur nach drei Tagen Weizen-Gel-Kur!''

Andere Kollegen stellten fest, daß ihre Brachialgie, HWS-, BWS- oder LWS-Schmerzen verschwunden waren und blieben.

Ich beschreibe hier eine Therapie, die einfach und mit den Fingern des Behandlers anzuwenden ist. In der Literatur werden verschiedene, sicher recht gute Methoden mit besonderen Regeln der Energie-Zuführung und -Ableitung bei der Massage am Ohr beschrieben. In diesen Fällen hat sich mir die Therapie mit der Nadel als *wirkungsvoller* und *gezielter* erwiesen.

Bei der manuellen Ohrmassage geht es meiner Auffassung nach darum, die ,,gestaute Energie'' wieder ,,zum Fließen zu bringen''. Wenn das gestörte Segment wieder energetisch durchflutet wird, ist der ,,innere Arzt'' oft in der Lage, Funktionsstörungen selbst auszugleichen. Es werden vornehmlich solche Störungen sein, die noch nicht lange bestehen, noch nicht chronisch geworden sind und so noch keine Störungen in tieferen Schichten ausgelöst haben.

Ich verwende bei der Ohrmassage eine nicht reizende, jedoch durchblutungsfördernde Salbe, um die Wirkung der Massage zu unterstützen. Die Finger vollführen dabei kleine kreisende Bewegungen im Uhrzeigersinn, wobei durch Druck und Sog eine tonisierende Wirkung entsteht. Stellen Sie sich hierbei vor, daß Sie Energie weiterleiten möchten. Ich benutze dabei den Zeigefinger auf der Vorderseite und den Daumen auf der Rückseite des Ohres im Sinne von Druck und Gegendruck.
Wir haben zwei Energiekreisläufe zu beachten:

- Der erste beginnt am Tragus (Zeigefinger innen, Daumen außen auf dem Tragus), zum Antitragus übergehend (Daumen geht auf die Ohrrückseite, Zeigefinger bleibt innen in der Concha), die Anthelix hinauf bis zur Projektion des Os coccygis. Stellen Sie sich dabei bildlich vor, die Wirbelsäule Ihres Patienten entspannend zu behandeln. Der Druck sollte vorsichtig und doch kräftig sein, der Patient darf ruhig etwas spüren, besonders an den Übergangsstellen Occiput/HWS, HWS/BWS, BWS/LWS. Diese Massage wird zwei- bis dreimal wiederholt.
- Dann gehen wir zum zweiten Energiekreislauf über: Wir beginnen am Übergang des Ohrläppchens zur Helix, massieren in der „vegetativen Rinne" in der gleichen Art von unten nach oben, kreisend, leicht saugend, leicht drückend. Der Zeigefinger liegt dabei innen, der Daumen außen. Ab dem Punkt 51 – Vegetativum I – folgen wir der Innenseite der Helix und entlang der Wurzel der Helix zum „Nullpunkt". Über diesen, dem indischen Ohr-Chakra vergleichbaren Punkt, wird mittels dieser Massage der gesamte Energiehaushalt des Körpers angeregt. Die weitere Massage läuft vom „Nullpunkt" die Wurzel der Helix entlang (Zone des Plexus solaris) in die obere, dann untere Ohrmuschelhälfte (Cavum conchae sup. sive inf.). Zum Schluß behandeln wir das Ohrläppchen, die Projektion der Kopfzone.

Um einen „Energiestau" zu vermeiden, hat es sich als nützlich erwiesen, durch einige ableitende Striche, beginnend hinter den Ohren, entlang der Halswirbelsäule, dann nach vorne in die Klavikulargrube abzuleiten. Dies wird von den Patienten als sehr angenehm empfunden, und wir vermeiden hierdurch überschießende Reaktionen. Die Dauer der Massage sollte drei bis fünf Minuten nicht überschreiten. Die Fingernägel sollten dabei keinen Reiz ausüben. Das Kneifen bestimmter Punkte der Meridiane mag zur Schmerzbehandlung wirksam sein (Ya-Ya-Methode), nicht jedoch bei der Ohrmassage.

Beispiel: Eine Sonderschullehrerin erzählte mir bzgl. der Anwendung, die die Ohrmassage in ihrem Arbeitsbereich fand: „Immer, wenn meine Schulkinder durch geistige Arbeit schnell erschöpft sind, massieren wir uns die Ohren, dann geht es wieder mit frischem Schwung weiter."

Zum Bild Ohrmassage:

1. Energiekreislauf: Tragus, Antitragus, Anthelix (WS)
2. Energiekreislauf: vegetative Rinne, beginnend am Point de Jérôme, endend am Punkt 51 – Vegetat. I –, Innenseite der Helix, Wurzel der Helix (Nullpunkt) und Endpunkt des Plexus solaris (Beklommenheit)
3. Obere und untere Ohrmuschelhälfte (Cavum conchae sup. sive inf.)
4. Ohrläppchen

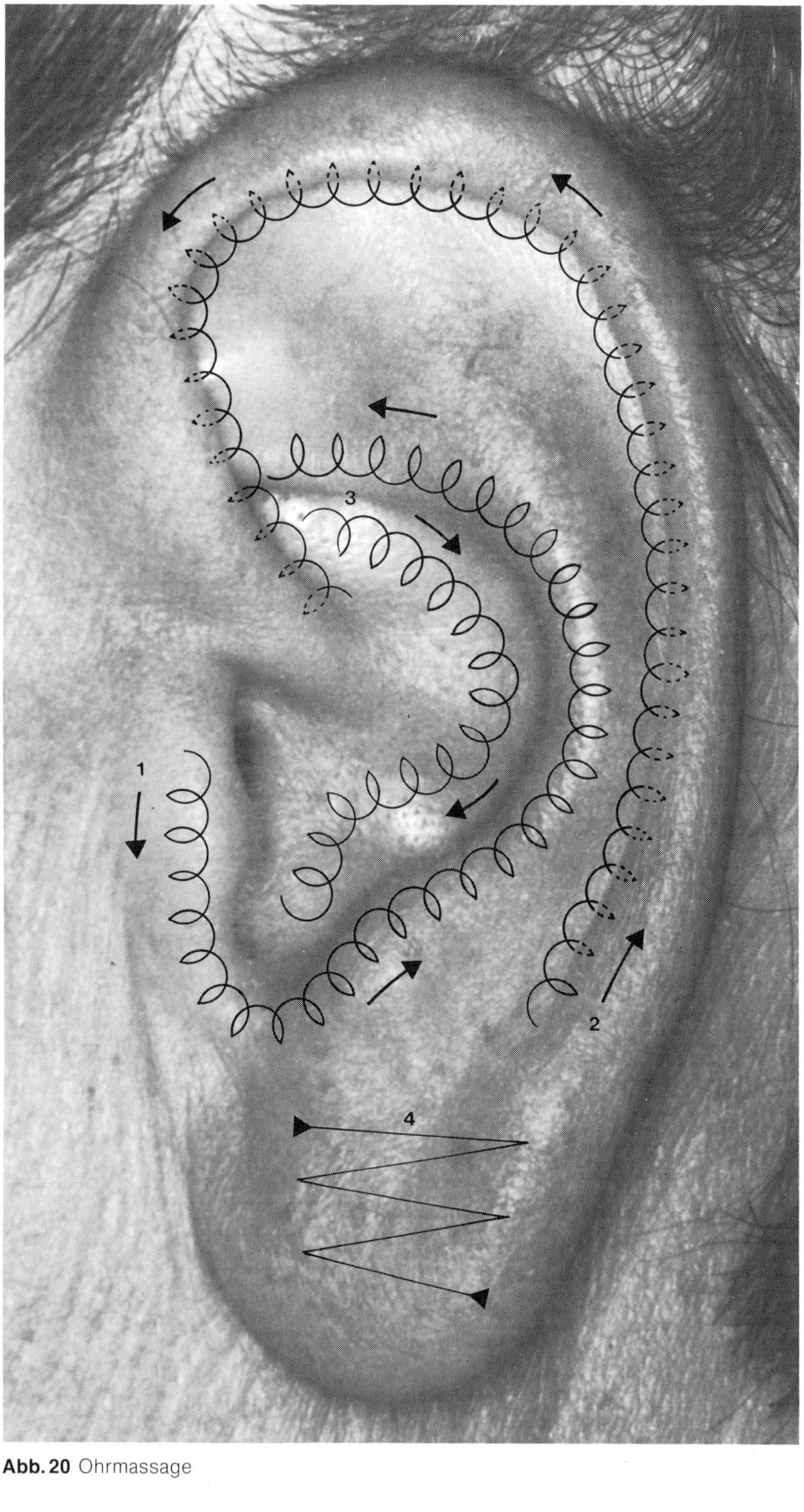

Abb. 20 Ohrmassage

5.5 Stichtechnik

In vielen Lehrbüchern der Akupunktur ist zu lesen, daß Nadeln rechtsdrehend eingestochen und linksdrehend herausgezogen werden sollen. Das „genüßliche" rechtsdrehende Einstechen am Ohr ist jedoch für den Patienten zumeist sehr unangenehm.
Es empfiehlt sich, das Ohr mit dem Daumen am Ohrläppchen, mit Zeige- und Mittelfinger hinter dem Ohr zu fixieren und dann die Nadel kurz und kräftig einzustechen. Dabei darf das Ohr niemals durchstochen werden, wie dies bei einigen Punkten im Rahmen der „modernen Körperakupunktur" als heroische „Durchstichtechnik" – am Knie etwa von „einer Seite zur anderen" – propagiert wurde.
Die Stichtiefe beträgt je nach Anatomie ein bis zwei Millimeter. Ziel ist es, das Zentrum der gestörten Zone, den „Punkt" zu treffen. Dieser Punkt hat oftmals einen Durchmesser von nur 0,1–0,3 mm. Wir müssen also auch innerhalb des mit dem Tester markierten Punktes noch die maximale Störstelle ertasten. Nach einiger Übung fühlen wir, ob „ins Leere" gestochen wird, also der Punkt verfehlt ist, oder ob der Punkt erreicht wurde. Bei Nadeln aus Edelmetallen bekommen wir bald ein Gespür dafür, bei Stahlnadeln, als weniger differenziertem Reiz, gestaltet sich dieses „Spüren" schwieriger. Oft können wir aus der Reaktion des Patienten entnehmen, ob der maximale Punkt erreicht wurde.
Das Herausnehmen kann linksdrehend erfolgen, wenn die Nadeln „reif" sind. Dann ist die Entnahme schmerzlos. Bei einer optimalen Nadelung lösen sich die Nadeln nach 15–20 Minuten leicht, sie lassen sich „pflücken". „Ins Leere" gestochene Nadeln müssen hingegen auch nach einer halben Stunde noch „gezogen" werden. Manchmal senkt sich eine Nadel oder fällt gar heraus, wenn wir einen korrespondierenden Punkt gestochen haben. Zum einen kann dies bedeuten, daß die oberflächliche Spannung des gestörten Punktes nachgelassen hat und wir jetzt durch vorsichtiges Nachsetzen eine tiefere Schicht der Entspannung zuführen können. Zum zweiten ist es möglich, daß der erste Punkt durch die wirkungsvollere zweite Nadel überflüssig wurde.

Beachte:
Beim Einstich der Nadel entsteht je nach Schmerzempfindlichkeit des Patienten am Ohr ein typischer Einstichschmerz, der jedoch bald nachläßt. Verstärkt sich der Einstichschmerz, drehe man die Nadel leicht entgegen dem Uhrzeigersinn, um einen evtl. Gewebekrampf zu lösen. Hilft auch das nicht, Nadel entfernen und evtl. entgegengesetztes Metall wählen. Wird der Einstichschmerz unerträglich, Nadel herausnehmen. Es besteht Kollapsgefahr!
In der *VR China* finden ausnahmslos Stahlnadeln Verwendung. Man sediert dort mit der Stahlnadel durch Drehungen in kurzen Abständen bei gleichzeitiger Massage des erkrankten Körperbereichs. Man tonisiert dort mit der Stahlnadel, indem man diese 5 bis 10 Minuten ohne Drehen stecken läßt.

5.6 Wiederholung der Nadelung

Bei der chinesischen Ohrakupunktur mit Stahlnadeln wird täglich oder jeden zweiten Tag gestochen, in einer Serie von etwa zehn Behandlungen. Nach acht bis zehn Tagen Pause wird eventuell eine neue Behandlungsserie angesetzt. Außerdem empfehlen die Chinesen auch das elektrische Stimulieren der Stahlnadeln an maximal ein bis zwei Punkten in jedem Ohr.
Die Nadeln aus *Edelmetallen* erzeugen beim Einstich ein eigenes elektrisches Potential, daher lassen sie sich nach vollzogener Wirkung auch gut lösen. Beim chronischen Krankheitsgeschehen erfolgt eine Wiederholung der Behandlung nach einer Woche. Akute Erkrankungen können eine zweimalige wöchentliche Behandlung erforderlich machen. Nach Besserung der Beschwerden bauen wir die Häufigkeit der Behandlung ab, d. h., wir gehen vom achttägigen Abstand auf vierzehntägigen und dann auf vierwöchentliche Abstände über.
Gerade beim chronischen Schmerzpatienten (Migräne, Kopfschmerzen, Trigeminusneuralgie, Ischialgie, Brachialgie) tritt nach erreichter Schmerzfreiheit oftmals nach einem Vierteljahr – seltener nach einem halben Jahr – ein Rezidiv auf. Wir sollten unsere Patienten darauf aufmerksam machen, daß sie sich bei erneutem Auftreten der Schmerzen sofort melden. Meist genügen dann zwei bis drei Behandlungen, um eine langandauernde Schmerzfreiheit zu erzielen.
Es gibt jedoch auch Patienten mit persönlichem Ohrakupunktur-„Schmerzrhythmus".

Beispiel: Bei einer Patientin mit chronischem Zervikobrachialsyndrom tritt jeweils sieben Wochen nach einer Behandlung ein Aufflammen der Beschwerden ein. Bereits eingetretene Veränderungen im HWS-, BWS- und Ellenbogengelenkbereich sind hier irreversibel. Durch rechtzeitige Behandlung kurz vor Erreichen dieses Zeitpunkts ließ sich dies verhindern. Sie hat alle sieben Wochen ihren Behandlungstermin und ist damit weitgehend beschwerdefrei. Sie verrichtet auch mit siebzig Jahren noch ihre Hausarbeiten, denen sie zuvor über Jahre hin nicht mehr nachkommen konnte.

5.7 Nadelwahl

In Ostasien wird heutzutage vorwiegend mit der Stahlnadel akupunktiert. Sie stellt einen neutralen Reiz dar. Sie hat sich auch in der Ohrakupunktur bewährt. Gerade zu Beginn einer Behandlung, um zu testen, wie der Patient auf eine Behandlung am Ohr reagiert, kann sie von Vorteil sein. Der neutrale Reiz berücksichtigt im Ohr nicht Yin- oder Yang-Zustände. Auch wenn mit Gold- oder Silbernadeln behandelt wird, gibt es eine Reihe von Punkten, bei denen es vorteilhafter ist, die Stahlnadel zu setzen (z. B. endokrine Punkte, Nierenpunkte).
Die französische Schule der Körperakupunktur legt seit langem auf die Wahl der Metalle großen Wert. Als Repräsentant für die Verwendung von Gold- und Silbernadeln sei GEORGES SOULIE DE MORANT genannt.

In der Körperakupunktur wird die Goldnadel zum Tonisieren und die Silbernadel zum Sedieren benutzt. Dabei entsteht je nach Metallart beim Einstich ein unterschiedliches elektrisches Potential.
Dies beträgt bei:
- *Gold:* +0,285 der Wasserstoffskala,
- *Silber:* nur +0,048.

Im Gewebe selbst dürften dabei noch wesentlich größere elektrische Potentialdifferenzen auftreten.
In der Akupunktur der Ohrmuschel müssen die Gesetze der Nadelwahl der klassischen Akupunktur umgekehrt werden. Als „Eselsbrücke": Der Mensch steht im Ohr dem Embryo vergleichbar auf dem Kopf (inverse Somatotopie). Entsprechend kehren wir auch die Gesetze der klassischen Akupunktur um.
Auf der **Ohrvorderseite** verwenden wir zum *Sedieren,* also bei allen *Yang*-Zuständen, die *Goldnadel.* Somit bei den Zuständen der Fülle, des Schmerzes bei akuten Entzündungen, akuten Schwellungen und Kongestionen; Schmerzen, die sich tagsüber bei Bewegung oder Anstrengung verschlimmern. Der Schmerzcharakter ist beim Untersuchen des Ohres oft punktförmig, nadelstichartig.
Die *Silbernadel* zu Tonisierungszwecken empfiehlt sich hingegen bei allen *Yin*-Zuständen, Zuständen der Leere bei chronischen Erkrankungen. Der Yin-Schmerz tritt bevorzugt in der Ruhe, während der Nacht auf. Er wird durch Bewegung gebessert. Der Charakter dieses Schmerzes ist bei der Untersuchung am Ohr diffus, breit ausstrahlend.
Auf der **Ohrrückseite** gelten hingegen die Regeln der Klassik: *Gold tonisiert, Silber sediert.*
Wegen der auf der Ohrvorder- und Ohrrückseite herrschenden entgegengesetzten energetischen Verhältnisse muß man sich davor hüten, das Ohr zu durchstechen.
Erwähnt seien weitere Nadeln:
- Platin-Nadel (das elektrische Potential liegt noch höher als bei Gold. Ich selbst habe in der Wirkung gegenüber der Goldnadel keinen Unterschied feststellen können).
- Molybdän-Nadel (sie liegen im elektrischen Potential zwischen Gold und Stahl. In der Praxis haben sie sich vor allem bei entzündlichen rheumatoiden Zuständen bewährt).

Anwendung meist auch hier:
- akut: zweimal wöchentlich,
- chronisch: einmal wöchentlich.

Bei Edelmetallen keine elektrische Stimulation.

Merke:
Der Nullpunkt als Ohrzentrum ist die „Schleuse von der Körper- zur Ohrakupunktur". An dieser Stelle bewirkt die Goldnadel wie bei der Körperakupunktur ein Tonisieren und die Silbernadel ein Sedieren.
In der Literatur werden Sie immer wieder bzgl. der Nadelwahl abweichende Angaben finden. Meine Ausführungen gehen auf diejenigen Angaben zurück, die DR. NIELS KRACK bereits 1957 persönlich von DR. P. M. F. NOGIER übernahm. Sie haben sich mir seither in der Praxis bewährt.

Fallbeispiel:
Ein achtzigjähriger Patient mit chronisch-degenerativem Lumbosakral-Syndrom und ausstrahlenden Schmerzen in beide Beine wurde anfangs mit gutem Erfolg mit Goldnadeln behandelt. Dadurch ließen sich die krampfhaften Yang-Schmerzen, die vom Rücken in die Beine ausstrahlten, abbauen. Nach drei Behandlungen, die ihm gut bekommen waren, klagte der Patient nach der vierten Behandlung, daß er nachts erwacht sei, weil er das Gefühl hatte, ,,keinen Halt mehr im Rücken zu haben" und ,,durchzusacken". Ich ging auf Molybdän- und Silbernadeln über und konnte damit den Yin-Zustand aufbauen. Mit Molybdän gelang es, die rheumatisch entzündliche Reizung zu lindern. Der Patient – da weitgehend beschwerdefrei – unternahm anschließend eine längere Flug- und Schiffsreise.

5.8 Indikationen der Ohrakupunktur

In der ,,französischen Auriculotherapie" und der *,,chinesischen"* Ohrakupunktur finden wir ähnliche Indikationsgebiete. NOGIERs wichtiger Lehrsatz lautet: *,,Jeder auf einem Trauma beruhende Schmerz kann durch Auriculotherapie tiefgehend, schnell und für einen längeren Zeitraum gelindert werden."*
Die Ohrakupunktur als Reflextherapie über das äußere Ohr ist allgemein angezeigt bei funktionellen, reversiblen Krankheiten und Schmerzzuständen. Ergeben sich aus der Anamnese eines Patienten Hinweise auf ein traumatisches Geschehen als mögliche Ursache der Erkrankung, so sollte der Behandler immer an die obigen Worte NOGIERs denken. In diesen Fällen erfüllt die Ohrakupunktur fast immer die in sie gesetzten Erwartungen. Wir sollten unsere Patienten jedoch auf eine mögliche Erstverschlimmerung nach der Behandlung aufmerksam machen als Zeichen einer Heilreaktion des Körpers, wie sie bei vielen natur- und erfahrungsheilkundlichen Methoden im Rahmen einer Ganzheitstherapie auftreten kann.
Aus den aufgezeigten Gesichtspunkten ergeben sich Beziehungen und Kombinationsmöglichkeiten der Ohrakupunktur zu anderen Methoden segmentaler Einflußnahme: Chiropraktik, Reflexzonenmassage, Neuraltherapie, bestimmte Nadelungen der Körperakupunktur. Aber auch Homöopathie, Phytotherapie, Psychotherapie können durch die Ohrakupunktur unterstützt werden oder diese ergänzen. So bietet sich die Ohrakupunktur besonders als Initialbehandlung zu Entspannung *vor chiropraktischen* Eingriffen an, bei denen ja eine vorausgehende Neuraltherapie *kontraindiziert* ist. *Nach chiropraktischer Reposition* dient sie zum Abbau dennoch persistierender Restbeschwerden. Besonders auch der Abbau von psychischen ,,Starrhaltungen", die über Myogelosen betroffener Segmente Organneurosen erzeugen können, sind ein dankbares Gebiet der Ohrakupunktur.
Nach Massagen und Neuraltherapie sollte sie als das ,,Tüpfelchen auf dem i" den Schlußpunkt einer Behandlung setzen, als nachhaltiger, übergeordneter Heilreiz.
Bei älteren Patienten mit Osteoporose, fortgeschrittenen Osteochondrosen, Osteophyten, Blockwirbelbildung, Morbus Bechterew etc. dient sie zur palliativen Behandlung segmentaler Beschwerden. Schmerzzustände nach Wirbelsäulen- und Gelenkoperationen und rezidivierende Schmerzen als Folgen ehemaliger Frakturen (v. a. auch Spontan-

frakturen der Wirbelkörper als Folge der Altersosteoporose) lassen sich wirkungsvoll mit der Ohrakupunktur angehen und lindern.

Stichwortartig seien die *Hauptindikationsgebiete* angeführt:

- Traumen: Folgen stumpfer Traumen, Verstauchungen, Bänder- und Muskelzerrungen, Folgen von Muskelrissen, persistierende Beschwerden nach Reposition luxierter Gelenke, postoperative Schmerzen;
- rheumatoide Beschwerden, Arthrosen, aus degenerativen Zuständen des Halteapparates resultierende Schmerzen;
- nach chiropraktischer Reposition bei radikulären Syndromen (z. B. Zervikobrachialsyndrom, Syndrome des Rumpfes, Lumbosakralsyndrom) verbleibende restliche Schmerzzustände, pseudo-radikuläre Syndrome, Phantomschmerzen als Folge von Amputationen (auf der Ohrmuschel den Punkt des amputierten Gliedes mit Prokain-Quaddel unterfluten);
- Neuralgien (z. B. Trigeminus, Herpes zoster), Kopfschmerzen (unter dem Gesichtspunkt der Genese), Migräne;
- Entzündungen und Spasmen innerer Organe, z. B. Magen- und Darmgeschwüre, Cholezystitis (re. Ohr), Pankreasaffektionen bis hin zur Pankreatitis (li. Ohr), Kolitis;
- vegetative Unausgeglichenheit und das weite Feld der psychosomatischen Erkrankungen (bei welcher Erkrankung ist dies eigentlich nicht der Fall?).

5.9 Kontraindikationen

Bei den Kontraindikationen der Ohrakupunktur beobachten wir einen *chronologischen* Wandel der Erkenntnisse wie auch *geographisch* bedingte Varianten. Wir geben daher eine kurze Zusammenfassung der Meinungen einer Reihe von Autoren.

NOGIER (1969, S. 211) gibt als Kontraindikationen an:

- Schmerzen mit Operationsindikation; kontagiöse und venerische Erkrankungen;
- Zustände nach großer körperlicher Anstrengung, starker nervlicher Belastung oder schwerer allgemeiner Erschöpfung. Hierzu zählen auch chronische Erkrankungen, die beispielsweise eine schwere Anämie im Gefolge haben;
- Zustände unmittelbar nach Abmagerungs- oder Fastenkuren;
- Neurologische Erkrankungen wie MS, Amyotrophische Lateralsklerose, Folgen von Poliomyelitis u. a.;
- den Zeitpunkt unmittelbar nach einer opulenten Mahlzeit;
- die ersten Tage der Menses (*cave*: „hormonell wirksame Punkte“, Anmerk. d. Verf.)
- die Schwangerschaft (hier beschränkt er sich allerdings auf die Areale der Incisura intertragica bzw. des „Hypothalamus“; Anmerk. d. Verf.)

Bei den *Chinesen* finden wir folgende Kontraindikationen (vgl. hierzu auch KÖNIG, G. und I. WANCURA, 1975):

- Extreme Druckschmerzhaftigkeit bzw. Überempfindlichkeit einzelner Punkte (Kollapsgefahr oder resultierende Verschlimmerung bestehender Beschwerden);
- akuter Angina-pectoris-Anfall, frischer Myokardinfarkt;
- Asthma-Anfall;
- karzinomatöses Geschehen, es sei denn zur Einsparung von Analgetika (s. u.);

- Frostbeulen, frische Verletzungen und Entzündungen der Ohrmuschel;
- Nadelung in Narben (?) (W. M. WONG, 1977, S. 46);
- „Schwangerschaft im 1. und 2. Trimester (vermutl. „Trimenon", Anmerk. d. Verf.), besonders bei Patientinnen mit Neigung zu habituellem Abort. Vom 5. bis zum 9. Monat sind Uteruspunkt, Ovarpunkt, Endokriner Punkt und Abdomenpunkt (in der Therapie auszusparen)... um eine Frühgeburt zu vermeiden" (W. M. WONG, 1977, S. 46).

Bei H. KROPEJ (1977, S. 22) finden wir eine etwas engere Definition der neurologischen Erkrankungen als in den in Beispielform erfolgten Angaben NOGIERs (1969, S. 211). KROPEJ spricht wie BAHR (1977) von „allen degenerativen und heredodegenerativen Leiden mit vorwiegendem Befall des Rückenmarks" sowie von „demyelinisierenden Erkrankungen". Desweiteren fügt er dem „Cave"-Gebot NOGIERs während der Gravidität den eigentlich selbstverständlichen, jedoch nützlichen Hinweis auf die genitalbezügliche Zone hinzu, die Zone, die sich mit der Helix aus dem Crus helicis entwickelt.

Last not least möchten wir auf die Aussagen von R. J. BOURDIOL aus „Eléments d'Auriculothérapie" (1980) verweisen. Nach seiner Ansicht existieren keine *absoluten*, sondern lediglich *relative* Kontraindikationen. Hiervon betroffen sind:

- Patienten, die unter Neuroleptika stehen. Die eingenommenen Medikamente verhindern aufgrund ihrer speziellen pharmakologischen Wirksamkeit sowohl Diagnosestellung wie Effektivität im Rahmen der Behandlung über die Ohrmuschel. Abbau der schulischen Medikation rät er lediglich dem Spezialisten;
- Patienten, die mit reaktiven charakterlichen Mängeln behaftet sind (also die dem Behandler hinreichend bekannten Patienten, die mit wesensmäßig bedingten Hyperreaktionen auf jedweden Heilreiz reagieren; Anm. d. Verf.);
- Schwangere. Mit Fingerspitzengefühl sind hier elektromagnetische Anwendungen der Massage und den Nadeln vorzuziehen;
- Schwerstkranke
  Wohl Adjuvans, nicht hingegen beherrschende Therapie sollte die Behandlung über die Ohrmuschel sein bei allen neurologischen Erkrankungen und Diathesen, bei denen durch Zerstörung oder Aplasie autonomen Gewebes auf den Heilreiz keinerlei Heilreaktionen zu erwarten sind.

Als zweischneidiges Schwert erachtet BOURDIOL den Enthusiasmus des Neulings und mahnt zur Vorsicht. Unqualifiziert seien der Abbruch antiepileptischer Behandlung, neuroleptischer Versorgung des Depressiven wie der Therapie des Herzkranken mit Antikoagulantien.

5.10 Störfaktoren und Blockaden bei der Akupunktur der Ohrmuschel

NOGIER gibt als mögliche Ursache für eine ausbleibende Wirkung an:

a) Blockade durch fokale Störfelder
b) „Wirbelfehlstellungen"
c) Chronische Vergiftungen: Einwirkung chemischer Umweltgifte, Genußgifte und stark wirksame Medikamente
d) Psychische Fehlsteuerungen bis hin zu schweren Nervenkrankheiten.

5.10.1 Das fokale Störfeld

Aus eigener Erfahrung möchte ich die Bedeutung des *fokalen Störfeldes* als Therapieblockade der Akupunktur der Ohrmuschel hervorheben. Daraus ergibt sich die wirkungsvolle Kombinationsmöglichkeit mit der *Neuraltherapie.*

Die Neuraltherapie kennt zwei Grundprinzipien:

a) Nach Huneke:

„Jede Stelle des Körpers kann als Störfaktor für Erkrankungen, die weitab dieses Geschehens sein können, fungieren."

Jede Narbe, jeder Knochenbruch, jede chronische Entzündung z. B. an Zähnen, Nebenhöhlen, Mandeln kann als Störfaktor zu Irritationen an einem oder mehreren Organen oder Organsystemen führen.

b) Die Segmentbehandlung.

Sie erfolgt durch Injektionen an den sympathischen Grenzstrang, bzw. an das dazugehörige Ganglion mit dem Ziel, einen chronischen Reizzustand im entsprechenden Segment zu beseitigen.

Wichtig ist dabei die Erkenntnis: Je chronischer ein Krankheitsprozeß ist, desto stärker ist die Störung im zugehörigen Segment.

Entsprechende segmentale Beziehungen finden wir auch in der Ohrakupunktur und nutzen sie für Diagnose und Therapie.

In meiner Praxis wende ich statt der Injektionen an den sympathischen Grenzstrang oder das Ganglion mit gutem Erfolg gezielte paravertebrale Injektionen in die Zustimmungspunkte des Blasenmeridians an. Dazu verwende ich u. a. je nach Art der Erkrankung ausgewählte Homöopathika.

Welches sind die Hinweise, daß ein fokales Geschehen unserem Erfolg mit der Akupuntur oder der Ohrakupunktur im Wege steht?

- Wenn trotz korrekter Diagnosestellung und darauf aufbauender Punktwahl unter der Akupunkturbehandlung eine Verschlechterung des Zustandes eintritt.
- Wenn es zunehmend häufig zu Rezidiven kommt;
- Wenn trotz lege artis aufgebauter Akupunktur die Wirkung ausbleibt.

Neben diesen Hinweisen vermag auch die „Energetische Terminalpunkt-Diagnose" nach Mandel (Kirlian-Prinzip) das Störfeld erkennen lassen.

Ohrakupunktur und Neuraltherapie sind in gewisser Hinsicht vergleichbare Therapieformen und nach meinen Erfahrungen können sie sich positiv ergänzen.

Erinnern wir uns nochmals an die Lehrsätze der Brüder Huneke:

1. *Jede chronische Krankheit kann störfeldbedingt sein.*
2. *Jede Stelle des Körpers kann zum Störfeld werden.*
3. *Die Impletolinjektion an das „schuldige Störfeld" heilt die störfeldbedingte Krankheiten, soweit das anatomisch möglich ist, über das Sekundenphänomen.*

Am häufigsten werden fokale Störfelder im Kopfbereich für die Therapieblockade der Ohrakupunktur in Frage kommen.

So möchte ich in meiner Praxis nicht mehr auf die Injektionen in den DE 22 A, die modifizierte Injektion an das Sphenopalatinum nach MANDEL, verzichten. Sie erfaßt das fokale Geschehen im Stirn-, Nebenhöhlen- und Oberkieferbereich. Hinzu kommt die Injektion hinter den letzten Molaren, anstelle der Mandelpolspritze nach Huneke. Sie erfaßt den re-

tromolaren Raum. (s. auch GLEDITSCH, 1979, Mundakupunktur: Das Retromolargebiet im Ober- und Unterkiefer).
Die Berücksichtigung anderer Herde ergibt sich aus der Anamnese und den spezifischen Untersuchungsmethoden.
Im Kopfbereich verwende ich nur prokainfreies Injektionsmaterial.

5.10.2 Therapiehindernisse nach NOGIER – BAHR

In der Schule NOGIER – BAHR werden außerdem folgende Therapiehindernisse angeführt und es wird empfohlen, vor jeder Akupunktur zu prüfen, ob einer dieser Störfaktoren vorliegt. Sie stören sowohl den Theraphieerfolg als auch die Untersuchungsergebnisse mit dem Nogier-Reflex (RAC)

Blockade der 1. Rippe = **Inversion** (Nomenklatur Nogier/Bahr)
Unter dem 1. Rippenköpfchen liegt das Ganglion stellatum. Ist die erste Rippe verlagert und drückt das Rippenköpfchen auf dieses Nervenganglion, so tritt eine Störung des gesamten Gleichgewichts zwischen parasympathischem und orthosympathischem Tonus auf. Im Normalfalle finden wir oberhalb der Klavikularlinie, also auch im Gesichtsbereich, eine parasympathisch leicht überwiegende Tonuslage, unterhalb der Klavikularlinie eine orthosympathisch leicht überwiegende Tonuslage. Im Falle der Inversion kann dieser Normaltonus umgekehrt sein. Nogier/Bahr unterscheiden: a) die *exogene* 1. Rippenblockade. Als Ursache kommen äußere Einflüsse in Frage wie Verheben, schweres einseitiges Tragen, Verliegen. b) Die *endogene* 1. Rippenblockade. Ursache: z. B. Ganglionitis des Ganglion stellatum.
Zur Feststellung der 1. Rippenblockade bieten sich folgende **Untersuchungsmöglichkeiten** an:
a) Die Hände des Behandlers drücken beidseitig, mit gleicher Stärke in Richtung Sternum auf den Hals-Schulterübergang des Patienten. Die blockierte Seite schmerzt und verspannt.
b) Prüfung mit dem RAC (beim Rechtshänder):
Fährt der Behandler mit dem + Pol eines 3 Volt-Hämmerchens über den Steuerpunkt der tiefen Gewebeschicht im rechten Ohr (Lage hinter dem Ohr am vorderen Ohransatz), so ist ein positiver RAC normal. Erfolgt an dieser Stelle kein positiver RAC, sondern am O-Punkt, wo er üblicherweise nicht zu finden ist, so liegt eine Inversion vor.
Therapiemöglichkeiten:
1) Manuelle Therapie der **1. Rippenblockade** nach NOGIER/BOURDIOL.
Die französische Schule und auch F. R. BAHR geben hierzu eine Repositionstechnik im Sitzen an. Ohne Effektivität und Sinn der empfohlenen Methode in Zweifel ziehen zu wollen, empfehlen wir eine lege artis durchzuführende Adjustierung des oberen Thorakal- und unteren Zervikalsektors. Dabei kann sowohl eine Technik im Sitzen, in Bauch- oder auch in Rückenlage in Frage kommen. Diese Manipulationen sollten stets nur unter strenger Beachtung der für eine chiropraktische Behandlung geltenden Kriterien durchgeführt werden (Röntgenkontrolle, cave: Osteoporose usw.). Auf eine Beschreibung dieser Methoden wird bewußt verzichtet, da sie eine besondere chiropraktische oder manuelle Ausbildung erfordern. Eine Minute nach der Behandlung sollte eine erneute Kontrollprüfung auf Inversionsstörung erfolgen.

2) Akupunktur des **1. Rippenpunktes** im Ohr.
Lage: auf der Scapha zwischen Th 1/Th. 2.
Der Punkt wird auf der gestörten Seite mit einer Goldnadel gestochen.
3) Akupunktur der **1. Rippenachse** im Ohr.
Sie stellt die gezieltere Behandlungsmethode dar.
a) Punkt des Ganglion stellatum (zwischen C7/TH1 in der Zone der sympathischen Ganglienkette in der Curvatur am Übergang von der Anthelix in die Concha.)
b) Punkt Parasympathicus vor dem Ohrloch. (Punkt 61b der Tafel Dr. Zier)
c) Ohrrandpunkt (Lage: Unterhalb des Darwin-Punktes)
d) Punkt in der Verlängerung dieser Geraden vor dem Ohr.
Die Punkte a und b werden in Silber, die Punkte c und d in Gold gestochen. Behandlung nur auf der gestörten Seite.

5.10.3 Therapiehindernis Oszillation

Ursache: Unspezifische Reizleitungsstörung innerhalb der Formatio reticularis.
Wir erhalten auf einen Reiz eine unspezifische Antwort des RAC: (positive und negative Reflexantworten wechseln auf den gleichen Reiz).
Therapiemöglichkeit: Inn Trang mit Goldnadel behandeln.
Nach Erfahrungen von BAHR*, kann durch Erdung des Patienten eine Oszillation oftmals vermieden werden. Das Ohr wird durch Klammer und Kabel mit der Wasserleitung oder der Heizung verbunden, oder mittels einer besonderen Vorrichtung der Fa. Lawo, Rastatt, mit dem Schutzkontaktleiter einer Schuko-Steckdose. Somit wird der Patient nicht durch elektromagnetische Wellen oder durch elektrostatische Aufladungen gestört, da die Oszillation stark abgeschwächt ist. Oftmals werden unwichtige Informationen am Ohr unterdrückt und die pathologisch wichtigen Hauptpunkte treten deutlicher hervor.

* (Systematik und Praktikum der wissenschaftlichen Ohrakupunktur für Fortgeschrittene, 2. Aufl. 1979, S. 19)

5.10.4 Therapiehindernis Lateralitätsinstabilität

Ist die Lateralität eines Patienten gestört, so sind alle Reaktionen gestört und oftmals helfen diesem Kranken nur noch stark wirksame allopathische Medikamente. Test zur Lateralitätsbestimmung (s. Kap. 5.11 „Lateralität").
Wegen der Wichtigkeit dieser Störung sollten wir sie vor jeder Behandlung abgrenzen. Wir fragen den Patienten, ob er Rechts- oder Linkshänder ist. Ein Hinweis auf eine Störung kann die Antwort auf die Frage nach seinem Orientierungssinn bringen. Kommt die Antwort zögernd, müssen wir nachfragen: verwechselt er rechts und links, findet er in einer fremden Stadt sofort sein Auto wieder, findet er sich im Dunkeln gut zurecht, usw. Besteht Verdacht auf Lateralitätsstörung: Rechts- oder Linkshändigkeit prüfen, z. B. mit dem Klatschtest oder dem Nagelfeiltest.
Prüfung mit dem RAC: welche Hirnhälfte arbeitet z. B. bei leichten mathematischen Aufgaben stärker? (mit Laser-Griffel Freq. G. von rechts nach links über die Stirn fahren). Über der dominanten Gehirnhälfte erfolgt verstärkter RAC.

Test des Lateralitätssteuerpunktes. Dieser Steuerpunkt liegt 3–4 cm vor der Mitte des Tragusrandes vor dem Ohr. Der Punkt darf beim Testen mit dem 3-Volt-Hämmerchen mit dem RAC nicht nachweisbar sein, sonst liegt eine Lateralitätsinstabilität vor.
Therapie: Lateralitätssteuerpunkt rechts Goldnadel, links Silbernadel, beim gestörten Rechtshänder. Beim gestörten Linkshänder umgekehrt: rechts Silber, links Gold.
Die Behandlung kann auch mit einer Dauernadel, in diesen Punkt auf der gestörten Seite gesetzt, durchgeführt werden. Man läßt den Patienten mehrmals täglich die Nadel mit einem Stabmagneten stimulieren.

5.11 Lateralität

Erkrankungen der rechten Körperhälfte finden im Normalfalle ihre reflektorische Entsprechung im rechten, die der linken Körperhälfte im linken Ohr. So werden sich z.B. Erkrankungen der Gallenblase, des Pylorus, des Appendix, rechtsseitige Ischialgien oder Brachialgien vornehmlich im rechten Ohr als Störzone zeigen. Pankreatitis, Erkrankungen des Colon descendes, linksseitige Ischialgien oder Brachialgien spiegeln sich vornehmlich im linken Ohr wieder. Chinesischer Ansicht zufolge ist darüberhinaus das linke Ohr beim Rechtshänder das empfindlichere, das in seiner therapeutischen Wirkung *führende* Ohr, da es der dominanten linken Hirnhälfte zugeordnet ist. Beim Linkshänder ist es umgekehrt.
Beim akuten Krankheitsgeschehen reicht es aus, im entsprechenden Ohr die maximal gestörte Zone zu behandeln. Besteht die Erkrankung jedoch schon länger und ist das entsprechende Körpersegment bereits gestört, empfiehlt es sich, über beide Ohrmuscheln zu behandeln und die Therapie über das Segment aufzubauen. Es hat sich bewährt, die Behandlung immer mit der unempfindlicheren Ohrseite zu beginnen, um so den Patienten an die Nadeln zu gewöhnen und um seine spezielle Reaktion auf die Nadeltherapie beurteilen zu können.
Das Ohr ist bei vielen Patienten ein sehr schmerzempfindliches Organ. Die Erfahrung von NOGIER: „Das Ohr des Handarbeiters ist bei der Behandlung weniger empfindlich als das des Kopfarbeiters" glaube ich aus eigener Erfahrung bestätigen zu können. Sie sagt jedoch nichts über die Wirksamkeit der Methode bei beiden Patientengruppen aus. Wie bei allen anderen Therapien auch gibt es Fälle, die trotz passender Indikation weniger erfolgreich behandelt werden können. Andere wiederum sprechen oft, trotz geringer Erfolgsbeurteilung, zur Überraschung des Behandlers sehr gut an.
Wenn Schwierigkeiten bestehen, das empfindliche Ohr des Patienten zu bestimmen, kann der gleichzeitige und gleichmäßige Druck auf die Omega-Hauptpunkte richtungsweisend sein.
Zur Beurteilung, ob echte Rechts- oder Linkshändigkeit vorliegt, kann der Klatschversuch (beim Klatschen wird die Hand der führenden Körperseite bewegt) oder der Nagelfeilversuch (hierbei wird auf der führenden Seite die Feile oder der Finger bewegt) angewandt werden.

Die heutigen Erkenntnisse der psychologischen Hirnforschung sind für die Beurteilung der Funktion beider Hirnhälften wichtig. *Ornstein* (Die Psychologie des Bewußtseins, 1976) teilt die beiden Hirnhälften in eine Hälfte des *rationalen Denkens* und *Handelns* (beim Rechtshänder die linke Hirnhälfte) und eine Hälfte des *unbewußten Wahrnehmens,* der *Meditation* und der *unbewußten* Kontaktaufnahme (beim Rechtshänder die rechte Hirnhälfte), ein. Beim Linkshänder ist es umgekehrt.

5.12 Praktische Anwendung

Die Akupunkturpunkte der Ohrmuschel sind Punkte im Sinne der klassischen Akupunktur. Von ihnen aus lassen sich zentrale Funktionen höchster Schaltstellen bestimmter Regelkreise ändern. Bei der Behandlung, besonders bei einer Erstbehandlung, kann ein Kreislaufkollaps auftreten; sie sollte daher zweckdienlich im Liegen durchgeführt werden. Haben wir unsere Nadeln richtig gewählt, tritt beim Patienten das Gefühl einer ,,heilsamen Entspannung'' auf. Unruhezustände während oder nach der Behandlung zeigen an: wir haben im Bestreben, helfen zu wollen, ,,zuviel des Guten'' getan oder die falsche Nadelwahl getroffen. Die Patienten sollten in einem solchen Zustand niemals entlassen werden. Es ist in solchen Fällen notwendig, nachdem alle Nadeln entfernt sind, noch zehn Minuten den **„Nullpunkt"** in Silber zu stechen, um überschießende Reaktionen abzubauen.
Beispiel: Eine Patientin, die wegen Migräne und Durchblutungsstörungen des Kopfes zur Behandlung kam, klagte, daß ihre Ohren noch zwei Tage nach der Behandlung als Reaktion blau-rot verfärbt gewesen seien. Die Silbernadel, zehn Minuten danach, verhinderte bei den weiteren Behandlungen diese überschießende Reaktion.
Um zu beurteilen, ob die Akupunktur der Ohrmuschel für einen Behandlungsfall erfolgsversprechend ist, sollte nach drei bis vier Behandlungen eine Besserung des Befindens eintreten oder zumindest eine positiv zu bewertende Reaktion zu verzeichnen sein. Andernfalls ist eine Therapie über die Ohrmuschel für diesen Patienten nicht angezeigt und es muß ein anderer Weg im breit gefächerten Spektrum der biologischen Therapien gewählt werden. Auch mit der besten Heilmethode läßt sich nicht jede Erkrankung heilen!

5.13 Der therapeutische Aufbau der Akupunktur der Ohrmuschel

Soll die Ohrakupunktur im geeigneten Fall (vgl. Kap. 5: ,,Therapeutisches Vorgehen'') einen wesentlichen Heilfaktor darstellen, muß die Gesamtpersönlichkeit des Patienten in Betracht gezogen werden. Die Wechselwirkung zwischen dem Körper mit seinen somatischen Beschwerden und der seelisch-geistigen Persönlichkeit als einer Einheit sollte auch in der Ohrakupunktur als einer Ganzheitstherapie ihre Verwirklichung finden.
Aus den körperlichen Beschwerden, der Anamnese und den psychischen Gegebenheiten bemühen wir uns, eine individuelle, auf die Persönlichkeit des Patienten ausgerichtete Therapie über die Ohrmuschel zu finden. Der Altmeister der Aurikulotherapie, DR. PAUL NOGIER formulierte folgendermaßen. ,,Die Aurikulotherapie besteht nicht aus einer blin-

den, schematischen Anwendung von Punktkombinationen. Man kann von dieser Therapie nur einen Gewinn haben, wenn man zu verstehen sucht, *was* man macht und *warum* man es macht. In der Ohrakupunktur reicht es nicht aus, die richtige Taste zu drücken, um zu helfen und zu heilen, in schwierigen Fällen muß die Gesamtheit perfekt erfaßt werden." Und das nicht nur in schwierigen Fällen!

Bei der Vielzahl der Punkte im verhältnismäßig kleinen „Areal Ohrmuschel" muß der Aufbau der Akupunktur nach strengen individuell abgestimmten Richtlinien erfolgen. Hat doch das Ohr bei jedem Patienten sein persönliches, anatomisch unterschiedliches Relief. Hier liegen nach der alten Topographie von NOGIER und KRACK systematisch erfaßt ca. 130 Punkte. In der chinesischen Ohrakupunktur werden ca. 110 Punkte beschrieben, die zum Teil eine eigene topographische Lage haben. Die Ohrakupunktur ist eine noch verhältnismäßig junge medizinische Disziplin, die sich noch weiterentwickelt. Die NOGIER-BAHR Schule und das LUDWIG-BOLTZMANN-INSTITUT in Wien finden weitere interessante Punktbeziehungen und Therapiemöglichkeiten. Als Beispiel seien nur die Arbeiten von DR. R. BOURDIOL über die Bedeutung der „psychosomatischen Punkte" erwähnt. Es sind zusammengefaßt etwa 200 Punkte beschrieben worden, die alle im Ohr ihren Platz haben sollen.

Wie finde ich nun die Punkte im speziellen Behandlungsfall? Wie baue ich meine Behandlung systematisch auf?

Die Punkte im Ohr treten nur in Erscheinung, wenn im entsprechenden Körperareal eine Störung vorliegt. Sie sind nur dann druckschmerzhaft und zeigen einen verminderten elektrischen Hautwiderstand und werden so mit dem Drucktaster, den elektrischen Meßgeräten oder mittels des RAC nachweisbar.

Während es beim akuten Geschehen oftmals ausreicht, die Zone der maximalen Störung im Ohr zu finden und zu stechen, ist nach unserer Erfahrung beim chronischen Geschehen immer die Suche nach dem gestörten Segment im Ohr, ähnlich dem Behandlungsstrahl nach NOGIER, erforderlich. (s. Kap. 3: „Segmentbehandlung über die Ohrmuschel)

Wir gehen dabei nach folgendem Behandlungsplan vor:

a) Die Behandlung des gestörten Segments über die Ohrmuschel

Dies bedeutet, den gestörten Wirbelsäulenpunkt und über den Behandlungsstrahl den dazugehörigen „vegetativen Zustimmungspunkt" in der „vegetativen Rinne" zu stechen.

b) Die Berücksichtigung des oder der gestörten Organpunkte

(z. B. Hüftgelenk, Knie, Magen, Gallenblase)

c) Die Hinzunahme der Analgesie- und Entzündungspunkte

Besonders Punkte, die in der chinesischen Ohrakupunktur gebräuchlich sind, z. B. „Shen-Men" (55), „Polster" (29), „Thalamus" (26 A), Drüsenpunkte (13, 22, 23)

d) Die Berücksichtigung der Psyche und der das Vegetativum ausgleichenden Punkte

z. B. Vegetativum I (51) oder II (Sub-Cortex); Herz (100); Anti-Aggression oder die Omega-Punkte.

5.14 Die verschiedenen Behandlungsmöglichkeiten der Akupunkturpunkte im Ohr

5.14.1 Die Nadelbehandlung

Der gezielteste Heilreiz ist mittels der Nadel möglich. Ähnliches ist aus der Körperakupunktur bezüglich des Einsatzes von Moxa und Nadel bekannt. „Die Nadel ist energisch, hat aber nicht die Sicherheit der Moxa. Die Moxa ist sicher, hat aber nicht die Energie der Nadel.“ (TCHEN-TSIOU-I-SIO, Erleichtertes Studium der Nadeln und Moxen, 1798).
Dies bedeutet, daß wir innerhalb der Zone den optimalen Punkt aufsuchen und mittels der Nadel behandeln müssen. Zur Wahl der fallspezifischen Nadel siehe Kapitel 5.7: „Nadelwahl“.
Zur Dauer: Zehn bis zwanzig Minuten, individuelle Hyperreaktionen sind zur berücksichtigen.
Lege artis gestochene Nadeln, die sich nach diesem Zeitraum nicht leicht entfernen lassen, sind, falls möglich, noch einige weitere Minuten im Ohr zu belassen.

Hinweise auf die Metallwahl an der Vorderseite der Ohrmuschel:

- Goldnadeln:
  Zur Dispergierung bei Fülle-Zuständen
- Silbernadeln:
  Bei Zuständen der „Leere“
- Platinnadeln:
  „Gesteigerte Goldnadel“
- Molybdän-Nadeln:
  „Rheumanadeln“
- Stahlnadeln:
  Alle übrigen Zustände. Der Stahlnadel kommt dabei die Stellung des Neutralpunktes zu, vergleichbar dem der „elektrochemischen Spannungsreihe der Elemente“.
- Dauernadeln:
  Das Material muß folgerichtig aus Stahl bestehen. Die Dauernadel ähnelt einer Mini-Heftzwecke und wird mit Pflaster im Ohr befestigt. Über Häufigkeit und Dauer der Stimulation ist der Patient zu informieren.
- Sie erfolgt entweder mit den Fimgerspitzen bei Gegendruck des Daumens auf der Ohrhinterseite oder bei speziellen Nadeln mittels eines kleinen Magneten. Ihr Einsatz erfolgt vorwiegend in der Suchtbehandlung.
  Bei der Versorgung frischer Verletzungen hat sich die Dauernadel im Ohr unter Magnetstimulierung im Zwei-Stunden-Rhythmus bewährt (freundl. mündl. Mitt. DR. U. ZIER / Baden-Baden).

5.14.2 Die Ohr-Massage (siehe Kapitel 5.4)

5.14.3 Die Akupressur:

Kräftiger Druck auf die Ohrpunkte in den gestörten Zonen im Ohr.

Abb. 21: Zentrifugale und zentripetale Mikro-Massagen

5.14.4 Die Mikromassage

Die Ohr-Akupunkturpunkte werden mit einem Glasstäbchen oder einer Knopfsonde behandelt.

- Energetisch leeren Punkten führt man Energie zu, indem man von der Umgebung zentripedal zum Punkt hin massiert.
- Hypersensible Punkte der Fülle entlastet man, indem man zentrifugal vom Punkt wegstreicht.

  Die Strichführung sollte die Grenze der dem Punkt zugeordneten Zone nicht überschreiten. Sie beträgt etwa 0,5 bis 1 cm im Durchmesser.

5.14.5 Perkutane Regulationstherapie nach HELMBOLD

Einreiben der gestörten Zonen im Ohr mit einer Anästhesiesalbe oder Bestreichen mit einer 2%igen Tetracain-Glyzerin-Lösung. Auch die Behandlung mit einer ionenausgleichenden Salbe zeigt gute Wirkung. Wir erreichen hiermit einen milden therapeutischen Ausgleich und mindern somit reflektorisch die zentrale Schmerzempfindung.

DR. K. HELMBOLD, (1977) hat über diese perkutane Regulationstherapie interessante Arbeiten veröffentlicht und entsprechende Präparate entwickelt.

Ionen-Salbe® (apothekenpflichtig)

Ionen-Salbe forte® (verschreibungspflichtig)

Tetracain-Glycerin (verschreibungspflichtig)

Literatur siehe Anhang Literaturverzeichnis unter Helmbold, K.

5.14.6 Elektrostimulation

Gestörte Zonen oder die Stahlnadeln werden vor allem in China mit Erfolg elektrisch stimuliert. Es sollten nur geeignete Wechselstrom-Geräte benutzt werden.

5.14.7 Die Quaddel im Ohr

Prokain oder Lidocain und ähnliche Präparate können zum Unterfluten gestörter Ohr-Areale verwendet werden. Auch prokainfreie Neuraltherapeutika können wegen der zunehmenden Zahl der Para-Allergien gegen Prokain-Derivate verwendet werden.

Im gestörten Bereich werden möglichst großflächige Quaddeln direkt unter die Haut gesetzt. Diese Methode hat sich vor oder nach chiropraktischen Manipulationen bewährt.

Außerdem kann sie zu Testzwecken herangezogen werden, um zu prüfen, ob ein Patient auf die Behandlung über die Ohrmuschel anspricht. Innerhalb kürzester Zeit nach der Injektion tritt dann im Schmerzgebiet des Körpers Beschwerdefreiheit auf. Dies veranlaßte seinerzeit F. G. FLECK (1977) in Anlehnung an HUNEKE von einem *Sekunden-Phänomen* der Ohrakupunktur zu sprechen.
Nach unseren Erfahrungen zeitigt dieses Vorgehen einen schnellen, aber oft nur kurzzeitigen Palliativeffekt. Die schmerzfreien Intervalle werden bei mehrfacher Anwendung zunehmend kürzer, so daß der betreffende Patient es letztendlich vorzieht, wieder zu seinen Analgetika zurückzukehren. Der Grund seines Besuches bei uns ist jedoch in vielen Fällen gerade, aus seiner Medikamentenabhängigkeit herauszukommen.
Eine Ausnahme sind Phantomschmerzen. Man quaddelt das Gebiet des amputierten Körperteils im Ohr und erreicht meist schlagartige Schmerzfreiheit. Nadeln, im entsprechenden Gebiet gestochen, verschlimmern die Beschwerden meist zunächst.
Bei stumpfen Traumen mit Hämatombildung zeitigen Infiltrationen der entsprechenden Reflexzonen im Ohr mit Prokain eine schnellere Resorption des Blutergusses. (freundl. mündl. Mittl. DR. U. ZIER, Baden-Baden).

5.14.8 Das Blutenlassen von Akupunktur-Punkten im Ohr

Bei Zuständen der Blutfülle in bestimmten Ohrregionen kann es nützlich sein, einen „Mikro-Aderlaß" vorzunehmen. Wir benutzen hierzu zweckmäßigerweise eine kleine Blutentnahme-Lanzette oder eine Dreikantnadel. Neben dem Punkt 105 auf der Ohrrückseite und „Ohrspitze" (78), die vorwiegend bei Hypertonie, 78 auch bei allen Kongestionen, benutzt werden, eignen sich aber auch Zonen, die durch erweiterte Kapillaren imponieren.
Die Blutaustrittsmenge kann von einigen Tropfen bis zu kleinen „Rinnsalen" reichen. Ein trockener Wattebausch resp. Zellstoff sollten zur Blutstillung bereitgehalten werden.

5.14.9 Die Laser-Therapie

Nachdem jetzt die dritte Laser-Generation – der *Soft-Laser* – zur Verfügung steht, ist eine lege artis durchgeführte Laser-Therapie überall dort empfehlenswert, wo eine Überempfindlichkeit gegen die Nadel besteht.
Der Laser-Strahl ist schmerzlos und absolut steril.
Er kann bei Kindern ab dem 4. Lebensjahr angewendet werden.
Zur Verfügung stehen *Helium-Neon-Laser* und *Infrarot-Laser.* Man achte beim Kauf darauf, daß es sich um TÜV-geprüfte Geräte handelt, des weiteren, daß eine Unterweisung in der Handhabung des Lasers, möglichst durch einen *Laser-Schutzbeauftragten,* erfolgt.
Infrarot-Laser mit den speziellen Frequenzen von NOGIER ermöglichen die Behandlung über das Resonanz-Phänomen, der Reiz entspricht der Wirkung von Gold-, Silber- oder Stahlnadeln.

5.14.10 Kauterisation

Inwieweit die in der traditionellen westlichen wie östlichen Heilkunde bekannte Kauterisation verunreinigter Wunden und hartnäckiger Schmerzzustände auch im Bereich der Ohrmuschel Anwendung fand, ist in Kapitel 1: „Zur Geschichte der Ohrakupunktur" be-

richtet. Zu ergänzen ist, daß sich auch die arabische Heilkunde dieser Methode am Ohr seit altersher bediente.
Dabei wurde das Ohr-Areal mit einem geschlitzten Blei-Plättchen abgedeckt, um mittels zugeführter Hitze eine möglichst definierte Wirkung zu erreichen.
Die von Kauterisationen herrührenden kleinen Narben sollen seinerzeit NOGIER bei der Inspektion der Ohrmuschel auf die „Somatotopie Ohr" aufmerksam gemacht haben.
Noch heute wird bei den *Sinti* diese Methode bei bestimmten Schmerzzuständen angewendet, ebenso in Nordafrika von einheimischen Heilkundigen wie auch in der Tiermedizin (vgl. hierzu Kap. 10: „Auriculoakupunktur beim Tier", Beitrag von Dr. H. und Chr. Krüger).
Eine der Kauterisation ähnliche Wirkung mit einem milderen Reiz stellt die Zuführung von Wärme mittels der Moxa dar. Die Durchwärmung entsprechender Ohrzonen bei Lumbalgien, Ischialgien, Brachialgien und Wirbelsäulenschmerzen hat sich bewährt.

5.15 Die Behandlung über die Resonanzzonen am Ohr und Körper

NOGIER wies in Versuchen, die er 1975 veröffentlichte, nach, daß verschiedene Abschnitte der Ohrmuschel auf einen bestimmten Reiz die gleiche Reaktion zeigten. Er wählte dazu einen Lichtreiz mit einer Diodenlampe, die jeweils in einer bestimmten Frequenz aufleuchtete. Hierbei kam er zu 7 verschiedenen Ohrzonen A–G, die als Reflexzonen auf spezielle Reize mit einer Veränderung des Radialispulses reagierten, sich also mit dem „RAC" nachweisen ließen. Diese **Resonanzphänomene** werden heutzutage in allen Bereichen der Technik verwendet, wenn es darum geht, geringe Meßgrößen zu erfassen.
Der Physiker POPP hat nachgewiesen, daß Lebewesen hochempfindliche Resonanzsysteme von wenigen Hz bis zu 10^{15} Hz bilden. Der Mensch besteht aus etwa 10^{13} Oszillatoren, die in allen Frequenzbereichen empfangen. Das Lebewesen ist auf ideale Kommunikation seiner Zellen, auf den exakten Informationsaustausch oder kurz auf Zellresonanz eingestellt (POPP).
NOGIER fand heraus, daß die sieben verschiedenen Resonanzfrequenzen A–G der Ohrmuschel den entsprechenden Resonanzzonen am Körper zuzuordnen sind. Diese Resonanzzonen am Ohr und Körper sind unabhängig von Geschlecht und Alter des Menschen immer dieselben.
Diese bestimmten Resonanzfrequenzen rufen in den entsprechenden Ohrzonen einen leicht erhöhten RAC hervor: sie erzeugen einen schwach ausgeprägten **Ruhetonus**. Steigt dieser Ruhetonus an bestimmten Stellen ausgeprägt an, spricht man von **Blockade-Punkten**. Steigt der RAC über einem speziellen Punkt mit einer für diesen Bereich fremden Frequenz signifikant an, spricht man von einer **„parasitären Frequenz"**. Für das Bestreben, einem pathologischen Punkt möglichst viele Informationen zu entlocken, ist dieses Resonanzverhalten für Diagnose und Therapie von großer Bedeutung. BAHR führt als Beispiel an: ist im Lendenwirbelsäulenbereich (normalerweise Zone der Frequenz C) die Freq. F. am deutlichsten mit dem RAC zu tasten, weist dies darauf hin, daß

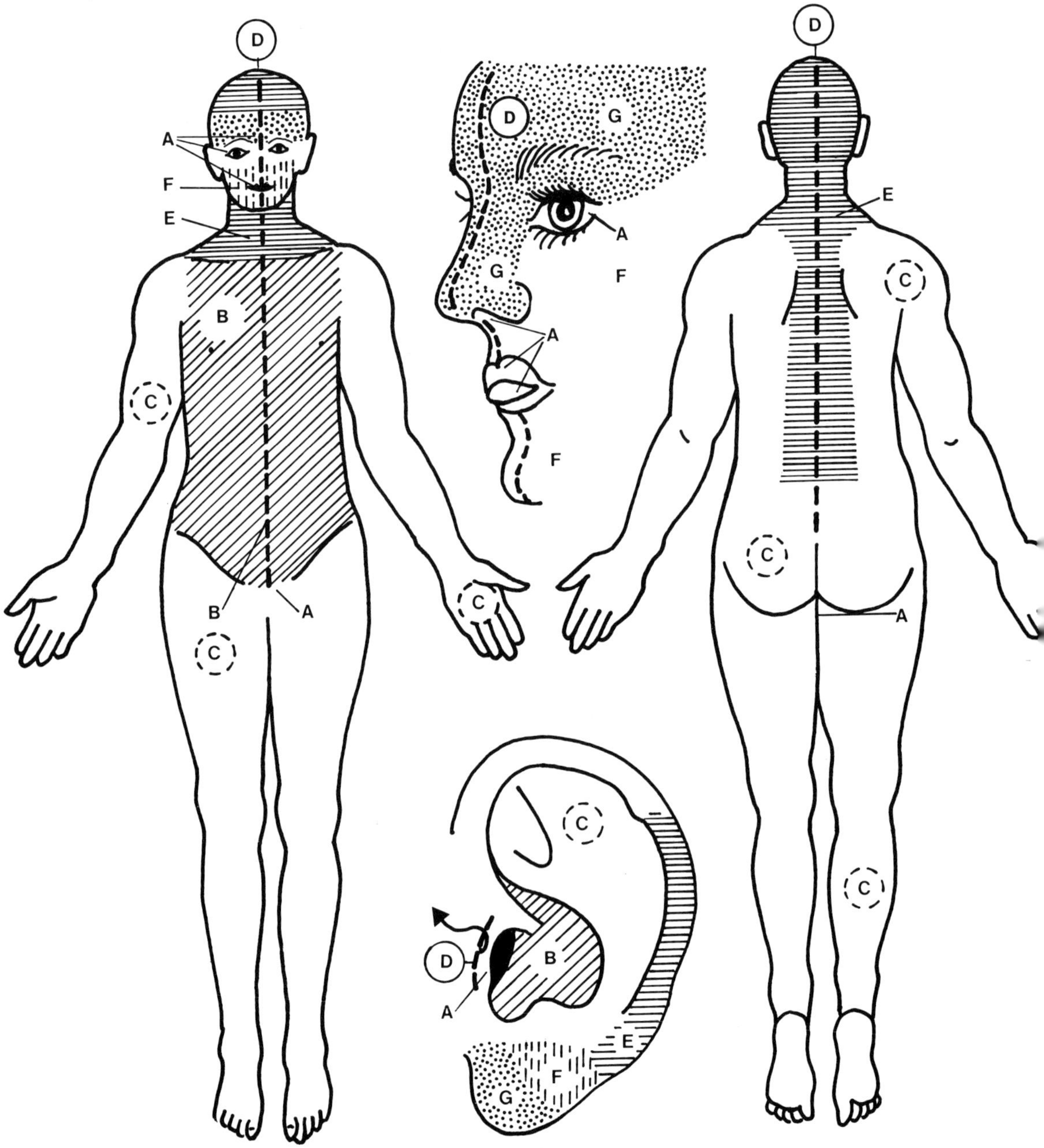

Abb. 22: Modifiziertes Zonenschema nach NOGIER und BOURDIOL

sich möglicherweise hinter einer Lumbalgie eine larvierte Depression verbirgt und auch die Zone F im Ohr z.B. über den Anti-Depressionspunkt behandelt werden muß.
Entscheidend ist offensichtlich immer die spezifische Schwingung für die Auflösung dieser Resonanzphänomene und nicht die Stärke eines Reizes. So verwendet man zur diagnostischen Austestung nur ganz schwache Reize, die keinesfalls schon als therapeutischer Reiz gelten können und somit das Krankheits-Bild nicht verwischen.
Dieser spezielle Reiz kann mit einer Diodenlampe (NOGIERs erste grundlegende Versuche), heute besser mit einem der handelsüblichen Infrarot-Laser gesetzt werden. Auch elektro-magnetische oder elektrische Frequenzen oder spezielle Farbfrequenzen sind hierfür geeignet.
Die umseitige Tabelle gibt eine Übersicht der Beziehungen der Resonanzzonen zu Frequenzen, Farbfiltern, Erkrankungszuständen und Körperakupunkturpunkten:

5.16 Frequenztabelle

Farbe Filter	Frequenz	Hz	Lage im Ohr	Lage am Körper	Charakteristik der Frequenz	Indikation	Anwendung in der Körperakupunktur
	U	1,14	–	–	Frequenz U u. A, Frequenzen der Unordnung	Narben, Störfelder, Entzündungen, Rheuma, Allergie, Tumor	–
Orange 22	A	2,28	subtragal	Körperöffnungen: z. B. Augen, Mund, Anus, Vagina.			Zustimmungspunkte des Blasenmeridians Inn Trang (Goldnadel)
Rot 25	B	4,56	Concha	innere Organe im Brust- und Bauchraum	Nutritive Frequenz, Ernährung des Gewebes, Nahrungsaufnahme, Anabolismus.	Arthrosen Durchblutungsstörungen, Ulcus cruris, Hirn inf. (Schädelakup.)	Sedationspunkte
Grün 4	C	9,125	Scapha	Extremitäten	Mesenchymale Frequenz, Knochen, Muskeln, Bewegung, Muskelfunktionen.	WS-Syndrom (ohne Wurzelreizung), Blockade des Bewegungsapparates.	Tonisierungspunkte

Farbe Filter	Frequenz	Hz	Lage im Ohr	Lage am Körper	Charakteristik der Frequenz	Indikation	Anwendung in der Körper- akupunktur
Orange 23 A	D	18,25	Tragus- Außenseite	Jenn Mo Tou Mo	Erschöpfung der Reserven: Tou-Mo: Vor Tragus: li Ohr Jenn-Mo: re Ohr	Desorientiertheit Störungen im Bereich der Kommissuren.	Alarmpunkte Mo-Punkte
Blau-Grün 44	E	36,5	Ohrrand	Paravertebral Hinterkopf	Rückenmarks- frequenz	Wurzelreiz- syndrom Rückenmarks- stenose, Trige- minusneuralgie, Herpes zoster.	Anfangspunkte der Meridiane
Violett 98	F	73	Lobulus hinterer Teil	Gesicht- Wangen, Kinn	subcorticale Frequenz	Umweltkonflikte Depressives Syn- drom, Müdigkeit, Emotionen.	Endpunkte der Meridiane
Rosa 30	G	146	Lobulus vorderer Teil	Stirn Nase	Präfrontale – Gehirnzone, den- kende Sphäre	Individualität Psychosomatik. li. Sorge, re. Angst	Quellpunkte der Körper- Akupunktur
Filter auf der Hand: Zuführung, auf der Stirn: Wegnahme				mit Laser in Längsachse behandeln	verstärkter RAC in Zone: Blockade-Punkt. and. Frequenz: parasitäre Freq.	Therapie mit der gefundenen Frequenz.	

NOGIER weist darauf hin, daß periphere Hindernisse die Weiterleitung des zentralen Reizes, der vom Ohr ausgeht, hemmen können. Hier hat es sich als nützlich erwiesen, zur Unterstützung der Reflexbehandlung von der Ohrmuschel das entsprechende Organ am Körper mit der gleichen Frequenz zu behandeln. Diese Behandlung sollte immer in der Longitudinalachse, der Längsachse des Körpers, erfolgen. Hierdurch werden Blokkaden am Organ aufgehoben, und der ankommende nervale Heilreiz kann vom Organ umgesetzt werden. Die Behandlungszeit über dem Organ ist nur kurz und liegt zwischen 30–60 Sek.
In diesem Zusammenhang sei daran erinnert, daß die Chinesen bei der Ohrakupunktur den Patienten, zur Unterstützung der sedativen Wirkung mit der Stahlnadel, über dem erkrankten Organ leicht reiben und massieren. Ich konnte in der Praxis beobachten, wie im Falle einer schon langdauernden, intensiven Ischialgie die Akupunktur der Ohrmuschel nach zwei ergebnislosen Versuchen erst dann den gewünschten Erfolg brachte, nachdem ich den N. ischiadicus im erkrankten Bereich nach der ,,Methode LIUNG" mit der Stahlnadel akupunktiert hatte. Der Patient äußerte spontan: ,,Jetzt werden die akupunktierten Ohren ganz warm." Die Energiebahnen waren nun frei, der Patient nach fünf Behandlungen schließlich beschwerdefrei und arbeitsfähig, nachdem er bereits ein halbes Jahr krank geschrieben war und deshalb um seinen Arbeitsplatz bangen mußte.

6. Therapiebeispiele zum praktischen Vorgehen in der Akupunktur der Ohrmuschel

6.1 Der Nullpunkt = Zwerchfellpunkt der Chinesen (82)

Der besonderen Bedeutung halber sei dieser Punkt ausführlich behandelt. Nach NOGIER ist er der Meisterpunkt in der Mitte der Ohrmuschel, hier beginnt der *Plexus solaris*. Die indische Philosophie definiert hier den Sitz des Ohr-Chakra als energetischem Zentrum. Der Punkt liegt auf der Helixwurzel an jener Stelle, wo diese aus der Ohrmuschel morphologisch heraustritt. Mit dem „Steigbügel" läßt sich eine deutliche Kerbe ertasten, die bei stärkerem Druck auch schmerzhaft ist.

Dieser Punkt ist nicht nur ein geometrisches, sondern auch ein physiologisches Zentrum im Ohr. Er ist der Ausgangspunkt der NOGIERschen Behandlungslinien, die existente energetische Kraftlinien darstellen.

Durch Behandlung dieses Punktes können wir den Energiestrom zum Ohr öffnen oder schließen. Wir können von hier aus eine Unempfindlichkeit oder Überempfindlichkeit des Ohres beeinflussen. Am Nullpunkt gelten, wie schon angedeutet, die Gesetze der Körperakupunktur. Hier ist die Energieumschaltstelle zum Ohr.

Am Nullpunkt ist die *Goldnadel* indiziert: bei Überanstrengungen körperlicher oder nervlicher Art, bei Erschöpfungszuständen und zur Besserung des Allgemeinbefindens. Hier wird sie in allen Fällen dann angewandt, wenn Gegenindikationen zur großen Ohrakupunktur oder auch zur Körperakupunktur bestehen. Bleibt die Wirkung einer gut gewählten Ohrakupunktur aus (ungenügende Reizbeantwortung), dann stechen wir zum Schluß hier ebenfalls die Goldnadel.

Die *Silbernadel* am Nullpunkt wirkt im umgekehrten Sinne. Nach überschießender Nadelreaktion: am Schluß der Behandlung, wenn alle Nadeln entfernt sind, nochmals zehn Minuten behandeln. Ist das Ohr schon beim Untersuchen überempfindlich: nur Silbernadeln stechen (s. Kap. 5.12: „Praktische Anwendung").

Die *Chinesen* behandeln den Zwerchfellpunkt (82 = Nullpunkt) bei allen hämatologischen Erkrankungen und Menstruationsstörungen. Er soll eine blutstillende Wirkung haben. Nach NOGIER kann man mit diesem Punkt auch Singultus, die unwillkürliche Zwerchfellkontraktion, die z. B. nach Bauchoperationen auftreten kann, günstig beeinflussen. Auch bei schmerzhaften Spasmen der Bauchorgane wirkt er entkrampfend und sollte gleichzeitig dabei auf der Ohrrückseite an gleicher Stelle in Silber gestochen werden (motorische Magenfunktion).

Ich beginne jede Untersuchung des Ohres mit einer leichten Massage des Nullpunktes. Damit leite ich im übertragenen Sinne Energie ins Ohr, gleichzeitig wird die Testung der gestörten Zonen im Ohr mit dem Untersuchungsgerät erleichtert. Von der Eichung des Punktsuchers am Nullpunkt vor der Untersuchung sollte man absehen, da dieser Punkt selbst gestört und daher therapiebedürftig sein kann.

6.2 Kopfschmerzen und Migräne

Die gängige schulmedizinische Regel der Schmerzbehandlung lautet sinngemäß: Jeder länger als zehn Jahre bestehende Kopfschmerz ist nur schwer zu beeinflussen, denn er hat sich im Schmerzzentrum des Gehirns manifestiert.
Aber gerade diese Patienten kommen auch zu uns und klagen darüber, daß der Organismus mit dem durch die Schmerzen bedingten steigenden Tablettenkonsum nicht mehr fertig wird, und hoffen darauf, daß die Schmerzen erträglich werden. Auch wenn man nicht „heilen" kann, so sollten wir doch versuchen, das Leiden für den Patienten erträglich zu gestalten, so daß er damit leben kann. Nach meinen Erfahrungen lohnt sich hier oft ein Versuch mit der Akupunktur der Ohrmuschel. Auch beim Kopfschmerz hat die Regel der traditionellen Akupunktur Gültigkeit: Ein Yin-Zustand ist schwieriger zu behandeln als ein Yang-Zustand. Die Yin-Erkrankungen „zehren an der Substanz", auch an der des Behandlers! Dagegen sind alle Yang-Kopfschmerzen ein dankbares Behandlungsgebiet, z. B. kongestive Kopfschmerzen, Kopfschmerzen nach traumatischen Ereignissen (oftmals Jahre zurückliegend), Kopfschmerzen, die von einem HWS-Syndrom aufsteigen oder auch mit Zähnen, Nebenhöhle oder Augen in Bezug stehen. Der Kopfschmerz ist immer nur ein Symptom, es gilt, den ursächlichen Zusammenhang zu ergründen und zu behandeln. Die Ohrakupunktur wird dabei meist nur *ein* Glied in der Kette der zu treffenden Maßnahmen sein, oft ist sie jedoch das entscheidende.
Der biologische Behandler wird durch Untersuchung der Druckpunkte am Kopf und durch Ertasten von Verspannungen im Nacken-Schulter-Bereich oder von Fehlstellungen der HWS ausgehend nach dem Charakter des Kopfschmerzes forschen. Dementsprechend werden Massagen, chiropraktische Manipulationen, Neuraltherapie, hautableitende Behandlungen im Sinne BAUNSCHEIDTs, Kantharidenpflaster hinter den Ohren oder entsprechende Maßnahmen die Ohrakupunktur unterstützen. Selbstverständlich sollte auch das gut gewählte Homöopaticum in die Therapie eingebracht werden. An einigen Praxisfällen sei die Art des therapeutischen Vorgehens erläutert.

Fallbeispiel:
Patientin, 42 Jahre, kommt am 13.1.1981 in meine Behandlung. Diagnose: Migräne seit ihrem zwölften Lebensjahr. In den letzten Jahren litt sie wöchentlich an zwei bis drei Migräneanfällen, dazu an ständigen Kopfschmerzen. Vor eineinhalb Jahren stellte sich nach Uterusexstirpation eine Depression ein. Vordem war die Migräne besonders schlimm z. Zt. der Menses, im Sommer und bei Hitze. Rezidivierende Zystitiden. RR 145/85. Empfohlen wurde sie an mich durch ihren Optiker, von dem sie sich (wieder einmal) durch eine neue Brille Hilfe erhofft hatte; ihre Schmerzen „setzten sich vielfach hinter den Augen fest". Gerade bei chronischen Fällen sollte man nicht versäumen, die Patienten darauf aufmerksam zu machen, daß es im Laufe der ersten drei bis vier Behandlungen zu starken Reaktionen in Form von verstärkten Migräneanfällen kommen kann. Wir sehen – ähnlich wie in der Homöopathie und anderen Naturheilverfahren – an dieser Erstverschlimmerung, daß der Patient auf unsere Therapie antwortet, daß der „innere Arzt" durch unsere Behandlung „wachgerufen" wurde.
Bei dieser Patientin trat nach der ersten Behandlung ein starker rechtsseitiger Migräneanfall auf mit intensiv anhaltenden Schmerzen. Nach der zweiten Behandlung löst sich eine

starke Rhinitis, ,,der Kopf wurde freier". (Wenn retoxische Blockaden im Sinne RECKEWEGs gelöst werden, bestehen für die Heilung gute Aussichten.)
Nach der dritten Behandlung traten nur noch zwei leichte Anfälle auf, die sich ohne Tabletten, durch Ruhe beherrschen ließen.
Nach der sechsten Behandlung, jeweils in wöchentlichen Abständen, war die Patientin beschwerdefrei. Sie hat seitdem keine Migräneanfälle und keine Kopfschmerzen mehr. Auch die Depression trat nicht mehr auf.
Es fanden in unterschiedlichen Kombinationen Verwendung:
Punkte des gestörten Segments der HWS (Wirbelpunkt und vegetativer Zustimmungspunkt in der ,,vegetativen Rinne"), Polster (29), Sonne (35), Stirn (33), graue Substanz (34), Auge (8) (dahinter ,,setzte sich oft die Migräne fest"); im rechten Ohr: Gallenblase (96); im linken Ohr: Herz (100), auch Vegetativum II = Subcortex.
Vor der Akupunktur erfolgten subkutane Injektionen im Nacken-Schulter-Gebiet, um myogelotische Verspannungen zu lösen.

Fallbeispiel:
Patient, 45 Jahre, selbständiger Versicherungskaufmann, kommt am 5.5.1977 in meine Behandlung. Er leidet seit vier Jahren unter Okzipital-Neuralgien und hat ständig starke Schmerzen, vom Nacken zum Hinterkopf aufsteigend. Bei jeder Anstrengung wird der Schmerz unerträglich. Der Patient spielt bereits mit dem Gedanken, sich invalidisieren zu lassen. Der Beruf ist zur Qual geworden.
Er war in diesen vier Jahren in ständiger Behandlung. Die Therapie des Hausarztes, der Internisten, Orthopäden und Neurologen war bis zu diesem Tag ohne Erfolg geblieben, dies trotz Injektionen, Massagen, Packungen, Kuraufenthalt, chiropraktischer Behandlung usw. Bei der ausführlichen Anamnese erwähnte der Patient, daß er 1948, mit sechzehn Jahren also, nach einem Sturz auf die Tenne – er war mit seinen Eltern auf dem Land evakuiert – einen schweren Schädelbasisbruch mit *Commotio cerebri* erlitten hatte. Dies gab den Anlaß, ihm eine Akupunktur der Ohrmuschel vorzuschlagen, mit dem Hinweis der Möglichkeit einer starken Erstverschlimmerung.
Der Patient berichtete nach der ersten Behandlung: Zunächst sei er verhältnismäßig schmerzfrei aus der Praxis gegangen, habe jedoch anschließend fast unerträgliche Schmerzen bekommen, die zwei Tage anhielten. Danach hingegen sei er seit vier Jahren zum ersten Mal schmerzfrei gewesen. Nach acht bzw. vierzehn Tagen erfolgten die zweite und dritte Behandlung. Wieder traten zwei Tage lang starke Schmerzen auf, dann eine schlagartige Besserung. Nach der vierten Behandlung war der Patient schmerzfrei. Nach drei Monaten meldeten sich die Schmerzen in leichterer Form erneut. Der Patient suchte mich sofort auf und erhielt nochmals in jeweils vierwöchentlichem Abstand drei Behandlungen, die nunmehr zur völligen Schmerzfreiheit führten. Er meldet sich seitdem jährlich einmal, um mir mitzuteilen, daß er völlig beschwerdefrei sei, seinen Beruf voll ausübe und nur bei starkem Witterungsumschlag unterschwellig seine ,,empfindlichen Stellen" spüre.
Bei diesem Patienten kamen folgende Punkte zur Anwendung: Als Basis das gestörte HWS-Segment (C_1 samt Vegetativem Zustimmungspunkt), ,,Polster", ,,Sonne", ,,Stirn", ,,graue Substanz", ,,Shen-Men" sowie Vegetativum I oder II. Der Nacken wurde vor der Akupunktur gequaddelt.

Kopfschmerzen – Migräne (allgemeine Punkte)

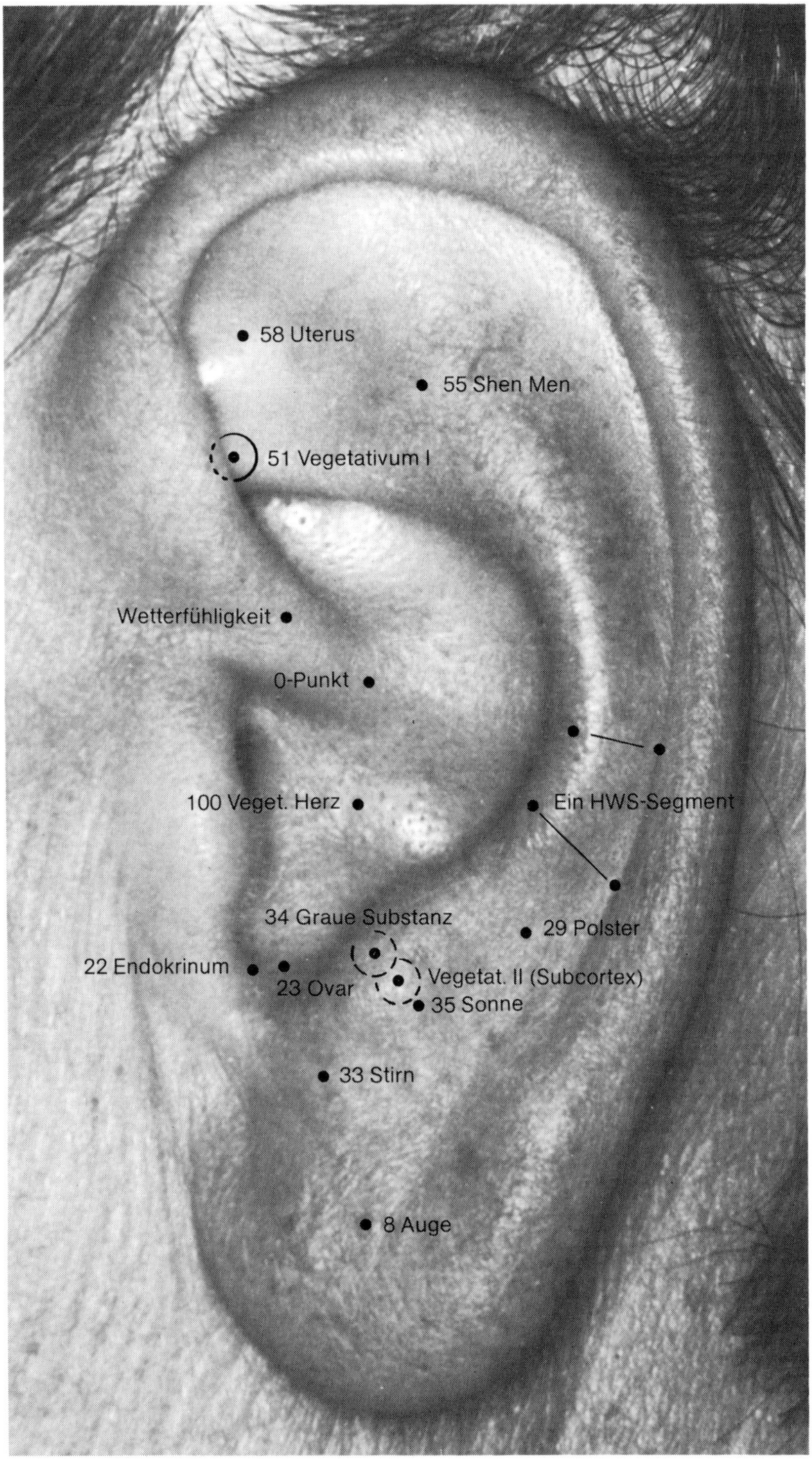

Abb. 23

Hier war sicherlich die Narbe an der Schädelbasis als fokales Störfeld für die unerträglichen Schmerzen mitverantwortlich.
Bei Kopfschmerzen und Migräne sind bei genauer Beurteilung jedes einzelnen Behandlungsfalles und parallel zum Einsatz aller biologischen diagnostischen Möglichkeiten die folgenden Punkte besonders zu beachten:
Das gestörte Segment (Wirbelsäulenpunkt nebst vegetativem Umstimmungspunkt)
,,Polster" (29)
,,Sonne" (35)
,,Stirn" (33)
(Sie liegen oftmals in einer Ebene an der Basis des Antitragus)
,,Graue Substanz" (34)
,,Ohr-Shen-Men" (55)
eventuell auch ,,Vegetativum I" (51) oder ,,Vegetativum II" (Subcortex), die endokrinen Drüsenpunkte (22/23) oder Uterus (58). Vielfach ist auch der Punkt für das ,,nervöse Herz" (100) angezeigt. Der Punkt ,,Wetterfühligkeit" sollte bei entsprechender Indikation mit in Betracht gezogen werden. Er liegt auf der aufsteigenden Radix helicis, dort wo diese etwa das Niveau der Gesichtshaut ereicht. Auch an das ,,Auge" (8) sollte man denken, wenn der Schmerz dorthin ausstrahlt oder sich hinter dem Auge ,,festsetzt".
Weiterhin denken wir bei Kopfschmerzen und Migräne als auslösende Ursachen an Störungen von Magen, Galle und Nieren. Auch Depressionen können für das Krankheitsgeschehen mitverantwortlich sein.

6.3 Trigeminusneuralgie

Mit zu den quälendsten Schmerzen im Kopfbereich zählen die Trigeminusneuralgien. Ich konnte bisher durchweg gute Ergebnisse erzielen, wenn in der Anamnese ein *Trauma* festzustellen war. Die Skala reichte von einem Sturz von einem Baugerüst bis hin zum Abschleifen von Zähnen.
Langjährige Trigeminusneuralgien ohne *ergründbare Ursache* sind hingegen auch mit der Ohrakupunktur schwer zu beeinflussen.
In einigen Fällen, wo diese Erkrankung schon zwanzig oder dreißig Jahre bestand und der Nerv operativ durchtrennt worden war, konnte ich dennoch mit der Laserakupunktur an den Nervenaustrittspunkten im Gesichtsbereich und den Zonen im Ohr noch Linderung erzielen.

Therapeutisches Vorgehen

Die Basis bildet auch hier wieder das gestörte Segment im HWS-Bereich (Wirbelsäulenpunkt und dazugehöriger ,,vegetativer Zustimmungspunkt"). Des weiteren die Punkte ,,Polster" (29), ,,Sonne" (35), ,,Stirn" (33), ,,Graue Substanz" (34), ,,Oberkiefer" (6) oder ,,Unterkiefer" (5). Eventuell können auch ,,Auge" (8) oder Ohr (9) indiziert sein. Nicht vergessen sollte man die von NOGIER empfohlenen Punkte am Rande des Ohrläppchens. Der Punkt Ohrspitze (78) ist der Innervationspunkt für den Trigeminusnerv, er sollte bei der Behandlung Berücksichtigung finden.

Trigeminusneuralgie

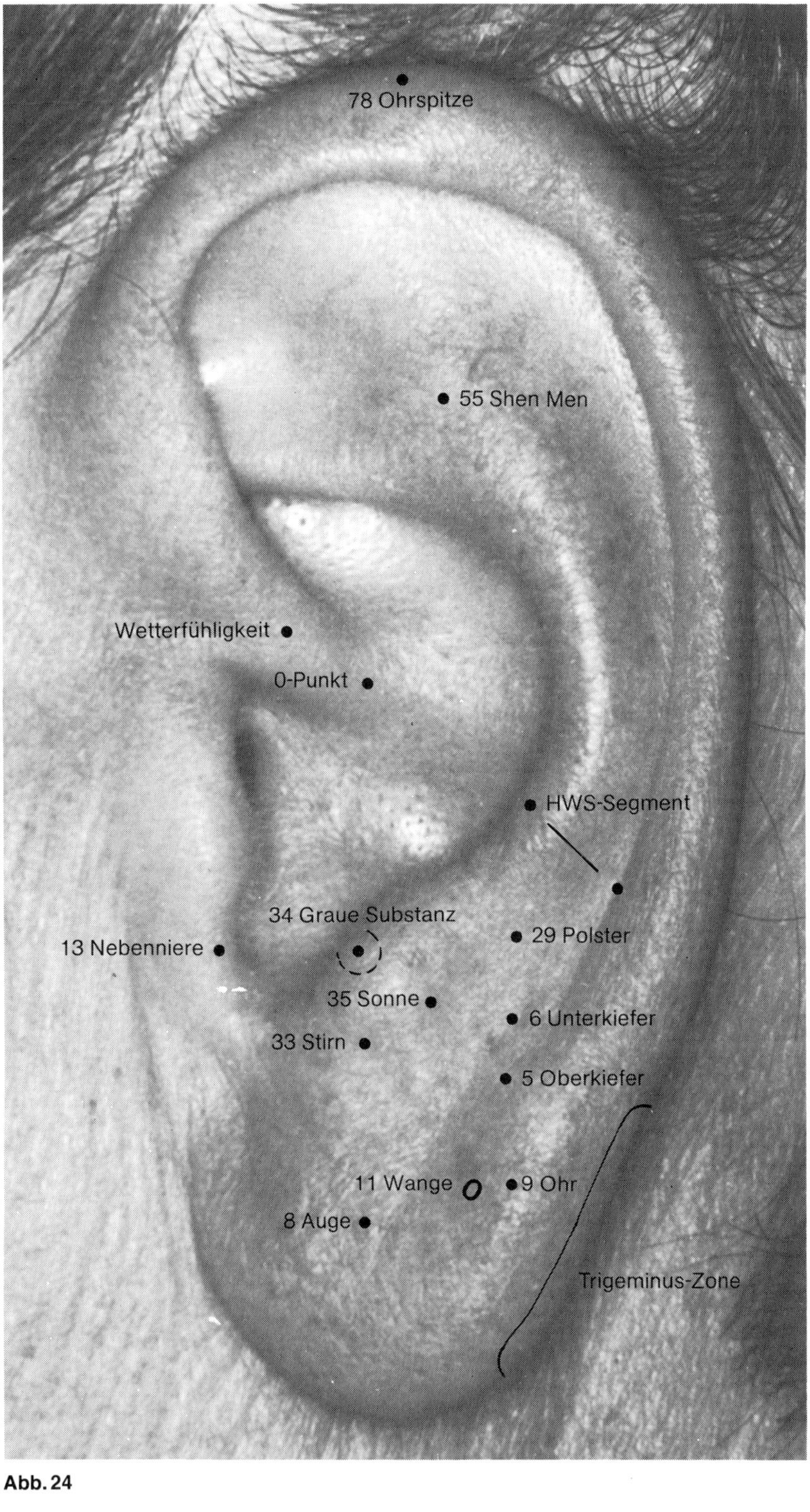

Abb. 24

Fallbeispiel:
Eine Patientin, 45 Jahre, kommt im Dezember 1976 in meine Praxis. Seit ihr vor fünf Wochen sechs Zähne abgeschliffen wurden, leidet sie unter unerträglichen Schmerzen des II. Astes des N. trigeminus. Sie kommt Tag und Nacht nicht zur Ruhe. Sie lebt nach eigener Aussage nur noch von Tabletten. Nach drei Behandlungen am 8., 10. und 15.12. braucht sie keine Tabletten mehr und kann seit fünf Wochen zum ersten Mal wieder lachen und schlafen.
Am 11.1.1977 werden ihre Zähne erneut nachgeschliffen. Wieder treten starke Schmerzen auf; die Patientin kommt sofort in meine Behandlung. Nach drei Behandlungen war sie beschwerdefrei und ist es bis heute geblieben.
Punkte, die während der Behandlung zur Anwendung kamen:
HWS-Segment, ,,Polster'', ,,Sonne'', ,,Stirn'', ,,Graue Substanz'', ,,Oberkiefer'', ,,Shen-Men'', ,,Nebenniere'' (13) in Stahl; auf eine Stahlnadel in den Punkt 23 (Ovar) setzte die Periode, die fünf Wochen ausgeblieben war, am darauffolgenden Tag ein.

6.4 Erkrankungen des rheumatischen Formenkreises

Die Zahl derjenigen Menschen, die von Erkrankungen des rheumatischen Formenkreises befallen sind, nimmt in unserer von moderner Zivilisation geprägten Zeit eher zu als ab. Die Ursachen können vielfältig sein. Sie reichen von Bewegungsmangel, falscher Ernährung, schlechtem Stoffwechsel, Herdgeschehen bis hin zur anlagebedingten Diathese. Aber auch Menschen, die glauben, immer gesund gelebt zu haben und viel Bewegung hatten, können an dieser modernen „Volksseuche" erkranken. Sicherlich spielen dabei auch zunehmend seelische Belastungen eine Rolle.

Ein Großteil der Patienten, die die naturheilkundliche Praxis aufsuchen, ist von den Ergebnissen des schulischen, vorwiegend chemotherapeutischen Vorgehens enttäuscht. Jeder verantwortungsbewußte Behandler wird daher sein Bestes tun, um mit den Möglichkeiten der biologischen Therapie diesen kranken, oft äußerst deprimierten Menschen zu helfen.

Die Ohrakupunktur kann gerade auf diesem Gebiet Signifikantes leisten. Sie hat sich u.a. bewährt bei allen Erkrankungen der Wirbelsäule, bei Lumbalgien, Ischialgien, HWS- und Schulter-Arm-Syndomen, der oft so langwierigen Epikondylitis, Gelenkerkrankungen (sowohl der großen, aber auch der kleinen Gelenke, wenn sie über das gestörte Segment angegangen werden), Sehnenscheidenentzündungen, beginnender Sudeck, Karpaltunnelsyndrom (mit Einschränkungen bei unbedingter chirurgischer Indikation), Verkrampfungen und Verhärtungen der Muskulatur, Schreibkrampf.

Wichtig: Achten Sie bei der Anamnese immer darauf, ob die vorliegende Erkrankung mit einem traumatischen Geschehen im Zusammenhang stehen kann. Die Erfolgsaussichten, mit der Ohrakupunktur gerade dann zum Ziel zu kommen, sind groß.

An dieser Stelle sei nochmals erwähnt, daß an der Ohrvorderseite und der Ohrrückseite die entgegengesetzten Metallnadeln zur Anwendung kommen. Z.B. bei einer Arthritis, einer akuten Verletzung oder Entzündung: auf der Ohrvorderseite (für die sensiblen Nervenbahnen) die Goldnadel, auf der Ohrrückseite (für die motorischen Nervenbahnen) die Silbernadel. Bei Arthrosen ist es umgekehrt: vorn Silbernadeln, mediale Ohrseite Goldnadeln.

Bei Arthrosen kann sich nach einer sechs bis neun Monate dauernden Behandlung – in wöchentlichen Abständen – bei Unterstützung durch andere biologische Maßnahmen neuer hyaliner Knorpel bilden, der anfänglich aber nur vorsichtig belastet werden sollte (freundl. mündl. Mitteilung DR. U. ZIER).

Bei Blutergüssen hat sich die Prokainquaddel an entsprechenden Ohrpunkten bewährt, bei frischen Verletzungen eine Dauernadel, die alle zwei Stunden mit einem Stabmagneten zu stimulieren ist. Auf der Ohrrückseite untersuchen wir auch den äußeren Wulst bei Gelenkerkrankungen, um eventuelle motorische Muskelverspannungen behandeln zu können.

Einige Beispiele aus der Praxis:

Fallbeispiel: Gelenkschmerzen

Eine Patientin, 67 Jahre, Hausfrau, kam im Februar 1978 in meine Praxis. Sie hatte seit dem Herbst 1977 starke „Gelenkschmerzen". Hausarzt und Orthopäde verordneten Spritzen, Massagen und Packungen. Das Blutbild war o.B., Rheumafaktor negativ, Zähne o.B. Ich leitete eine naturheilkundliche ausleitende und entzündungswidrige Therapie

ein. 1.3.1978 zweite Konsultation. Zustand unverändert, Patientin klagte über zunehmende Gelenkschmerzen und Steifigkeit. Ich verordnete zusätzlich Moorlaugenbäder, dazu wöchentliche Injektionen von Ozon mit Eigenblut.
5.4.1978. Alles hatte sich verschlimmert; keine Kraft in den Händen, sehr große Schmerzen, Unruhe. Ihre Hausarbeit konnte sie nicht mehr verrichten.
Nun dachte ich, wie immer, wenn ich in der Praxis nicht mehr weiter weiß, an die Ohrakupunktur. Erste Behandlung: HWS-Segment, „Arme", „Shen-Men" und „Polster" in Gold. Ich behandelte in wöchentlichem Abstand: Fingerlenke und Handgelenke waren am 26.4. freier; ich nahm jetzt im Wechsel „LWS" und „Beine", „Hüften" und „Knie" hinzu, dazu den Punkt 13 („Nebenniere") in Stahl.
7.6.1978, Patientin kann wandern, fühlt sich gut und macht alle Hausarbeiten.
1979, Patientin geht es gut, außer gelegentlichen Schulterschmerzen bei Wetterwechsel; in diesem Jahr erfolgen acht Behandlungen.
1980 noch eine Behandlung, die Patientin ist beschwerdefrei.

Gelenkschmerzen

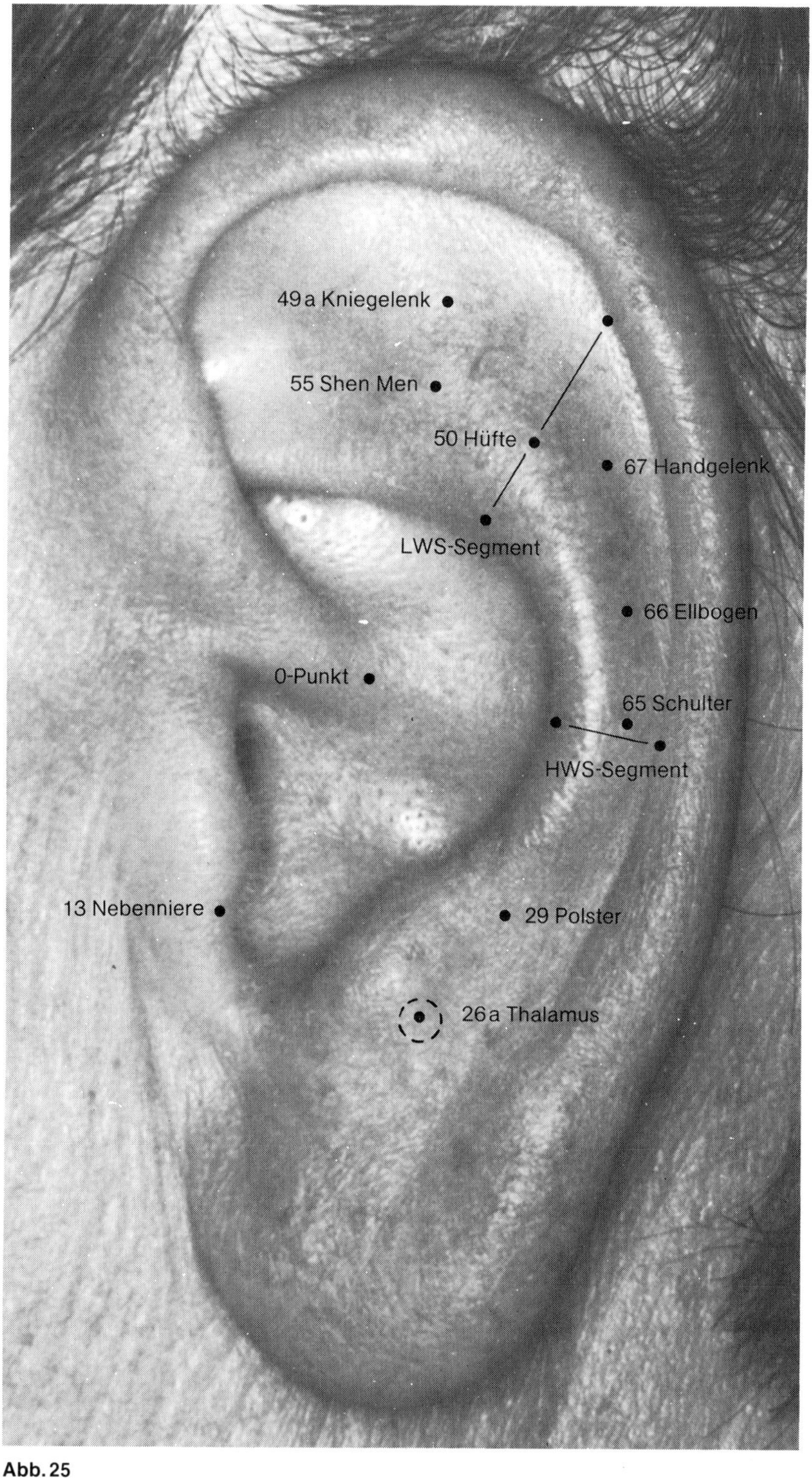

Abb. 25

Fallbeispiel: Ischialgie

Patient, 52 Jahre, kam am 12.1.1984 in meine Behandlung: am 3.10.1983 plötzlich aufgetretene Ischialgie. Behandlung durch Hausarzt, Orthopäden und Neurologen mit intensiver Therapie. Es wurde ein Ischias-Wurzelreizsyndrom in Höhe des 4. Lendenwirbels festgestellt.

Es bestand bei der Erstinspektion bereits eine Atrophie der linken Oberschenkelmuskulatur samt Lähmungserscheinungen im N.-peronaeus-Bereich. Der Patient konnte vor Schmerzen keine Nacht schlafen und wußte nicht, wie er seine Arbeit in der eigenen kleinen Druckerei noch schaffen sollte. Nach der ersten Ohrakupunktur trat eine starke Müdigkeit ein, der Patient konnte erstmals wieder fünf Stunden schlafen. Die Schmerzen konzentrierten sich jetzt im linken Oberschenkel. Nach drei Behandlungen wesentliche Schmerzlinderung. Der Patient kam nachts zur Ruhe und konnte seine Arbeit verrichten. Dann erfolgte am 1.2.1984 eine starke Knieprellung links mit Bluterguß (Rö.: o.B.). Es wurden das LWS-Segment, „Bein" und besonders das „Knie" im Ohr behandelt. Patientenbericht vom 8.2.1984: Das Knie ist gut geworden, es besteht noch ein gewisses Taubheitsgefühl im linken Bein, ansonsten keine Schmerzen mehr. Vom 12.1. bis 28.2.1984 wurden insgesamt acht Behandlungen durchgeführt.

Der Patient ist beschwerdefrei und wird wegen der noch vorhandenen Muskelatrophie am linken Oberschenkel weiter krankengymnastisch behandelt.

Er ist voll arbeitsfähig.

Nachricht vom Oktober 1984: Das Bein ist gut geworden, gelegentlich noch Empfindlichkeit im linken Fuß.

Folgende Ohrpunkte wurden behandelt:

LWS-Segment (Wirbelsäulenpunkt, Muskelpunkt, Vegetativer Zustimmungspunkt), der „schmerzhafte Punkt" im Bereich auf der oberen Anthelixwurzel (Oberschenkelbereich), ein „Ischiaspunkt", „Thalamus" (26A, links), „Shen-Men" (55), „Polster" (29), „Nebenniere" (13). Es wurde immer auch das rechte Ohr mitbehandelt und – da weniger empfindlich – zuerst gestochen: vor allem das „gestörte Segment", „Polster" (29), „Vegetativum I" (51), „Shen-Men" (55) und der jeweils sensibelste Punkt der Zone 95 in Stahl. Der „Herzpunkt" (100) (Unruhe, Schlaflosigkeit). Zur Anwendung kamen anfangs Goldnadeln (Yang-Zustand), dann Molybdännadeln („Rheumanadeln") und zum Schluß zweimal Silbernadeln für das noch geschwächte linke Bein.

Ischialgie

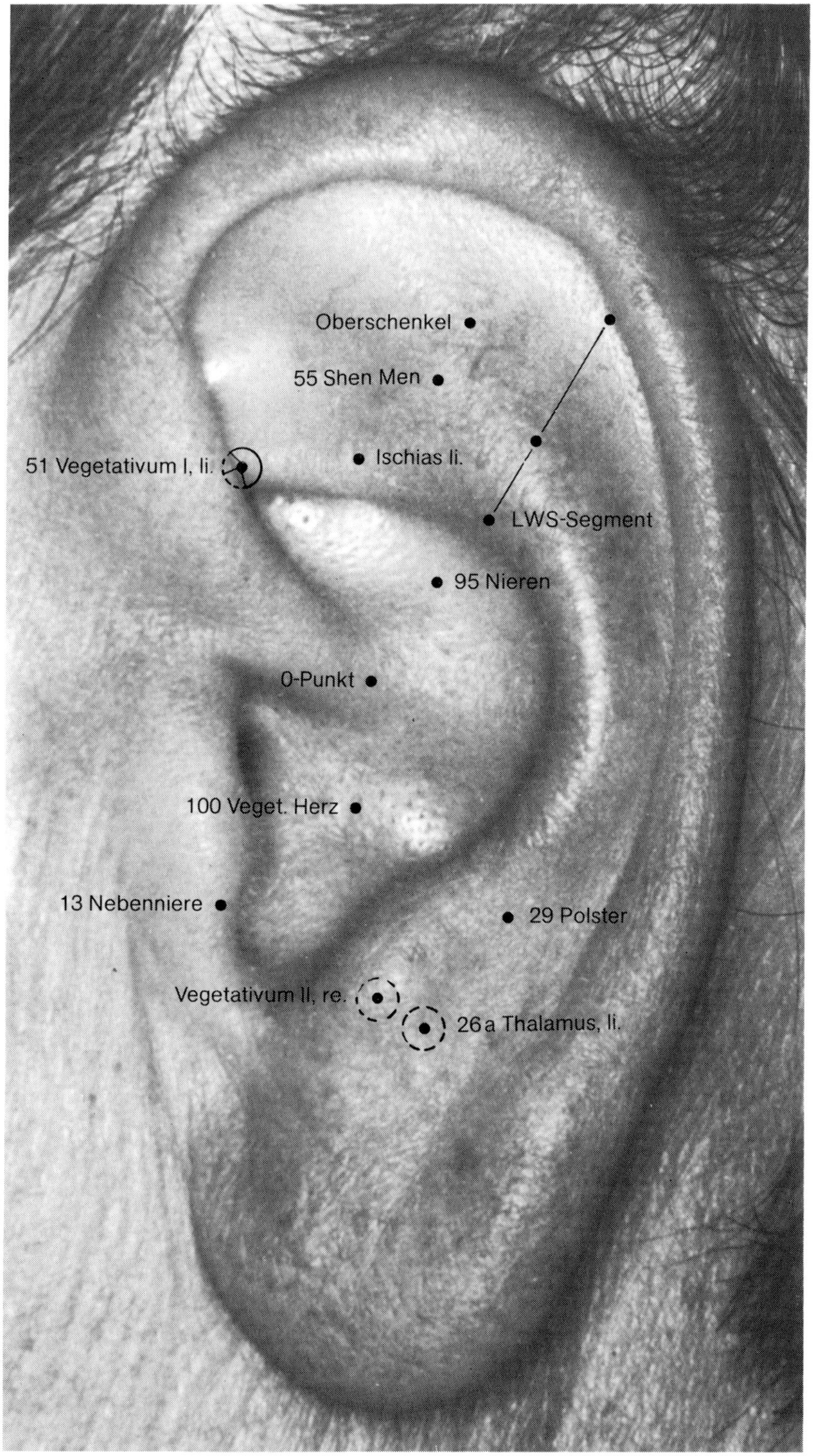

Abb. 26

Fallbeispiel: Rückenschmerzen

Patientin, 68 Jahre, kommt am 14.5.1984 zur Behandlung: Sie hat seit einem Jahr anhaltende starke Rückenschmerzen unklarer Genese zwischen den Schulterblättern, vorwiegend auf der linken Seite. Sie wurde in diesem Jahr in verschiedenen Praxen und Kliniken untersucht und behandelt. Auch die großen Untersuchungen zeigten keinen schweren Prozeß.

Die Osteoporose ist leichteren Grades , und wegen der vorhandenen leichten Kyphose wird ein Stützkorsett angefertigt. Gesagt wurde ihr, daß sie mit ihren Schmerzen leben müsse. Wegen der großen Schmerzempfindlichkeit der Patientin nach den vielen Untersuchungen und aufgrund der ,,Angst vor der Nadel'' beginnen wir mit einer Infrarot-Laser-Ohrakupunktur, die ihr auch zwei Tage Erleichterung verschafft. Nach drei Behandlungen können wir auch die ersten Nadeln setzen und mit dem Laser kombinieren. Wir injizieren jetzt zusätzlich paravertebral in die hyperalgetischen Punkte. Nach acht Behandlungen bis Anfang Juli ist eine wesentliche Besserung eingetreten, sie kann leichte Hausarbeiten verrichten und braucht sich nicht mehr alle zwei Stunden hinzulegen.

Die Behandlung erfolgte anfangs im wöchentlichen Abstand, im August 1984 kann sie ihre Fenster putzen und fühlt sich wohl. Jetzt gehen wir auf drei- bis vierwöchentliche Behandlungsintervalle über.

Zur Anwendung kamen vorwiegend Molybdännadeln. Die Patientin ist im wesentlichen beschwerdefrei, kann alle ihre Hausarbeiten verrichten, kann wandern und ohne Angst verreisen.

Die Akupunkturpunkte im Ohr:

BWS-Segment (Th3–4 und ,,vegetativer Zustimmungspunkt''), ,,Polster'' (29), ,,Nebenniere'' (13) in Stahl im Wechsel mit ,,Niere'' (95) in Stahl, ,,Vegetativum I'' oder ,,II'', ,,Shen-Men'' (55), ,,Omega-Hauptpunkt'' im Wechsel mit ,,Antiaggressionspunkt'' (nervliche Stabilisierung bei chronischen Erkrankungen mit auftretender ,,reizbarer Schwäche'' (s. Abb. 27).

Rückenschmerzen

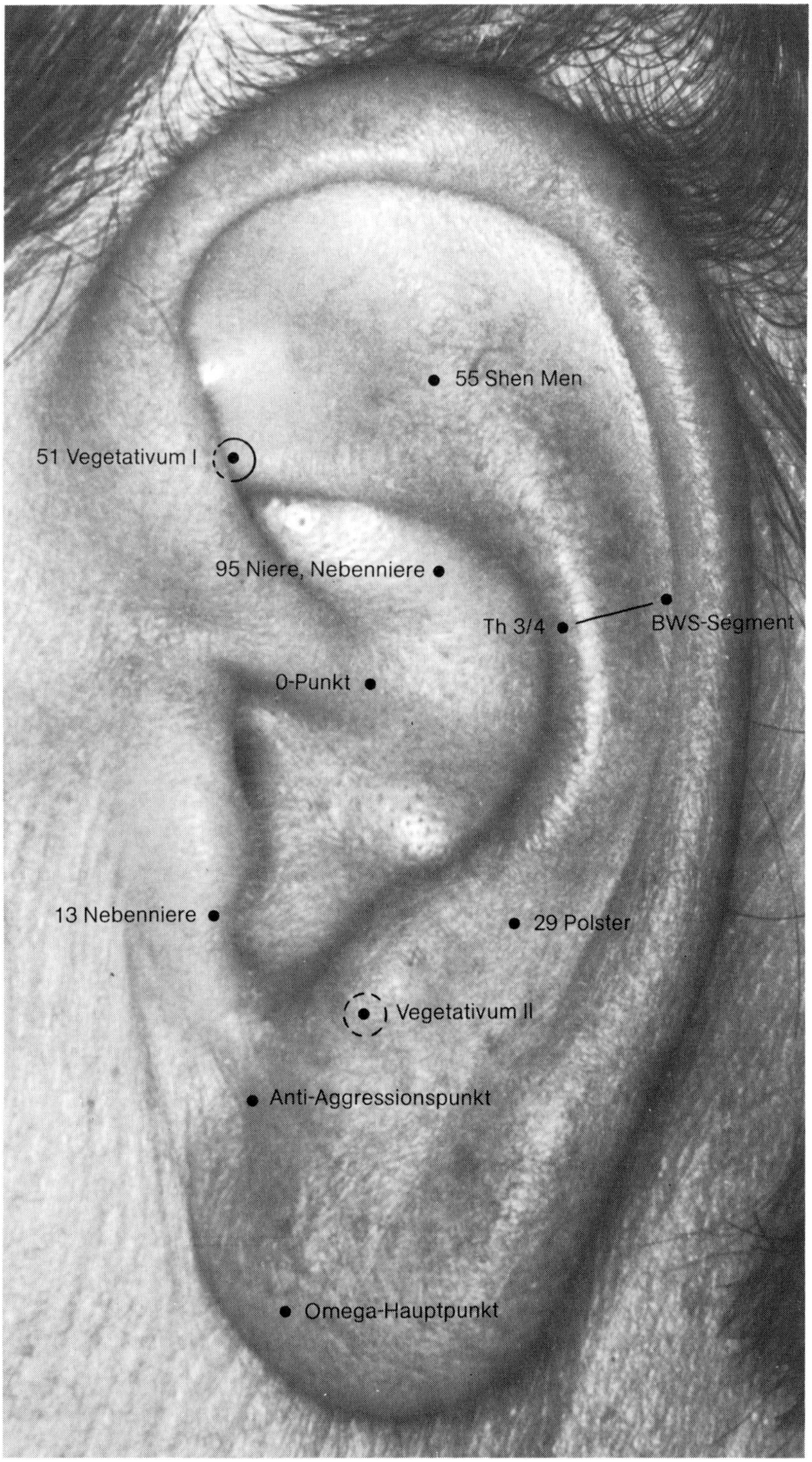

Abb. 27

Fallbeispiel: Schulterprellung

In unserem Urlaubsort in Südtirol ist der Hausherr – von Beruf Tischler – im Winter als Skilehrer tätig.

Beim Skitraining war er auf seinen linken Arm gestürzt und konnte ihn seitdem kaum noch im Schultergelenk bewegen. Das Röntgenbild zeigte keinen Befund. Der Unfall lag ungefähr drei Wochen zurück. Er hielt seinen Skikurs mit dem Arm in der Binde. Ich prüfte die Beweglichkeit, massierte vorsichtig seinen Arm; das tat ihm gut, änderte aber nichts an seinem Zustand. Am dritten Tag sagte ich ihm – eingedenk der Worte NOGIERs „Jeder auf einem Trauma beruhende Schmerz kann durch Auriculotherapie tiefgehend, schnell und für einen längeren Zeitraum gelindert werden" –: „Heute werde ich Ihnen mal die Ohren mit Nadeln punktieren."

Sein Einwand, nicht die Ohren täten weh, konnte mich nicht mehr bremsen. Er ließ die Behandlung über sich ergehen und reagierte kaum auf den Einstich, wie ich dies von meinen Patienten in der Stadt eigentlich gewohnt war.

Ich mußte an NOGIERs Bemerkung „Das Ohr des Handarbeiters ist weniger empfindlich als das des Kopfarbeiters" denken.

Am nächsten Tag kam der Patient von der Skischule zurück und sagte: „Ich habe in der Nacht kaum geschlafen und mußte mir immer wieder den Schweiß abwischen. Meinen Arm kann ich heute bewegen, ich merke kaum noch etwas!" Die Ohren jedoch waren so gerötet, daß sie sich anschließend schälten. Ich wiederholte die Nadelung zweimal, und noch heute wiederholt er bei unseren Besuchen, daß er nie wieder Beschwerden an seinem Arm hatte.

Behandlungspunkte:

HWS (C7–Th1) – „Schulterpunkt" – Zustimmungspunkt in der „vegetativen Rinne", „Thalamus" (26a), „Polster" (29), „Shen-Men des Ohres" (55) und „Ellenbogenpunkt" (in Höhe Th4).

Schulter-Prellung

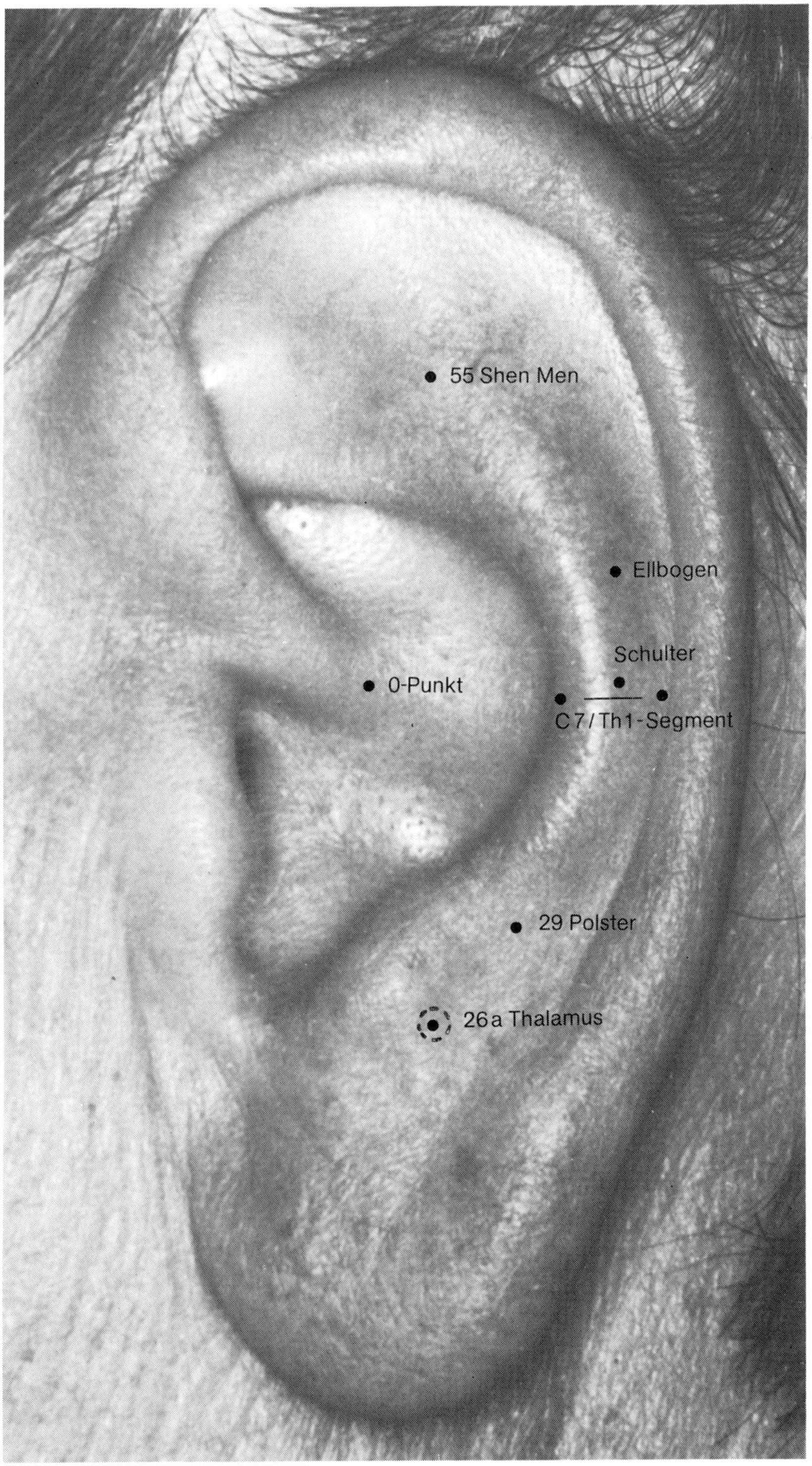

Abb. 28

Fallbeispiel: Epikondylitis

Patientin, Jahrgang 1936, kommt im September 1975 wegen einer Epikondylitis in meine Behandlung. Seit 1966 traten immer wieder ,,rheumatische Beschwerden" auf: Ischialgien, Schulter-Arm-Syndrom, Schmerzen und Steifigkeit in den Hand- und Fingerlenken. Die Zähne wurden saniert, die Mandeln entfernt, danach war es einige Zeit besser. Seit Anfang des Jahres dann wieder starke Schmerzen im rechten Ellenbogengelenkbereich, die auf den ganzen rechten Arm übergriffen. Sie kann mit dem Arm keine Arbeit mehr verrichten. Der Schlaf ist durch die starken Schmerzen stark gestört. Alle bisherigen Therapien, Ruhigstellung und auch zwei Kortikoid-Injektionen an das Gelenk brachten nur vorübergehende Schmerzerleichterung. Eine Operation ist in Erwägung gezogen. Im viertägigen Abstand (akutes Reizsyndrom) erfolgen anfangs drei Behandlungen. ,,Der Arm wird freier" (nach drei bis vier Behandlungen sollte sich immer zeigen, ob die Behandlung anschlägt). Weitere vier Behandlungen folgen in acht- bis zehntägigem Abstand. Anfangs wurde dreimal mit Goldnadeln, dann mit Molybdännadeln therapiert. Die Patientin ist Ende Oktober beschwerdefrei. Dann kommt die Patientin im Juli 1976 wieder in die Praxis. Sie hat seit acht Wochen ,,ihre Schmerzen" im rechten Ellenbogen. Nach drei Behandlungen in achttägigem Abstand erneut Besserung. Weitere fünf Behandlungen bis November 1976. Ende Januar 1977 wieder Schmerzen. Steifigkeit nach der Ruhe und Schwäche im Arm. Es erfolgen insgesamt zehn Behandlungen in diesem Jahr, die ihr jedesmal große Erleichterung bringen, sie kann alle Arbeiten verrichten. 1978 werden acht Behandlungen durchgeführt. Seitdem ist die Patientin beschwerdefrei, es geht ihr gut. Dieses Beispiel mag Ihnen zeigen, daß man auch dann die Ruhe bewahren und nicht die Flinte ins Korn werfen sollte, wenn eine Behandlung länger dauern oder es zu Rezidiven kommen sollte. Achten Sie allerdings auf eine mögliche Fokalbelastung.

Die Behandlung:

Rechtes Ohr: HWS-Segment, ,,Polster" (29), ,,Schulter"- und ,,Ellenbogenpunkt", ,,Thalamus" (26a), ,,Ohr-Shen-Men" (55), ,,Vegetativum I" (51).
Linkes Ohr: HWS-Segment, ,,Polster" (29), ,,Vegetativum II" (= Subcortex) und ,,Shen-Men" (55). Später wurden auch die Punkte ,,Nebenniere" (13) resp. ,,Ovar" (23) mit Stahlnadeln und die empfindlichsten Punkte in der Zone ,,Herz" (100) wechselweise ,,Anti-Aggression" mit in Betracht gezogen.

Epikondylitis, re. Arm

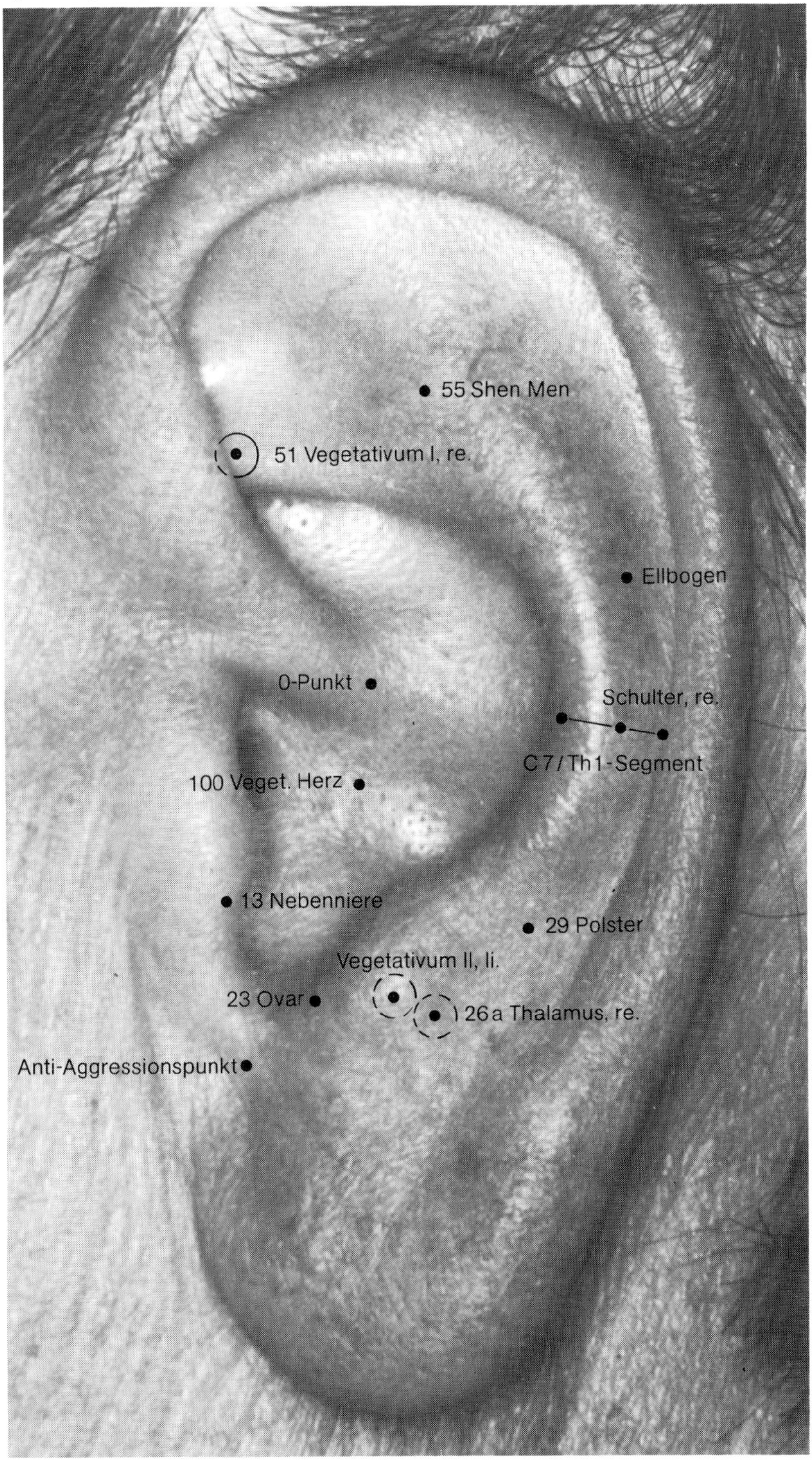

Abb. 29

6.5 Erkrankungen der Verdauungsorgane

Das Oberbauch-Syndrom

Viele Patienten kommen mit der Klage zu uns, daß ihnen „alles auf den Magen schlägt", daß bei jeder Aufregung oder einem Diätfehler die Galle sich meldet oder der Körper auf jede Streßsituation mit Durchfällen reagiert.
Gerade wenn die psychogene Komponente als Ursache von Erkrankungen im Oberbauchbereich eine Rolle spielt, und in welchen Fällen tut sie das nicht, sollten wir an die Ohrakupunktur denken. Bei funktionellen Erkrankungen, Spasmen, aber auch bei Entzündungen und beim Ulkus kann sie eine den Heilungsverlauf unterstützende Funktion entfalten.
Dabei kommt auch der Untersuchung der Ohrmuschel oftmals eine wichtige differentialdiagnostische Bedeutung zu. Findet sich z. B. der Endpunkt des *Plexus solaris* als schmerzhaftester gestörter Punkt in der Ohrmuschel, so können wir davon ausgehen, daß vegetative Störungen die Ursache für die Schmerzen im Oberbauch sind. Sind hingegen der „Pylorus" oder das „Duodenum" im rechten Ohr empfindlich (88) oder der organische „Magenpunkt" (87) oder die „Cardia" (86), dann sollten wir auch an ein eventuelles organisches Geschehen (z. B. ein Ulkus) in dem gefundenen Bereich denken. Ebenfalls können wir zwischen „Gallenblase" (96, rechts) oder „Pankreas" (an gleicher Stelle im linken Ohr) differenzieren.
Trotz aller moderner Untersuchungsmethoden gibt es genügend Fälle, bei denen sich auch die „Fachleute" nicht einig sind. Der skeptische, aufgeklärte Patient möchte es genau wissen. Er wandert von einer Klinik zur anderen, und da sich die Untersuchungsergebnisse zum Teil widersprechen, wird schließlich festgestellt, daß alles „psychogen" sei, und er wird zur psychotherapeutischen Behandlung überwiesen.
Es gibt jedoch kaum eine andere Therapie, mit der wir gerade den Gesamtkomplex Psyche und Soma so effektiv beeinflussen können, wie die Akupunktur, speziell auch die Akupunktur der Ohrmuschel.

Fallbeispiel:
Patientin, 45 Jahre, leidet seit vielen Jahren an ständig wechselnden Krankheitsbildern. Im Herbst 1981 anhaltende Verkrampfungen im Oberbauch mit Neigung zu Diarrhöe. Da man sich klinisch nicht einigen konnte, ob Galle, Pankreas, Magen oder Darm die auslösende Ursache seien und der Chirurg sich weigerte, lediglich auf Verdacht hin „mal nachzusehen", erinnerte sich die Patientin an die Ohrakupunktur, die ihr doch früher schon einmal bei anderen Erkrankungen so gut geholfen hatte.
Beschwerden:
Übelkeit, Erbrechen, Durchfälle, Verkrampfungen in den verschiedensten Bereichen des Oberbauches, Appetitlosigkeit und starker Gewichtsverlust.

Behandlungsaufbau:
Bei der Untersuchung des Ohres zeigten sich im linken Ohr der Plexus solaris und im rechten Ohr die Gallenblase besonders empfindlich.
Über die Behandlungslinien fanden sich im BWS-Bereich und in der „vegetativen Rinne"

Oberbauch-Syndrom

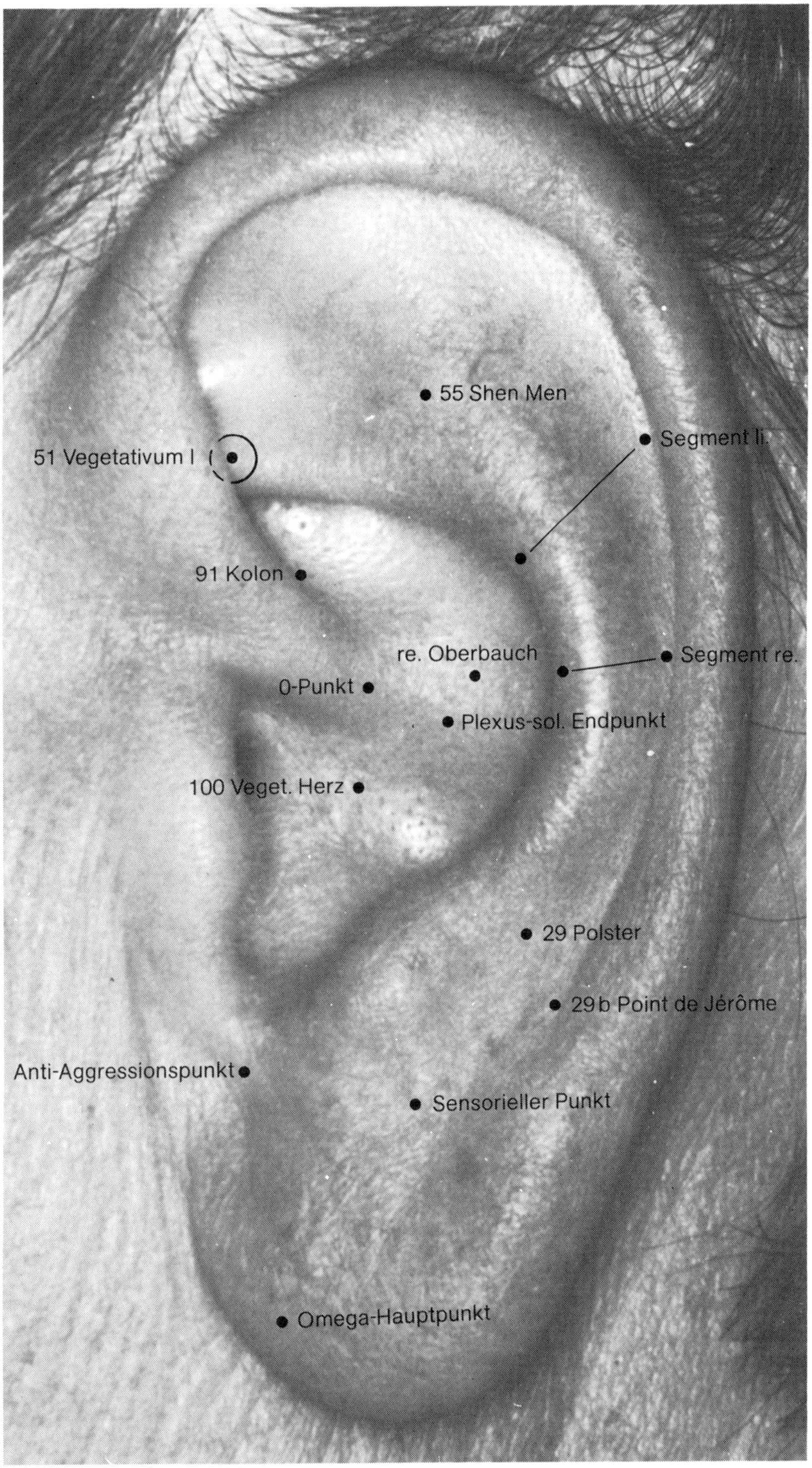

Abb. 30

die zugeordneten Segmentpunkte (Organpunkt – Wirbelsäulenpunkt – ,,vegetativer Zustimmungspunkt'').

Zur Anwendung kamen:
,,Vegetativum I'' (51), der mir bei Erkrankungen im Bauchraum dem Punkt ,,Vegetativum II'' überlegen zu sein scheint, in jedem Falle sind aber beide Punkte auf ihre Empfindlichkeit zu untersuchen.
Der Punkt 29 (,,Polster'') stabilisiert den Kreislauf und wirkt vegetativ ausgleichend. Er war ebenso wie der Punkt ,,Antiaggression'', dieser im Wechsel mit dem ,,Omega-Hauptpunkt'', indiziert. Zum Abschluß der Behandlungen setzten wir den ,,Shen-Men des Ohres'' (55) ein.
Auch bei dieser Patientin erwies es sich als wichtig, vor Beginn der Behandlung das am stärksten gestörte Segment über die Testung der Ohrmuschel zu bestimmen.
Die Durchfälle und die Verkrampfungen der linken Bauchseite waren mit dem Punkt 91 (,,Colon'') gut anzugehen (er liegt ziemlich hoch in der Hemiconcha superior unter der aufsteigenden Helix und ist indiziert bei Durchfallneigung, *Colon irritabile* und Verkrampfungen des Dickdarms).
Zum vegetativen Ausgleich kamen bei dieser Patientin auch die Punkte 100 (,,Herz''), 29b (Point de Jérôme) und der ,,Sensorielle Punkt'' nach NOGIER (unterhalb [35] ,,Sonne'') zum Einsatz. Nach vier Behandlungen waren die schlimmsten Beschwerden behoben. Die krampfartigen Schmerzen hatten nachgelassen, die Patientin konnte essen und nahm an Gewicht zu, die Durchfälle waren zum Stillstand gekommen.
Sie kommt in Abständen zur stabilisierenden Behandlung, denn ihre psychischen Probleme ließen sich trotz begleitender psychotherapeutischer Behandlung nicht lösen. Sie sind der ,,Focus'' für immer wieder durchschlagende Beschwerden. Trotzdem ist die Patientin seitdem in der Lage, ihren familiären und beruflichen Aufgaben nachzukommen und fühlt sich relativ wohl.

Merke:
Die *Chinesen* empfehlen, bei Ulcus ventriculi et duodeni auch den Punkt 100 (,,Herz'') zu behandeln (,,Sitz der Angst'').
Auch ,,Lunge'' (101), mit ihren Beziehungen zu Schleimhaut und Haut, wird in der Literatur (wohl unter Bezug auf die ,,klassische'' Nadeltherapie) angeführt. Bei Übersäuerung des Magens denke man auch an ,,Leber'' (97) sowie den ,,Gallenpunkt''.

Colitis mucosa (s. Abb. 31)

Chronische Durchfallerkrankungen bis hin zur *Colitis mucosa* sollten uns ebenfalls an die Ohrakupunktur als regulierenden Heilreiz denken lassen.

Bei einer Patientin, die seit Jahren unter Durchfällen litt und ständig abnahm, hatte ich damit meinen ersten Erfolg.

Einer Kollegin, die mir in der Praxis assistierte und mich fragte, wie ich eigentlich gerade bei dieser Patientin auf die Ohrakupunktur gekommen sei, mußte ich ehrlich antworten: „Weil ich keinen anderen Weg sah, ihr zu helfen!"

Fallbeispiel:

Patientin B., Jahrgang 1950, kam im Mai 1981 in meine Praxis. Sie litt seit einem Jahr unter Durchfällen, die seitens der Klinik als *Colitis mucosa* diagnostiziert wurden.

Sie klagte über Krämpfe im Oberbauch bzw. im ganzen Leib. Die Anamnese ergab, daß die Patientin im Frühjahr 1980 aufgrund einer anderen Erkrankung Antibiotika bekommen hatte. Von diesem Zeitpunkt an hatte sie Durchfall, und die Patientin machte sich große Sorgen, denn ihre Mutter war an Darmkrebs gestorben.

Eine Kollegin hatte im Vorfeld meiner Behandlung bereits für eine Sanierung der Darmflora gesorgt. Einen Einfluß auf die Durchfälle hatte dies jedoch nicht.

Im Ohr rechts war der „Plexus solaris" empfindlich, von ihm baute ich die Behandlungslinie über die BWS zur „vegetativen Rinne" auf. Dazu im linken Ohr „Colon" (91), „Shen-Men" (55), „Vegetativum I" (51) rechts; links: „Subcortex" (= Vegetativum II) und „Polster" (29).

Nach zwei Behandlungen war der Stuhlgang regelmäßig, es traten nur noch vereinzelt Verkrampfungen unter dem linken Rippenbogen auf. Nach drei Behandlungen war Beschwerdefreiheit hergestellt.

Im Oktober 1981 erfolgte ein Rückfall. Fünf Tage zuvor folgten auf einen Magen-Darm-Infekt plötzliche krampfartige Schmerzen im Oberbauch und starke Durchfälle. Nach der Ohrakupunktur war die Patientin abends sehr müde, fühlte sich wie zerschlagen und schlief die ganze Nacht. Danach normalisierte sich der Stuhlgang, die Leibschmerzen hörten auf.

Nach acht Tagen erfolgte die zweite Behandlung zur Stabilisierung. Die Patientin fühlt sich seitdem gut.

Colitis mucosa

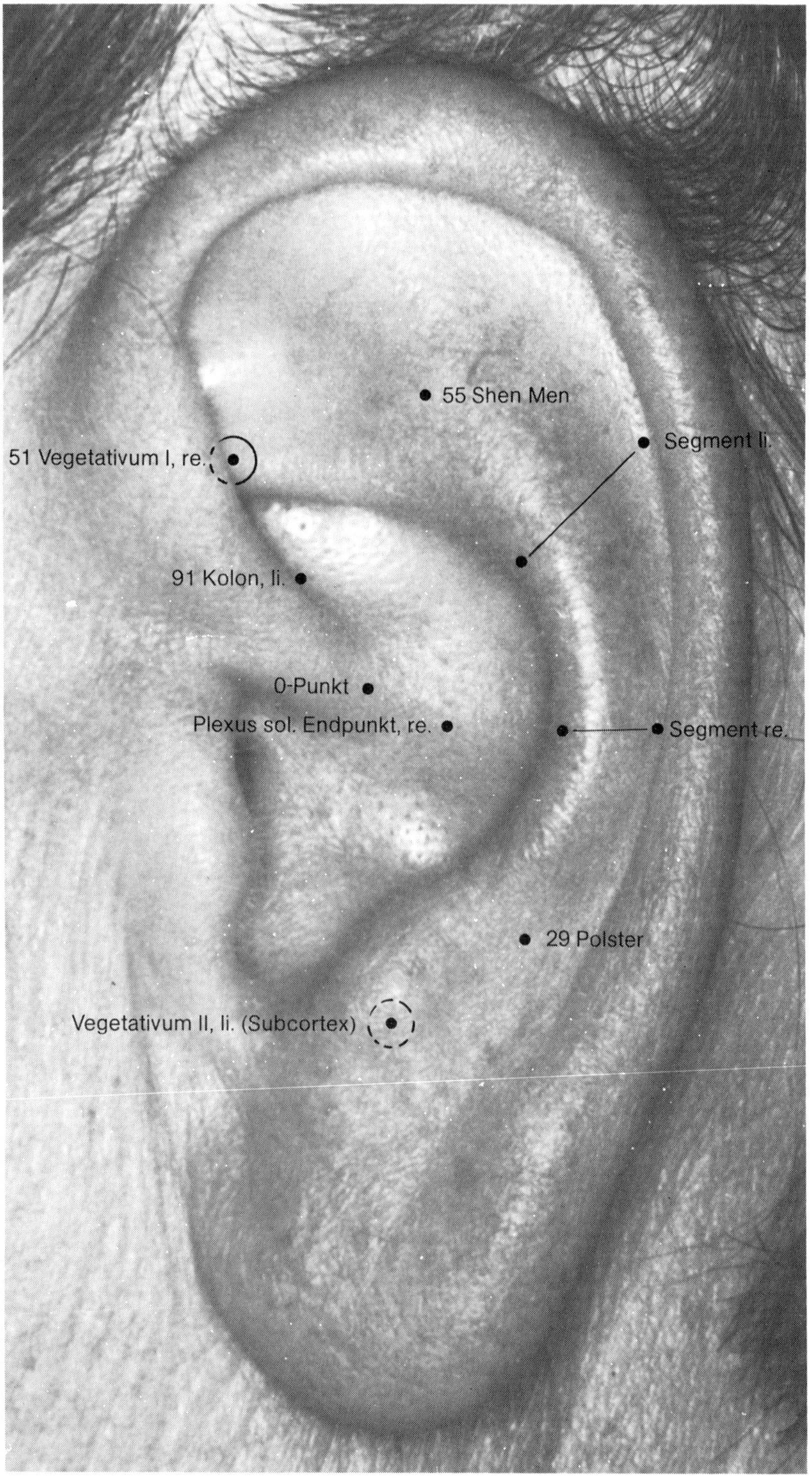

Abb. 31

6.6 Allergische Erkrankungen

Jedes Zeitalter hat seine ,,Seuchen" und besonderen Erkrankungen. Allergien in jeglicher Form nehmen heutzutage ständig zu, und es ist erschreckend zu sehen, daß selbst Kinder in steigendem Maße von dieser Zivilisationskrankheit befallen werden.
Welche Rolle kann in diesem Geschehen der Akupunktur und speziell der Ohrakupunktur zukommen?
Der *,,Hessische Rundfunk"* verbreitete im Juli 1982 eine Sendung der *Uni-Klinik Heidelberg,* die drei Jahre Erfahrung mit Akupunktur bei Allergien zum Thema hatte. Das Therapie-Ergebnis war positiv: allergische Konjunktivitis 90%, Heuschnupfen 60%, allergisches Asthma 70%.
Das Vorgehen: Sechs bis acht Wochen vor der Heuschnupfenzeit wurde mit einer kombinierten Körper-Ohr-Akupunktur anfangs zweimal wöchentlich, nach sechs Wochen einmal wöchentlich behandelt. Pro Erkrankungsfall erfolgten zwanzig Anwendungen, drei Jahre hintereinander. Bei Kindern ab dem vierten Lebensjahr wurde der Laser angewandt.

Eigene Erfahrungen:
6.6.1 Heuschnupfen (s. Abb. 32)
Der Hauptallergiepunkt der Ohrakupunktur liegt an der Ohrspitze. Es ist der Punkt 78 der chinesischen Nomenklatur. Man findet ihn am besten, indem man das Ohr nach vorne klappt; er liegt dann an der Spitze der so gebildeten Umschlagfalte.
Nach neuen französischen Forschungsergebnissen ist seine Wirkung bei Allergien jedoch besser, wenn er von innen in der Krempe der Helix gestochen wird.
Die *Chinesen* lassen diesen Punkt (von oben gestochen) gerne bluten, und zwar bei Fieber, Hypertonie, Allergie und Hordeolum. Er hat eine schmerzstillende und beruhigende Wirkung.
In der französischen Auriculo-Medizin ist dieser Punkt, wie oben beschrieben, bei allergischen Phänomenen indiziert.
Beim Rechtshänder wird er vorzugsweise im rechten Ohr in Silber und links in Gold gestochen, es kann aber auch beidseitig Silber angezeigt sein. Er entwickelt dann eine ähnliche Wirkung wie der ,,Antihistaminpunkt" der Körperakupunktur, der Punkt ,,Blase 54" (40) in der Kniekehle.
NOGIER gibt als Indikation für diesen Punkt außerdem an, er entspanne die zervikale Kontraktur. Darum sollte er beim spastischen Schiefhals Beachtung finden.
Der Punkt außen an der Helix ist auch das Zentrum der Trigeminusinnervation des Ohres und kann darum neben den Punkten am Ohrläppchenrand bei Trigeminusneuralgien in Frage kommen.
Beim Heuschnupfen kann er mit den Punkten am Lobulus, *,,Nase"* und *,,Niesen",* eingesetzt werden.
Als weitere Punkte kommen in Frage die Punkte 101 oder 103. 101 entspricht eher einer *Bronchial-Lungen*-Beteiligung, 103 mehr der Reizung von *Rachen* und *Trachea;* er liegt vor dem äußeren Gehörgang.
An der inneren Tragusseite findet man den Punkt ,,Innere Nase" (16). Er liegt etwa auf

gleicher Höhe wie der Punkt ,,Nebenniere" (13). Weitere Punkte: ,,Shen-Men" (55) und ,,Polster" (29). Auch der Punkt ,,Anti-Aggression" (AA) sollte in Betracht gezogen werden wie auch ,,Endokrinium" (22) in Stahl. Diese Punkte wirken vorbeugend, helfen aber auch, Heuschnupfenkrisen zu überwinden.
Ich fand sie meist den Punkten der Körperakupunktur im Gesicht (die vorteilhaft mittels einer Japannadel mit Führungsröhrchen behandelt werden) überlegen.
Beim Heuschnupfen waren folgende Punkte im Gesicht indiziert:
Yin-Tang (der ,,Zwischenbrauenpunkt");
Dickdarm 19 oder 20 (Nasolabialfalte);
Blase 2 oder Blase 1; 3-Erwärmer 17 (hinter dem Ohrläppchen, vor dem Mastoid);
Gallenblase 14;
Dünndarm 18 (alle mit Stahlnadeln);
Dickdarm 4 (Gold) und Lunge 11 (Silber).
Speziell bei Kindern ist oftmals die Behandlung mit der Nadel nicht möglich. Die Angst vor dem Stich läßt sich oft auch bei großer Geduld und Zuwendung nicht überwinden. Und wir wollen ja kein seelisches Trauma setzen, das eventuell Abwehrreaktionen gegen die Spritze oder die Akupunktur hervorruft. Dies ist die Indikation für die Laserakupunktur. Besonders wertvoll möchte ich die Erfolge bewerten, über die HELMBOLD mit der Ionensalbe-Massage in der Ohr- und Körperakupunktur berichtet.
Bei Heuschnupfen hat sich dabei die Massage der Innenfläche des Tragus, die Reflexzone der ,,inneren Nase" (16), besonders bewährt. Eine Zone, die auch bei Erwachsenen durchaus angezeigt ist. Darüber hinaus kann bei einer leichten Massage der ganzen Ohrmuschel die Salbe dünn aufgetragen werden. Auf die Nasenschleimhaut aufgetragen, zeitigt sie zusätzliche Wirkung. Mir persönlich hat sich der Punkt ,,Ohrspitze" (78) als Allergiepunkt, von innen und außen massiert, auch bei allergischem Schnupfen bewährt. Auch die angeführten Akupunkturpunkte im Gesicht können mit dieser Salbe zusätzlich massiert werden, wie auch die hyperalgetischen Zonen im Nasen-Nebenhöhlen- und Kieferhöhlenbereich.

Allergische Erkrankungen – Heuschnupfen –

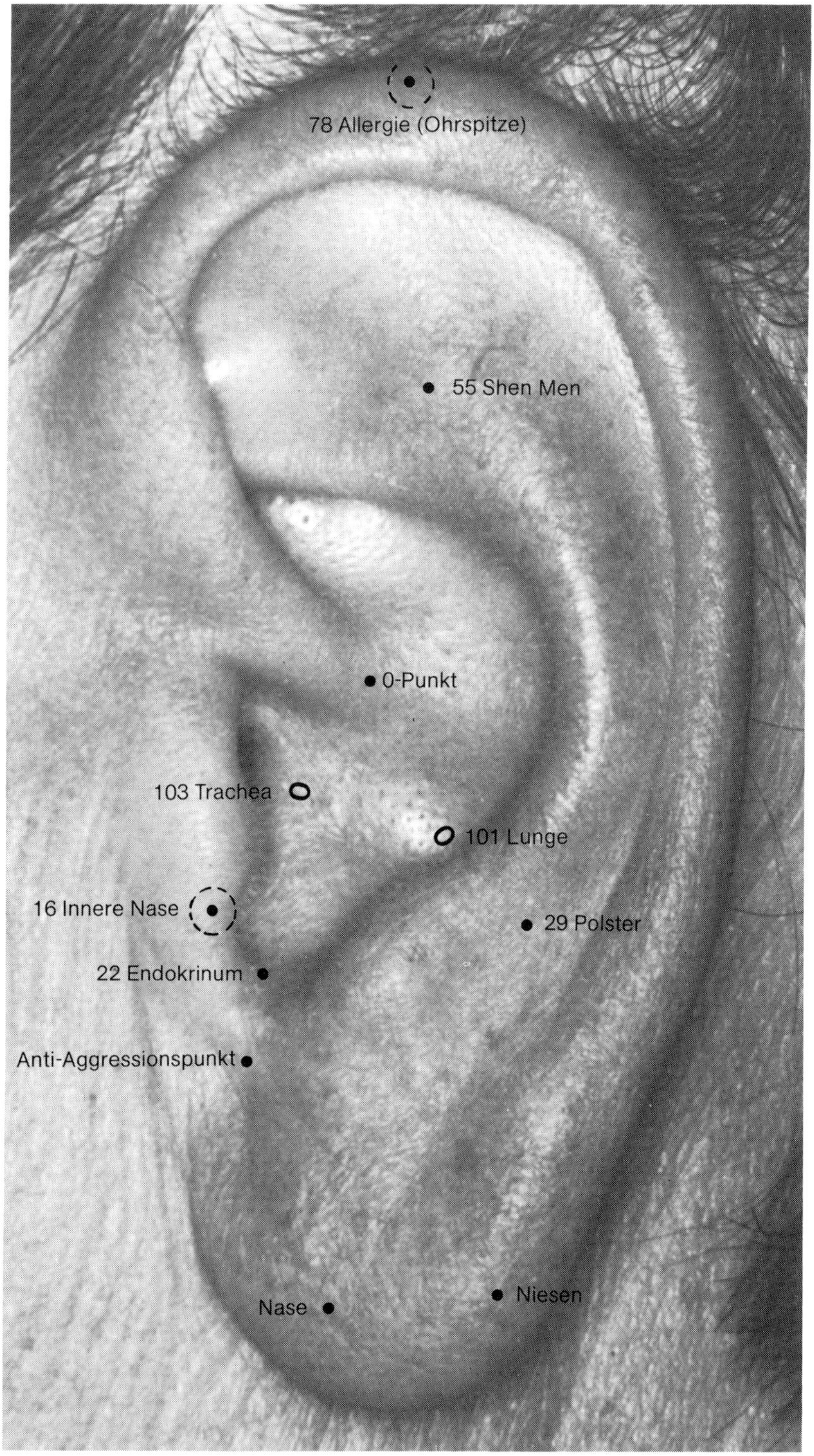

Abb. 32

6.6.2 Asthma bronchiale

Die Asthma-Behandlung ist problematischer als die des ,,Heuschnupfens", kommen doch viele Patienten erst dann zu uns, wenn die Krankheit bereits chronischen Charakter angenommen hat und Kortison-Derivate oder andere starke allopathische Medikamente notwendig geworden sind. Dabei sei an die Worte RECKEWEGs erinnert, der in seiner ,,Homotoxilogie" schreibt: ,,Es ist oft unendlich schwer, chronische Krankheitszustände zu heilen, wenn wichtige Enzymsysteme durch allopathische Medikamente blockiert wurden."

In der Kortison-freien Behandlungszeit, bei frisch auftretenden Beschwerden oder Gefährdung in Richtung Bronchialasthma nach akuten Erkrankungen sollten die folgenden Zonen im Ohr zur Behandlung mit in Betracht gezogen werden.

Die Basis bildet immer das gestörte Segment; es kann vom HWS-Bereich (N. phrenicus, C3/C4) oder vom BWS-Bereich ausgehen und umfaßt den Wirbelsäulenpunkt und den über dem Behandlungsstrahl gefundenen Punkt in der ,,vegetativen Rinne".

Des weiteren die Punkte ,,Polster" (29), ,,Asthma" (31), ,,Vegetativum I" (51), einen Punkt im Lungen- und Bronchialbereich (101–103). Auch ein Punkt für die endokrinen Drüsen ,,Nebenniere" (13) oder die ,,Zone 22" – P. NOGIER empfiehlt ,,Hypophyse" – ist angezeigt.

Bei allergischer Diathese denke man immer an den Punkt ,,Ohrspitze" (78), evtl. von innen in Silber gestochen oder bei Stau von außen bluten lassen.

Oft muß auch die Zone für die ,,funktionelle Niere/Nebenniere" (95) in Betracht gezogen werden.

Bei einem Yang-Zustand ist immer der ,,Ohr-Shen-Men" (55) von Wichtigkeit. Man beachte auch den Plexus bronchopulmonalis in der Hemiconcha inferior (2–3 mm unterhalb des Punktes ,,Beklommenheit", Endpunkt des Plexus solaris, auf der höchsten Stelle der Wurzel der Helix, lateral vom 0-Punkt). Der Punkt hat einen günstigen Einfluß auf bronchopulmonale Zustände.

Zur Entkrampfung im bronchopulmonalen Bereich sollten wir bei unseren therapeutischen Überlegungen auch die Punkte der Körperakupunktur, Blase 12 und 13, nicht vergessen. Sie liegen paravertebral zwischen 2. und 3. bzw. 3. und 4. Thorakalwirbel (Blase 13 = Zustimmungspunkt des Lungenmeridians).

Hier kann eine Eigenblutinjektion (18er-Nadel), gemischt mit entsprechender homöopathischer Dilution (z. B. Acidum formicicum), im Sinne der Umstimmungstherapie hilfreich sein und über das entsprechende Segment entkrampfend wirken. Die Behandlung über die Ohrmuschel sollte stets den Abschluß, das ,,Tüpfelchen auf dem i", bilden. An unterstützenden Maßnahmen sei hier ergänzend auch an die ,,Aschner-Methoden" erinnert.

Allergische Erkrankungen – Asthma bronchiale –

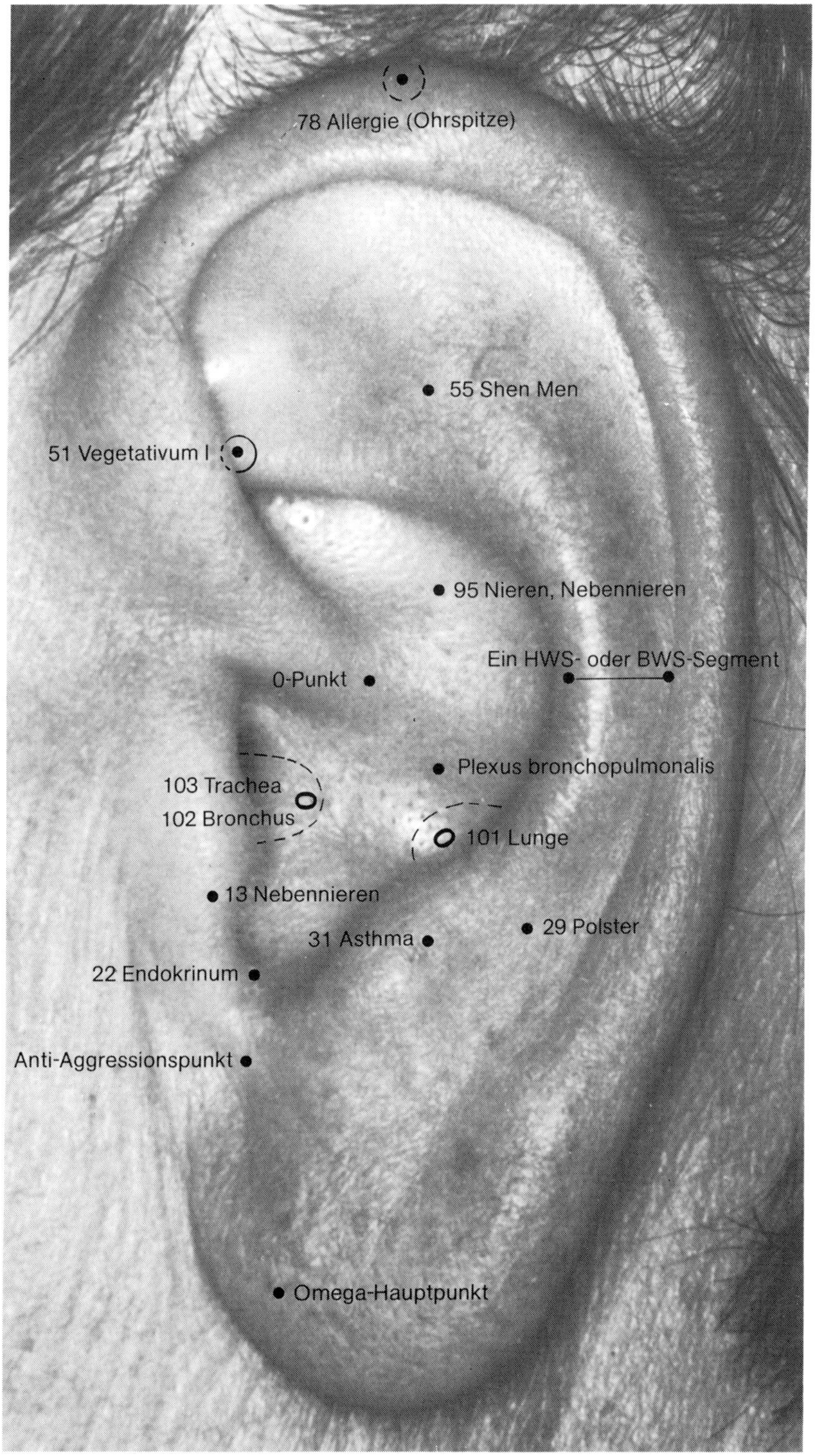

Abb. 33

6.6.3 Allergische Konjunktivitis

Es sei auf das Kapitel „Augenerkrankungen" verwiesen.
Hier kommen noch die therapeutischen Überlegungen beim allergischen Geschehen hinzu. Zu denken ist an die Basis-Behandlung HWS-Segment, „erweiterte sensorielle Linie" (29–35–33); „Augenpunkt" (8), „Allergiepunkt" (78) – evtl. von innen in Silber gestochen –; die „funktionelle Niere/Nebenniere" (95), einen endokrinen Punkt (22 oder 13 stets mit der Stahlnadel behandeln).

6.6.4 Allergische Hauterkrankungen – Urtikaria

Bei diesen für den Patienten so lästigen Krankheitsbildern kann neben den anderen vielfältigen Bemühungen einer natur- und erfahrungsheilkundlichen Behandlung auch die Therapie über die Ohrmuschel unterstützend Hilfe bringen.
Hierbei kommt neben den bisher bei der Allergie beschriebenen Punkten auch die „Urtikaria-Zone" (71) zur Anwendung.
Darüber hinaus sollte ein Punkt mit der Indikation „Hautjucken", z. B. „Parotis" (30) auf der Antitragusspitze behandelt werden. Einige Kollegen unseres Arbeitskreises konnten mit diesen Punkten überraschend und schnell Linderung erzielen.

6.7 Ohrakupunktur und psychosomatische Erkrankungen

Die zunehmende Zahl von Erkrankungen, die ihre Ursachen in einer Überforderung des vegetativen Nervensystems haben, sollte jeden verantwortungsbewußten Behandler veranlassen, nach Wegen zu suchen, um seinen bedrohten Patienten mit möglichst naturgemäßen Mitteln zu helfen.
Ohne zwingenden Grund leichtfertig verordnete Psychopharmaka setzen auf die Dauer Therapieschäden, ohne die Ursache des Übels zu beheben. Immerhin sprechen zahlreiche namhafte Kritiker davon, daß ein hoher Prozentsatz Kranker iatrogen geschädigt ist.
Es ist von jeher das besondere Anliegen des naturheilkundigen Behandlers gewesen, Ganzheitsdiagnostik und Ganzheitstherapie zu betreiben. Wir sehen in der Behandlung von Psyche und Soma die eigentliche Aufgabe unseres therapeutischen Vorgehens.
Den nach der Methode der klassischen Akupunktur behandelnden Therapeuten erfüllt es immer wieder mit dankbarer Freude, wenn er denjenigen seiner Patienten helfen darf, deren psychosomatisches Gleichgewicht gestört ist. In *Rußland* kam man bezüglich der Akupunktur schon in den 60er Jahren zu folgender Feststellung: „Die Akupunktur ist in der *Sowjetunion* zum Gehilfen der Psychotherapie geworden, da sie eine Korrektur der Unausgeglichenheit der vitalen Energie im Körper bewirkt und so den Zustand des Geistes korrigieren kann."
Als nach dem letzten Weltkrieg die Bandscheibenschäden augenfällig anstiegen, sprach man davon, daß „unser Rückgrat nicht mehr tragen könne", was dem Menschen seelisch auferlegt worden sei. Psychosomatiker meinen heute – ohne den Anteil von arbeitsplatzinduzierten Fehlhaltungen zu verharmlosen –, daß viele Nacken- und Schulterschmerzen einen vorwiegend seelischen Hintergrund haben. Zieht der Sitz der Rückenschmerzen zur Lendengegend, gewinnen die somatischen Faktoren zunehmend an Bedeutung.
Hierzu ist zu bemerken: Ärger, akuter Streß, seelische Konfliktsituationen setzen Verspannungen im Schulter-Nacken-Bereich.
Interessant sind die teilweise unterschiedlichen Beobachtungen von KRACK. Nach ihm sind „Weichteilpolster" etwa in Höhe des 7. Halswirbels Ablagerungen eines überforderten Stoffwechsels. Diese Ablagerungen im Nackenbereich haben demnach eine stoffliche Ursache, die sich lebensverkürzend auswirken kann.
Ablagerungen am Übergang der Lendenwirbelsäule zum Kreuzbein, die sich oft in Form eines „sulzigen Kissens" finden, haben nach KRACK eine seelische Ursache. Sie sind Folgen von tiefem seelischem Kummer und von Depressionen.
Die Behandlung der Ablagerung im Nackenbereich muß kräftig-stofflicher Natur sein (Massagen, blutiges Schröpfen, ausleitende Verfahren, Chiropraktik). Ablagerungen in Höhe des 5. Lendenwirbels hingegen sollten materiell „zarter" angegangen werden (unblutiges Schröpfen, Chiropraktik, Massage, Kantharidenpflaster). Hinzutreten muß eine intensive, aktive psychotherapeutische Hilfe. Der Kranke muß von seiner Depression, seinem Kummer befreit werden. So sieht KRACK am kranialen Ende der Wirbelsäule den geistigen, am kaudalen den seelischen Pol der Persönlichkeit. In beiden Fällen hat sich die Ohrakupunktur als eine zusätzliche wertvolle Hilfe erwiesen.
Ergänzend sei darauf hingewiesen, daß gerade *fokale Störfelder im Kopfbereich* durch ihre Intoxikation der ableitenden Lymphbahnen und durch ihre Störung des elektrischen „Potentials" der Zelle jede noch so gute Therapie ohne vorausgehende Sanierung schei-

tern lassen. Oft habe ich es allerdings erleben können, daß versteckte Herde (Zähne, Nebenhöhle oder Mandeln) im Sinne einer *regressiven Vikariation nach RECKEWEG* auf die Ohrakupunktur hin in Erscheinung traten und beseitigt werden konnten.
Denken wir bei unseren therapeutischen Überlegungen immer an die gegenseitige Wechselwirkung von Herd, schmerzhafter Neuralgie, muskulärer Verspannung und psychischer Verkrampfung. Versuchen wir, mit allen Möglichkeiten der Ganzheitstherapie diesen Teufelskreis zu durchbrechen.
Rechnen wir zu dem Patientenkreis der psychosomatisch Gestörten noch die *larvierten Depressionen* hinzu, so können wir nach vorsichtigen Schätzungen 30% aller Krankheiten dem depressiven Syndrom zurechnen. Niedergeschlagenheit und Schwermut befallen immer mehr Menschen, die sich überfordert fühlen. Oftmals ist der Beginn nicht deutlich erkennbar.
Wer ist nicht mal mutlos und verstimmt?
Die Depression kann sich hinter körperlichen Symptomen, Kopfschmerzen, Magenschmerzen, Magengeschwüren, Völlegefühl, Schlaflosigkeit usw., verbergen.
Endogene oder vererbte Depressionen sind für unsere Behandlung nicht geeignet. Sie fallen in die Gruppe der Gegenindikationen der Ohrakupunktur. Selbst nach schönen Anfangserfolgen gibt es bei „Dennoch-Versuchen" immer wieder Rückfälle.
Diese Depressionen sollten der fachärztlichen Behandlung überstellt werden, allein schon deshalb, um einen drohenden Suizid zu vermeiden.
Exogene oder erworbene Depressionen sind hingegen unserer Therapie eher zugänglich, so z. B. Zustände einer Yang-Erkrankung nach seelischem Schock.
Die Reflextherapie über die Ohrmuschel macht beim chronischen Krankheitsgeschehen immer die Suche nach dem gestörten Segment erforderlich. Das gestörte Segment kann den Charakter eines Fokus einnehmen, wie wir ihn von den Ausführungen der Brüder HUNEKE her kennen.
Behandelt werden sollte bei solchen Überlegungen neben dem zuständigen „Wirbelsäulenpunkt" der entsprechende „Zustimmungspunkt" der „Vegetativen Rinne" (vgl. hierzu „Gezielte Segmenttherapie über die Ohrmuschel").
In der Folge eine Reihe zusätzlicher Hinweise zur reinen Abhandlung der vegetativ regulierenden und psychotropen Punkte (vgl. hierzu Kapitel 4.15 und 4.16).

Die Punkte Vegetativum I und II (Punkte 51 modifiziert und Subcortex)

Unsere Untersuchungen der Vegetativen Rinne führten zu einem weiteren Ergebnis (vgl. LANGE & HEIMANN, 1978). Bei Indikationen, die den Punkt 51 der Nomenklatur nach KÖNIG & WANCURA (1973) charakterisieren, fanden wir, öfter als diesen selbst, den Schnittpunkt von Helix und Anthelix in der Helix-Umschlagfalte angezeigt. Wir nannten ihn Vegetativum I. Testen Sie bei den Indikationen: vegetative Störungen (insbesondere auch von Magen und Darm), Asthma bronchiale, Herzrhythmusstörungen, Blutdruckschwankungen, Dys- und Amenorrhöe, selbst Nephrolithiasis (nach chinesischer Ansicht spielt eine vegetative Komponente mit) beide Punkte. Stechen Sie den reaktiveren.
In unmittelbarer Nachbarschaft des Vegetativums I liegt auf der Anthelix die Projektion des Steißbeins. In der Körperakupunktur finden wir dort als Beginn des TOU-MO (Gouverneur-Gefäß) den GG 1. STIEFVATER (1953) gibt als Charakteristik dieses Punktes eine Stärkung der physischen und psychischen, ja sogar der moralischen Kraft an.

BACHMANN (1959) äußert sich ähnlich. Unter der Prämisse einer inversen Somatotopie liegt hier eine mögliche Erklärung für die Wirksamkeit des Punktes ,,Vegetativum I" in der Ohrmuschel (vgl. LANGE & HEIMANN, 1978).
Ein weiterer wichtiger Steuerungspunkt des Vegetativums ist der Punkt ,,Vegetativum II-Subcortex" an der Innenseite des Antitragus.
Fall: Eine Patientin, die schon längere Zeit bei uns in Behandlung war, kam mit starken Spannungen im Nacken-Schulter-Bereich. Im Ohr fanden wir C1, Schulter und Veget. Rinne. Wir setzten die Nadeln, und die Patientin, die sehr sensibel ist, konnte beschreiben, wie der Schmerz via Nacken in die Schulter und dann in die Arme verlief. Sodann war der Punkt ,,Subcortex" sehr empfindlich. Als wir diesen Punkt nadelten, sagte die Patientin plötzlich, daß sie weinen müsse. Ich fragte sie, ob wir die Nadel herausnehmen sollen, worauf sie antwortete: ,,Nein – es tut ja so gut. Ich fühle mich auf einmal so leicht, aber lassen Sie mich bitte nicht allein." Ich bat meine Assistentin, bei ihr sitzen zu bleiben, und die Patientin ließ ihren Tränen freien Lauf.
Die Behandlung löste über das Vegetativum die Blockade ,,Seelische Verspannung – Nackenschmerz." Gelingt es Ihnen, beginnende depressive Verstimmungszustände über emotionale ,,Ausbrüche" zur Entladung zu bringen, etwa durch Auslösen von Weinen oder Lachen, so haben Sie einen Prozeß in Gang gebracht, der in die Tiefe geht, seelische Erstarrungszustände verhindert.
Dabei bleibt Ihnen anhand Ihrer Befunde die Wahl zwischen ,,Vegetativum I" oder ,,II".

Die Punkte „Herz" (100), „Polster" (29) und „Point de Jérôme" (29b)
Sie seien der Vollständigkeit halber ebenfalls abgehandelt (vgl. jedoch auch Kapitel 4.15 und 4.16 über vegetativ ausgleichende und psychotrope Punkte).
Der Punkt (100) ist immer angezeigt bei psychisch labilen Patienten, Neurotikern, bei Unruhezuständen des Herzens, die mit Angst und Depressionen verbunden sind. Das Herz als Organ finden wir hingegen meist neben der Projektion des 3. Brustwirbels auf der Anthelix. Ist der Punkt sehr empfindlich, sollte er nicht gestochen werden (cave: Herzinfarkt oder stenokardischer Anfall (vgl. hierzu Kap. 4.13: ,,Bemerkungen zur Projektion ,Herz' auf der Ohrmuschel").
Bei Neurasthenie ist die **Zone 29 (Polster)** zu erwähnen. Ich steche den Punkt immer schon vorbeugend (Kollaps); er wirkt analgetisch und schmerzberuhigend.
Der **Point de Jérôme** der französischen Schule hat sich bewährt zum seelischen Ausgleich, bei Einschlafstörungen (auf der Ohrrückseite – in Silber – bei Durchschlafstörungen), bei sexueller Überreizung.
Nasalwärts hiervon wird seitens der Aurikulomedizin ein ,,Antidepressionspunkt" angegeben. Er gehört unseres Erachtens in den weiteren Einzugsbereich der Zone ,,Point de Jérôme" / ,,Kummer, Freude, Hoffnung" – Testen Sie die gesamte Zone aus und bauen Sie – wenn indiziert – den empfindlichsten Punkt in das personotrope Programm ein.

Antiaggressionspunkt / Antiaggressionszone
Den *Antiaggressionspunkt,* besser die Antiaggressionszone (NOGIER, 1976, in BAHR, 1978, Bd. II S. 41), in der kleinen Falte kaudal der Incisura intertragica, finde ich bei Testungen der Ohrmuschel zunehmend angezeigt. Der Punkt bzw. die Punkte haben sich u. a. auch bei der Raucherentwöhnung bewährt, teils um Aggressionen abzubauen, teils

um Abstinenzaggressionen überhaupt nicht aufkommen zu lassen. Aber auch bei Freßsucht (verdrängter Aggression) setze ich den entsprechenden Punkt, bei Entzugsbehandlungen zumeist als Dauernadel. Im Rahmen der allgemeinen Ohrinspektion finden wir diesen Punkt häufig algetisch. Nehmen wir ihn – wenn indiziert – ins Programm, und denken wir auch an Aggressionen zwischen Eheleuten, an Pubertätsschwierigkeiten, Schwierigkeiten mit Vorgesetzten im Berufsleben u. a. m.

Angstpunkte

Gehen wir jetzt vom Antiaggressionspunkt ein wenig nach unten, so stoßen wir auf dem Ohrläppchen auf den Punkt „Angst I" (NOGIER 1976, in BAHR, 1978, Bd. II, S. 40), der in der chinesischen Nomenklatur nicht verzeichnet ist.
Zunächst kann es sich um eine unbestimmte Angst handeln. Der Patient hat Angst vor dem nächsten Tag, z. B. vor allen Aufgaben. Er fühlt sich den Anforderungen nicht mehr gewachsen. Der Punkt bietet auch Hilfe bei ganz *konkreter Angst* vor einer keinesfalls nur *eingebildeten* Angst oder Bedrohung.
Ist hingegen die Angst fixiert – so z. B. vor Schul- oder Fahrschulprüfungen – verbunden mit Herzklopfen, Schweißausbrüchen etc., so ist der *„2. Angstpunkt"* (Punkt der Beklommenheit) auf dem Crus helicis angezeigt. Man tastet ihn zwischen dem Nullpunkt und der „Magenzone" (87) oft als kleines schmerzhaftes Knötchen (Endpunkt des Plexus solaris). Beiderseits sollte gestochen werden, wenn Sie den Eindruck haben, daß seitens des Patienten die Angst zur Panik wird.
Diagonal gegenüber dem Angstpunkt I, auf der entgegengesetzten Region des Ohrläppchens, liegt der von mir als **„Ignatia-Punkt"** bezeichnete **„Kummer-Freude-Punkt".** Er liegt senkrecht unter dem „Point de Jérôme", und bei nicht bewältigter Freude oder Kummer bietet er sich an.

Zwischenbemerkungen

Allgemeine psychosomatische Erkrankungen lassen sich mit dieser Methode gut behandeln. Denken wir immer daran, daß wir als Basis das gestörte WS-Segment behandeln und die Vegetative Rinne mit einbeziehen. Und bitte vergessen Sie nicht, daß Sie *Behandler* sind! Die Spitze einer Nadel sollte niemals die erste Berührung des Behandlers mit dem Patienten sein.
Testen Sie einen steifen Nacken durch, machen Sie örtliche Behandlungen (Kanthariden, Baunscheidt, Chiro, Massage); der Patient muß wissen, daß Ihre Hand es gut mit ihm meint. Schaffen Sie also Vertrauen und oft über eine chiropraktische Deblockierung die Voraussetzung für einen effektiven Einsatz der Ohrakupunktur überhaupt. Wenn sich der Patient verschließt, wie wollen Sie dann mit der Nadel diesen Strom zum Fließen bringen? Muskelverspannungen, Myogelosen, Druck auf das veget. Nervensystem, seelische Verkrampfung: Sie müssen in diesen Circulus vitiosus eingreifen.
Als Tüpfelchen auf dem „i" folgt die Ohrakupunktur. Haben Sie dann Ihren Patienten behandelt und ihm bis zu einem gewissen Grade Erleichterung verschafft, dann geht es auf einmal nicht mehr weiter. Was steckt dahinter? Irgendwie ist noch eine psychische Blokkade vorhanden. Wenn wir anfangs sagten, die Ohr-Akupunktur sei besonders geeignet bei allen Schmerzzuständen traumatischer Ätiologie, so möchte ich dies dahingehend erweitern, daß ein **seelisches Trauma** genausogut eine Blockade erzeugen kann!

Hierzu dienen die bereits vorab hinreichend besprochenen ,,Omega-Punkte" und der ,,R-Punkt" (nach Bourdiol).
Auf eine Reizung dieses Punktes reagiert der Patient oft mit Tränen, einer plötzlichen Entspannung, oder er wird sich durch *Träume* seiner seelischen Beschwerden wieder bewußt. Versteckte Aggressionen kommen an die Oberfläche (z. B. wenn der Patient nachts aufwacht und merkt, daß er gerade – wohlgemerkt im Traum – dabei war, seine Schwiegermutter zu ermorden). Indem es ihm bewußt wird, kann er sein Verhältnis zur Schwiegermutter neu beurteilen, sein Verhalten modifizieren und seine eigene Agressivität abbauen. Doch schon FREUD betonte, daß man nicht ohne triftigen Grund das aufwühlen soll, was im Laufe eines Menschenlebens in diesem ,,Mülleimer Unterbewußtsein" sedimentierte. Wir sollten ,,Schlammwühlen" unterlassen! Liegt aber ein Trauma vor, und können wir den Patienten beurteilen, dann ist dieser ,,R"-Punkt von großem Nutzen. Beachten Sie jedoch die in Kap. 4.16 gebrachten Hinweise.

Fallbeispiel: Eine Patientin, die in der weiteren Umgebung so ziemlich alles, was an Ärzten und Psychoanalytikern erreichbar war, bereits hinter sich hatte, kam zu uns. Wir bemühten uns, kamen aber ebenfalls nicht weiter. Die Patientin war das, was man gemeinhin als echte ,,Nervensäge" bezeichnet.
Bevor ich den R-Punkt ansetzte, sprach ich mit ihr und bat sie, nach der Behandlung zu jemandem zu gehen, den sie kenne, bei dem sie sich entspannen könne und sich wohl fühle, auf keinen Fall aber alleine zu Hause zu sitzen. Wir haben die Behandlung mit dem R-Punkt durchgeführt, und beim nächsten Besuch berichtete die Patientin folgendes: ,,Ich war innerlich so starr... das ging schon drei Wochen so! Aber ich werde wohl schon mit allem fertig. Nach der Behandlung habe ich mich ins Auto gesetzt und bin zu meiner Freundin gefahren. Sie war nicht zu Hause, und ich bat die Tochter, die Mutti zu holen. Ich habe mich nur noch auf die Treppe setzen können und geheult. Ich habe zwei Stunden lang geheult." Und alles kam heraus, was sich aufgestaut hatte. Sie konnte über ihre Probleme reden. Sie hatte mit einem bedeutend älteren Mann die Ehe geschlossen, da sie zu Hause die väterliche Umsorgtheit nie kennengelernt hatte; ihr Mann jedoch war ein biederer und kräftiger Handwerksmeister, der für seine seelisch empfindsame Frau kein Verständnis hatte. Sie bekamen ein, zwei Kinder; da sie aber als Frau keine Erfüllung in der Ehe fand, legte sie sich einen Freund zu. Dieser Freund war auch verheiratet, es kamen neue Konflikte hinzu. Wir konnten diese Konflikte zwar nicht lösen, aber die Patientin war jetzt in der Lage, darüber zu sprechen. Und es war schon ein Anfang, daß sie sich aus ihrer Erstarrung löste. Sie suchte sich eine berufliche Betätigung, die ihr eine gewisse, innerliche Zufriedenheit vermittelte. Sie konnte ,,mit ihrem Problem leben."

Statt einer Schlußbemerkung

Wollen Sie ein verantwortungsbewußter Behandler für Ihre Patienten sein, dann denken Sie bitte an diese Punkte im Ohr. Ohne die Problematik verharmlosen zu wollen, möchte ich einige Zeilen von EUGEN ROTH anschließen:

„Psychosomatisches"

Weil Leib und Seel gehör'n zusammen,
muß auch manch Körperleiden stammen
in magischem Zusammenwirken
aus unsren seelischen Bezirken.

Doch nicht nur, daß die eigne Seel
wir unbewußt oft halten fehl:
Schuld trägt auch häufig die Familie,
die manche hoffnungsvolle Lilie,
noch eh sie recht erblüht ist, knickt.
Die Freude wird im Keim erstickt.

Aus gegenseit'gem sich erbosen
entwickeln sich die Herzneurosen.
Nachts kommt besoffen heim der Vater,
die Mutter schwärmt nur fürs Theater,
die Schwiegermutter ist recht zänkisch,
die Tante eingebildet kränkisch.

Am Marke der Familie saugen
auch noch zwei Brüder, die nichts taugen.
Da spricht der Seelenkundler weise:
Kein Wunder, wenn in solchem Kreise
bei dergestalten Lebensläufen
sich seelenleiblich Schäden häufen!

So war das freilich immer zwar,
doch jetzt macht's Wissenschaft erst klar:
sie bringt auf neue stolze Höh'
die alte Lehre vom „Milieu".

6.8 Schlafstörungen

Auch in der Akupunktur der Ohrmuschel sind die so weit verbreiteten vielfältigen Schlafstörungen ein echtes Problem. Chronisch schlafgestörte Menschen im Yin-Zustand, die seit Jahren Schlaf- und Beruhigungsmittel einnehmen und davon schon abhängig sind, lassen sich oft nur mühsam unter Einsatz aller natur- und erfahrungsheilkundlicher Maßnahmen samt der Akupunktur aus ihrem eingefahrenen Zustand befreien.
Dagegen ist die ,,Yang-Schlaflosigkeit'', wie sie plötzlich nach Schock, seelisch-akutem Trauma oder auch bei vegetativ gestörten Patienten als ,,vegetative Dystonie'' auftritt, ein dankbares Behandlungsfeld.
Es seien hier auch die Punkte der klassischen Akupunktur angeführt, die wir beachten sollten: ,,Niere 6'' mit Gold 5–8 Minuten tonisieren, danach ,,Blase 62'' mit Silbernadel eine halbe Minute sedieren.
In der Ohrakupunktur hat sich vor allem folgendes Vorgehen bewährt:
Zuerst den Punkt der größten Störung und Verspannung im Wirbelsäulenbereich suchen und den dazugehörigen Punkt in der ,,vegetativen Rinne'' wählen. Das kann sowohl eine Behandlungslinie im HWS- wie im LWS-Bereich sein.
Dann denken wir an ,,Herz'' (100), der einer der Haupt-,,Angstpunkte'' ist und (als ,,Minister des Gehirns'' im chinesischen Sinne) eine übergeordnete nervlich beruhigende Funktion besitzt.
,,Polster'' (29) hat ebenfalls eine vegetativ und kreislaufmäßig ausgleichende Wirkung. Weiter denken wir an Point de Jérôme (29b), bei Einschlafstörungen (Goldnadel). An der gleichen Stelle wird auf der Ohrrückseite bei Durchschlafstörungen mit der Silbernadel behandelt.
Der ,,funktionelle Nierenpunkt'' – (95) wird vor allem dann angezeigt sein, wenn unruhige Träume den Schlaf stören. ,,Shen-men'' (55) wirkt ausgleichend bei allen Yang-Zuständen, er beruhigt und ist bei psychisch bedingten Angstzuständen angezeigt.
Desgleichen beachte man die Punkte ,,Vegetativum I'' oder ,,II'' oder auch den Punkt ,,Anti-Aggression''. Sie können Bezug zur Ursache der Schlafstörungen haben. Im unteren Drittel der Furche vor dem Tragus befindet sich der *sogenannte* ,,Valium-Punkt''. Im rechten Ohr mit der Silbernadel, im linken Ohr mit der Goldnadel gestochen, soll er eine dem *Valium* vergleichbare Wirkung besitzen. Mir hat sich dieser Punkt bei Patienten, die schon längere Zeit an Tranquilizer gewöhnt waren, zur Unterstützung der *ausschleichenden Behandlung* bewährt. Ich habe in diesen Fällen Dauernadeln an die Punkte ,,Valium'', ,,Point de Jérôme'' (29b) und ,,Anti-Aggression'' zur Unterstützung meiner biologischen Behandlung gegeben.
Bei Schlaflosigkeit sollte man jedoch auch immer nach körperlichen Erkrankungen als auslösender Ursache suchen und nicht blindlings auf das Symptom hin zur Nadel greifen. Gerade auch hier sind Gespräch und Anamnese von großer Bedeutung.

Fallbeispiel:
Patientin, 67 Jahre alt, die ich seit längerer Zeit kannte und die ihre chronischen körperlichen Erkrankungen immer sehr tapfer getragen hatte, kam im Herbst 76 in meine Sprechstunde und klagte darüber, daß sie seit 3 Wochen nicht mehr schlafen könne. Bisher sei sie mit ihren Krankheiten (chronisch-aggressive Hepatitis, Asthma, Strumaoperation) immer gut fertig geworden. Aber jetzt schaffe sie es nicht mehr. Sie weint, ist erschöpft und depressiv.
1. Behandlung mit Goldnadeln in beiden Ohren: „Herz" (100), „Polster" (29), „Shen-Men" (55), „Subcortex" (= Vegetativum „II") und in Stahl „Niere" (95).
Nach 8 Tagen berichtet die Patientin: „Nach der Behandlung habe ich die ganze Nacht durchgeschlafen." Sie sei viel ruhiger geworden und müsse nicht mehr weinen.
Zwar wache sie nachts noch auf, stehe dann auf und schreibe einen Brief oder lese etwas und könne dann weiterschlafen. Das mache ihr aber nichts aus, denn so habe sie es früher schon immer gehalten. Diese Verschlimmerung der Störung an einem ihrer „Schwachpunkte" war mit einer Behandlung behoben.

Schlafstörungen

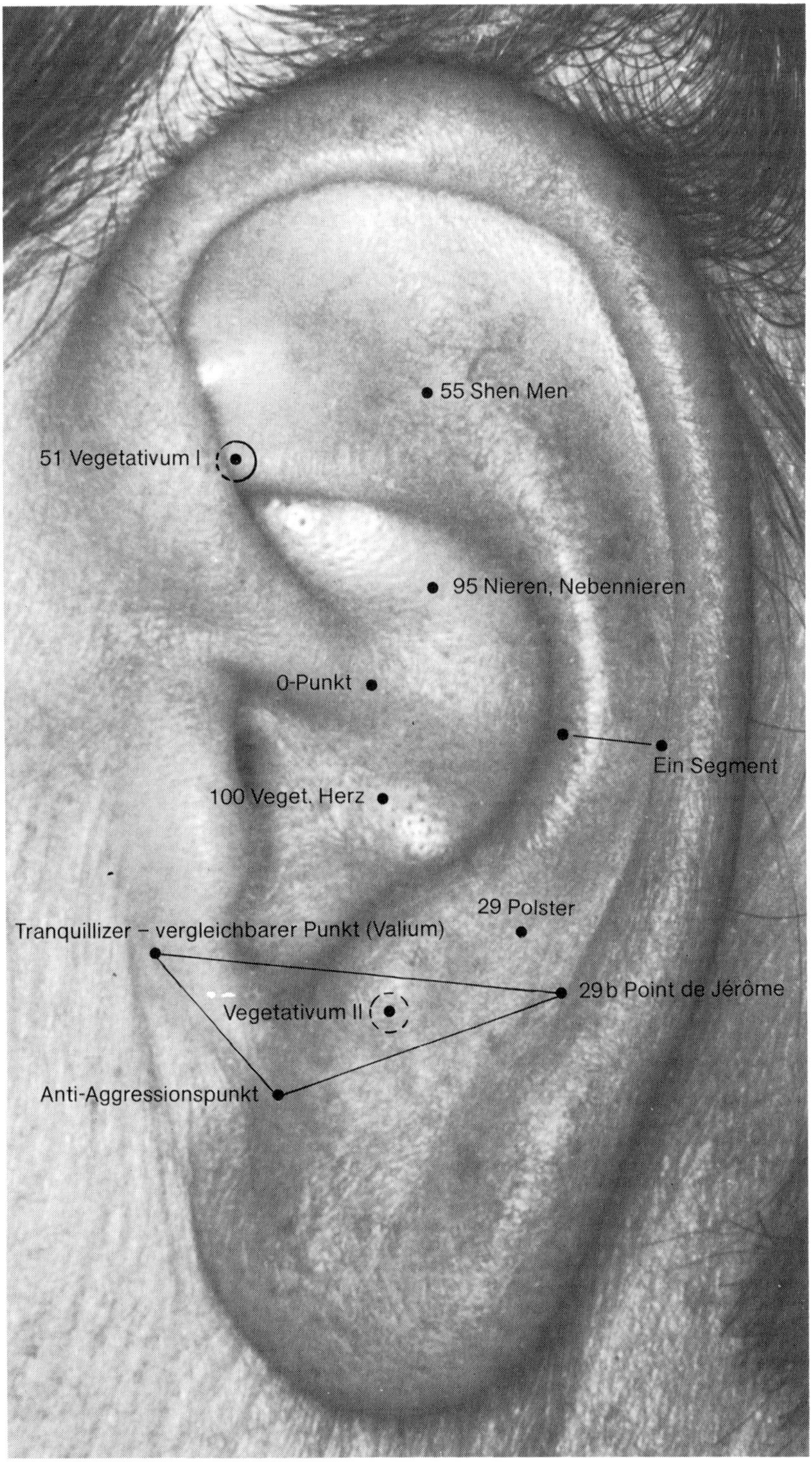

Abb. 34

6.9 Augenerkrankungen

Daß Erkrankungen der Augen zunächst und vorab fachärztlicher Betreuung bedürfen, wird als selbstverständlich vorausgesetzt. Trotzdem kann auch hier die Akupunktur der Ohrmuschel eine wesentliche Unterstützung bedeuten. Bei allen Entzündungen des Auges (Konjunktivitis, Hordeolum, Verletzungen), aber auch bei beginnender Sehschwäche kann die Behandlung über das Ohr hilfreich sein.
Als wichtigster Augenpunkt hat sich „Auge" (8) in der Mitte des Ohrläppchens bewährt. Als Indikation wird nach *chinesischen Quellen* angegeben: Konjunktivitis, Hordeolum, Blepharitis und selbst Retinitis, Glaukom und Optikus-Atrophie.
Im Vordergrund stehen jedoch die entzündlichen Erkrankungen, während die Augenpunkte 24 a und 24 b (unterhalb der Incisura intertragica) mehr bei nichtentzündlichen Augenerkrankungen herangezogen werden. Die Chinesen verwenden sie auch bei Astigmatismen, Myopie und Optikus-Atrophien (fide KW, 1973, S. 73). Eine strenge Trennung dieser beiden Areale (8/24) läßt sich in ihrer Wirkung nicht treffen. Eine kombinierte Anwendung ist oft hilfreich. Je nach Erkrankungsfall werden dazu noch folgende Ohrregionen in Betracht zu ziehen sein: – Bei jeder schon länger bestehenden Erkrankung wird das gestörte HWS-Segment zu suchen sein (der Wirbelsäulen-Punkt mit dem zugehörigen Punkt der vegetativen Rinne). Die zweite Basislinie ist die erweiterte „sensorielle Linie" über die Punkte „Polster" (29), „Sonne" (35) „Stirn" (33). Sie bewirkt eine verstärkte „energetische Durchflutung" des Kopfes.
Bei nichtentzündlichen Augenerkrankungen weisen die *Chinesen* auf „Leber" (97) zur Unterstützung hin (das Auge gehört zum Orbis hepaticus, dem Funktionskreis der Leber). Bei Entzündungen sollte daran gedacht werden, den „Shen-Men des Ohres" (55) mitzubehandeln und eine Testung von „Nebenniere" (13) oder „Endokrinium" (22) vorzunehmen.
Bei allergischen Augenerkrankungen ist es indiziert; die „Ohrspitze" (78) von innen (eventuell in *Silber*) zu stechen. Die genaue Punktauswahl ergibt sich aus der Untersuchung des Ohres im spezifischen Behandlungsfall. So hat sich mir in einigen Fällen auch der „funktionelle Nieren-Nebennierenpunkt" (95) in Stahl gestochen bewährt.

Fallbeispiel:
Patient K. H. kommt im August 79 in meine Sprechstunde, er ist seit Dezember 78 krankgeschrieben: Bei der Fahrt zur Arbeit war die Frontscheibe seines Autos zersplittert, er erlitt Augenverletzungen und eine Virusinfektion des Auges.
Seitdem bestehen starke Entzündungen. Es erfolgten in viertägigem Abstand 5 Behandlungen mit Goldnadeln in beiden Ohren.

Die Punkte:
Behandlungslinie: HWS-Segment
„Auge" (8), „Sensorielle Linie", „Shen-Men" (55), „Vegetativum I" (51), „Leber" (97) rechts, „Herz" (100) links. Nach der fünften Behandlung konnte der Patient seine Arbeit aufnehmen, die entzündliche Schwellung der Augen war abgeklungen. Er fühlte sich wohl und fuhr 4 Wochen später in Urlaub.

Augenerkrankungen

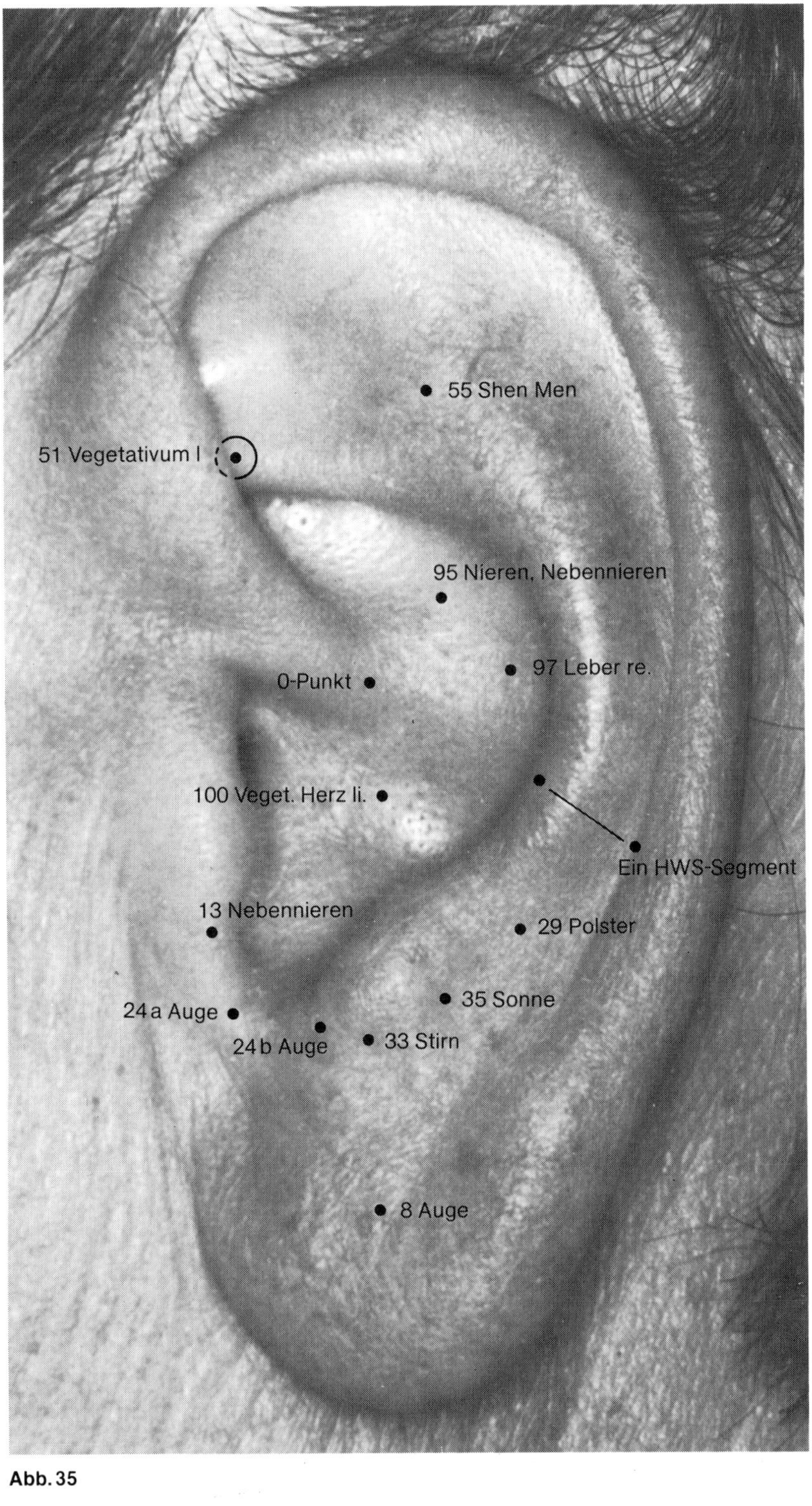

Abb. 35

Fallbeispiel:
Patientin M. leidet an rezidivierender rheumatischer Iritis. Die Behandlung erfolgt begleitend zu der notwendigen augenärztlichen Therapie über die folgenden Punkte: Behandlungslinie HWS-Segment, ,,Auge" (8), ,,Polster" (29), ,,Sonne" (35), ,,Stirn" (33) (erweiterte sensorielle Linie), ,,Shen-Men" (55), ,,Vegetativum I" (51), alle mit der Goldnadel und die Punkte 13 und 95 mit der Stahlnadel. Die Erkrankung klang bei der Patientin in der Hälfte der sonst üblichen Zeit ab.

6.10 Schwindelzustände – Morbus Menière – Hörsturz

Gesundheitliche Schädigungen, die unter diese Erkrankungsgruppe fallen, haben heute zunehmende Tendenz. Ich weiß noch, daß zu Anfang meiner Praxis in den 50er Jahren das Bild des Hörsturzes mir über Jahre unbekannt blieb, während es heute häufig anzutreffen ist.
Sicherlich spielt dabei die zunehmende akustische und visuelle Reizüberflutung sowie die zunehmenden Streßsituationen eine Rolle.
Wenn der Patient zu uns kommt, liegt meist der Krankenhausaufenthalt mit Infusion, die immer innerhalb der ersten 8 Stunden nach Auftreten des Hörsturzes erforderlich sind, hinter ihm. Wir werden seinen Nacken untersuchen, meist ist er verspannt und muß mit Massage, Chiropraktik, Neuraltherapie, Hautausleitungsverfahren, eventuell auch mit einem Kantharidenpflaster an den Processus mastoideus behandelt werden, ehe wir mit der Ohrakupunktur beginnen.
Mit welcher anderen Methode könnten wir den ganzen Menschen mit seinem komplexen Krankheitsbild so erfassen, wie mit der Akupunktur der Ohrmuschel? Das geschädigte Organ Ohr-Hörnerv, der oftmals labile Kreislaufzustand mit erheblichen Durchblutungsstörungen und die vegetative Verkrampfungsbereitschaft bilden ein komplexes Krankheitsbild.

Punktwahl:
HWS (segmentale Behandlungslinie), ,,erweiterte sensorielle Linie" zur energetischen Kopfdurchflutung, die Punkte ,,Vertigo" (29a) oder ,,Polster" (29). Der Punkt ,,Innenohr" (9) auf dem Lobulus entspricht in etwa der ,,Hörzone" (Aire auditive von NOGIER). KRACK verzeichnet hier ebenfalls eine Zone des Hörens. Die Punkte ,,Shen-Men" (Verkrampfung, Yang-Zustand), ,,Vegetativum I" oder ,,II" ebenso ,,Herz" (100) können in Frage kommen.

Fallbeispiel:
Patient W. S. kommt am 26.2.1981 in meine Praxis. Er leidet seit einem dreiviertel Jahr an Schwindelzuständen und Gleichgewichtsstörungen und kam im Juli 1980 wegen ,,Morbus Menière" ins Krankenhaus (Infusionen). Er ist seitdem krankgeschrieben.

Schwindelzustände

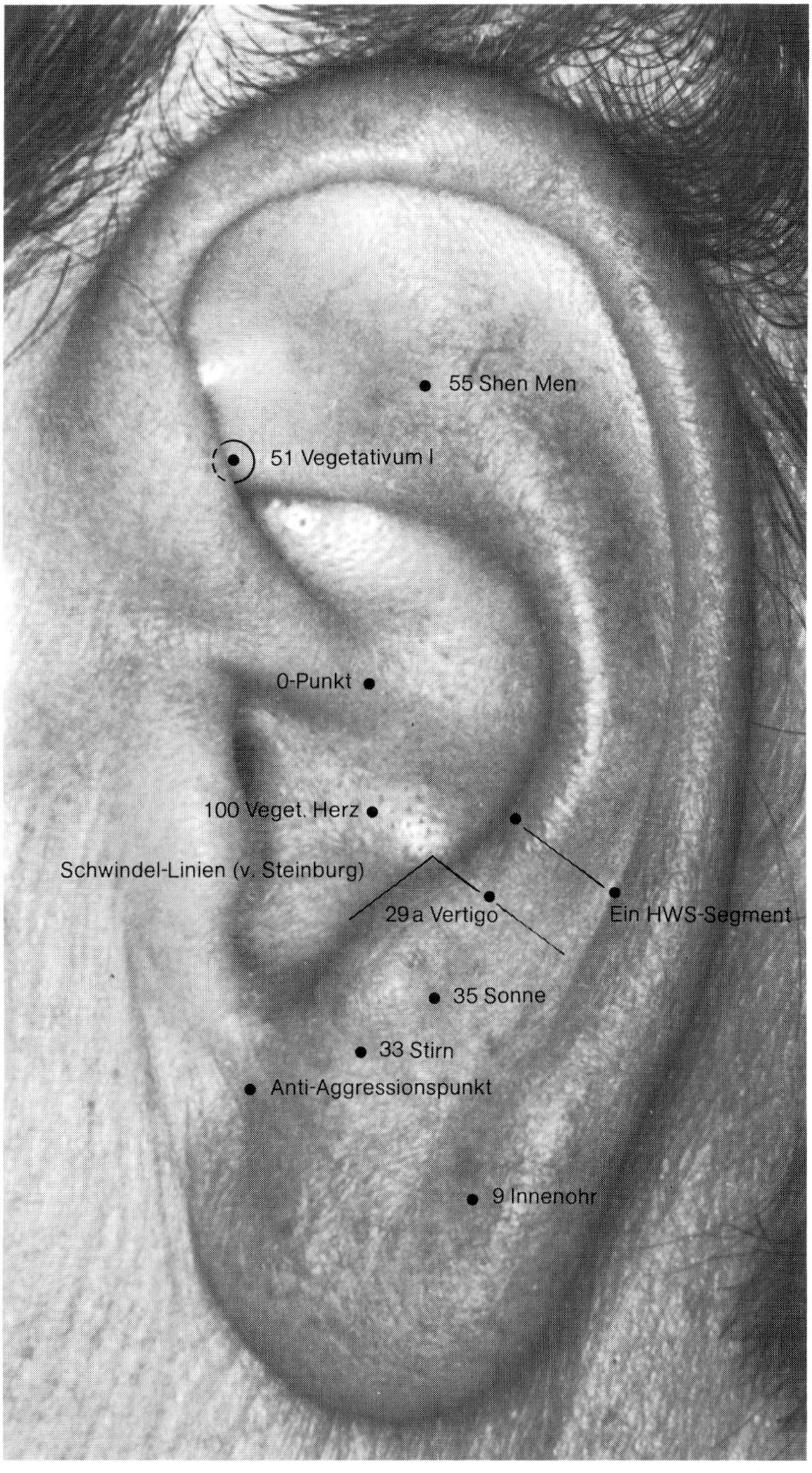

Abb. 36

Therapie:
Neuraltherapeutische Injektionen mit Homöopathika in die Verspannungspunkte des Nackens und an den Processus mastoideus. Ohrakupunktur: HWS (segmentale Linienführung), „erweiterte sensorielle Linie" (29a, 35, 33); „Shen-Men" (55), „Vegetativum I" (51) und „Herz" (100) links. Der Patient konnte nach drei Behandlungen wieder arbeiten, bekam bis Mai 1981 insgesamt 8 Behandlungen und ist seitdem beschwerdefrei (Bericht: März 84).
Anmerkung: Interessant sind auch Ausführungen von J. GLEDITSCH, 1983, S.38. Er führt eine Arbeit der Otologen R. u. D. PILDNER VON STEINBURG an, die in einer Statistik von 100 menière-artigen Schwindelbeschwerden über zwei Schwindellinien erfolgreich behandelten, die annähernd senkrecht aufeinanderstehen. Die horizontale Schwindellinie verläuft vom Punkt 25 an der Antitragus-Oberkante (eher etwas nach innen), die vertikale entlang der postantitragalen Furche bis zur Helixrinne (Punkte 29a, 29, 29b). GLEDITSCH ergänzt, daß selbstverständlich eine vorhergehende neurologische, röntgenologische und otologische Abklärung – einschließlich Vestibularprüfung und Audiogramm – geboten ist.

6.11 Die Hypertonie-Behandlung

Der Akupunktur der Ohrmuschel kommt bei der Anti-Hypertonie-Behandlung meist nur eine therapeutisch unterstützende Wirkung zu. Sie kann jedoch bei labilen Hochdruck-Patienten recht wirksam sein, wenn es gilt, das vegetative Ungleichgewicht zu harmonisieren.
Bei Stauungszuständen im Kopfbereich kann der Mikro-Aderlaß an der Ohrmuschel entlastend wirken, wenn nicht – z. B. bei einem Zustand großer Blutfülle (Plethora) – ein großer Aderlaß angezeigt ist. Für den Mikro-Aderlaß (mit der Dreikantnadel oder noch besser mit der Blutentnahmelanzette) wird der Punkt 105 auf der Ohrrückseite oder Punkt 78 auf der Ohrspitze gestochen. Aber auch andere Zonen im Ohr können sich durch eine sichtbare, gestaute Venenzeichnung anbieten. Es ist oftmals erstaunlich, wie reichlich sich der Körper über diese Gefäße im gestauten Gebiet durch eine Blutung entlastet; darum gut mit Zellstoff abdecken. Man denke auch an den diagnostischen Hinweis „hervortretende Äderchen an der Ohrmuschel weisen u.a. auf spastische Schmerzen der Muskeln und Gelenke hin". Als weitere Hypertonie-Punkte bieten sich an Punkt 19 und Punkt 59. Wichtig ist der „Thalamus-Punkt" (26A) auf der Innenseite des Antitragus in der Umschlagfalte zur Concha inferior in Höhe der Antitragusspitze, etwa gegenüber dem Punkt „Sonne" (35). Nach NOGIER senkt die hier gestochene Goldnadel den arteriellen Blutdruck, während die Silbernadel den Blutdruck anhebt. Bei Hypertonie resultiert somit für die Silbernadel strenge Gegenindikation! Zu beachten ist in jedem Falle auch die Zone der „funktionellen Niere-Nebenniere" (95) – hier möglichst Stahlnadeln verwenden –. Die Zone für das „funktionelle Herz" (100) wirkt ausgleichend bei Hyper- und Hypotonie. Bei allen Yang-Zuständen der Fülle: „Ohr-Shen-Men" (55) in Erwägung ziehen.
Hinzu kommen evtl. Punkte gegen Streß und für den vegetativen Ausgleich („Antiaggression" oder einem „Omega-Punkt", „Vegetativum I" [51]).

Hypertonie

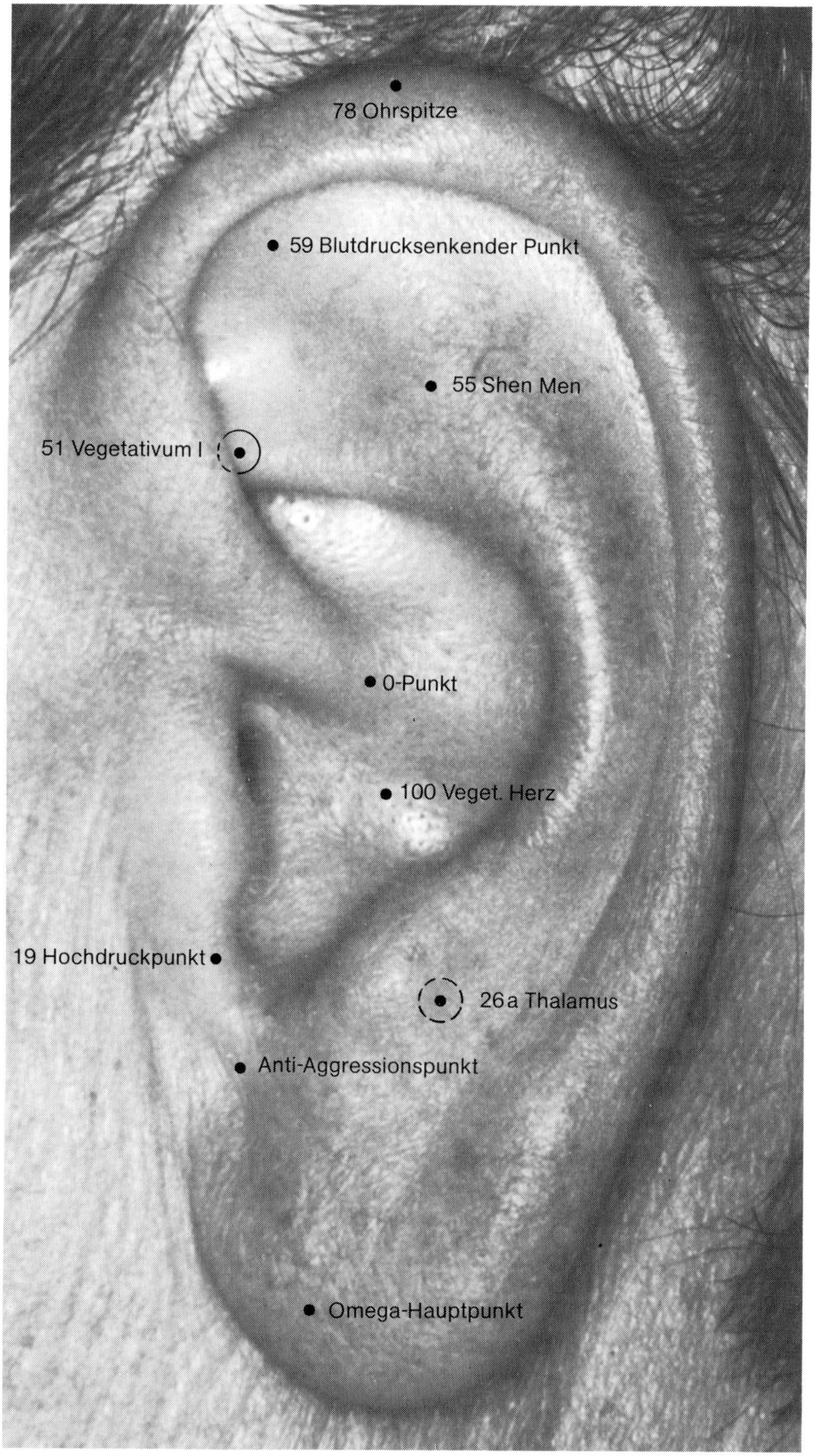

Abb. 37

7. Suchtbehandlungen durch Ohrakupunktur?

In einer Zeit, da immer mehr Menschen, oft schon im jugendlichen Alter, Zuflucht vor den Problemen des Alltags in Genuß- und Rauschmitteln suchen, sind wir als biologische Behandler zur Hilfe aufgerufen. Sie fordert unseren vollen Einsatz mit allen uns zur Verfügung stehenden Mitteln.
Da ist vor allem das *Nikotinverlangen,* das schon in unseren Schulen beginnt. Da ist der *Alkoholismus,* der in allen Bevölkerungsschichten zunimmt, und da ist die weit verbreitete *Tablettensucht* gegen alle Unpäßlichkeiten und Mißempfindungen des Alltags. Ganz zu schweigen von den härteren Drogen und Rauschmitteln, deren Umsatz trotz aller Bekämpfungsmaßnahmen ständig ansteigt. Aber auch die *Eß-Sucht* kann zu einem echten Problem mit beträchtlichen gesundheitlichen Auswirkungen werden.
Kann die Ohrakupunktur in diesen Problemfällen helfen?
Es wäre sicherlich falsch, von dieser Therapie sensationelle, marktschreierische Wunder zu erwarten. Aber den Patienten, die unsere Hilfe verlangen, können wir mit der ganzen Palette unserer naturheilkundlichen Therapie zur Seite stehen. Dabei nimmt die *Akupunktur der Ohrmuschel* einen wesentlichen Stellenwert ein. Sie ist immer dann erfolgreich, wenn der Patient aus eigener Initiative den festen Vorsatz gefaßt hat, von seiner Sucht, seinem Verlangen oder der liebgewordenen Gewohnheit zu lassen. Er muß eingesehen haben, daß es für ihn *notwendig* ist, sein Leben in dieser Beziehung umzustellen! Oftmals hat er zuvor aus eigener Kraft und mit seinem Willen versucht, diese Abhängigkeit von dem Genußmittel zu überwinden und ist daran gescheitert. Die folgenden Ausführungen sollen dem Behandler den Weg weisen, auf dem er seinen Patienten Hilfestellung geben kann.

7.1 Die Ohrakupunktur zur „Raucher-Entwöhnung“

Die Abhängigkeit vom *Nikotin* hat in immer größerem Umfang Männer und Frauen, Jungen und Mädchen erfaßt. Obwohl heutzutage fast jeder um die Gefahren und gesundheitlichen Schäden weiß, die eine Nikotinsucht nach sich zieht, ist es schwer, aus eigener Kraft mit dieser Gewohnheit zu brechen. Die Erkenntnis, daß das Rauchen Bronchitis mit der Gefahr des späteren Lungenkrebses, Durchblutungsstörungen bis hin zum „Raucherbein“ sowie Erkrankungen der koronaren und zerebralen Gefäße verursachen kann, reicht für die Betroffenen oft nicht aus, mit dem Rauchen aufzuhören. Die ganze Problematik des Nikotinverlangens wird uns bewußt, wenn wir uns vor Augen halten, daß nach den Erhebungen der *Bundeszentrale für gesundheitliche Aufklärung in Köln* im Jahr 1981 in der *Bundesrepublik Deutschland* 14,7 Milliarden Zigaretten von 17 Millionen Rauchern, das sind rund 24 Zigaretten täglich, geraucht wurden. Zwar ist die Zahl der männlichen Raucher seit 1965 um 2,5 auf 9,6 Millionen gefallen, dafür hat sich die Anzahl der Frauen um 64 Prozent auf 7,7 Millionen erhöht. 40 Prozent der Raucher sind heute *Frauen.*
Dabei wurde festgestellt, daß Frauen vielfach rauchen, um Probleme zu bewältigen und

Frustrationen zu bekämpfen. Von den Männern hingegen wird der Tabak zum Großteil als *Genußmittel* angesehen. Das führt uns zu *Rückschlüssen bei der Auswahl entsprechender Ohrakupunkturpunkte.*
Das „Risikoverhalten" Rauchen wird begünstigt, wenn es *von der Gesellschaft* allgemein akzeptiert wird und dazu *subjektiv* verharmlost werden kann.
„Nichtraucher" zu werden, heißt auch, im Bewußtsein positive Ziele abzustecken. Sagen Sie „Ihren Raucherinnen", daß Frauen, die zu Nichtraucherinnen wurden, nach Auskunft von Psychologen in ihrem eigenen Bereich „unglaublich souverän – einfach autonom" wirken. Führen Sie auch kosmetische Argumente an! Es reicht nicht aus, Raucher nur „bei der Vernunft zu packen", damit sie aufhören zu rauchen. Sie müssen bereit sein, sich zum Nichtrauchen verführen zu lassen. Die Ohrakupunktur kann dem Großteil jener Patienten helfen, die den festen Vorsatz zur Entwöhnung haben. Sie geht dabei weit über den Wert einer „psychologischen Krücke" hinaus. Sie stabilisiert vegetative Schwankungen, mindert das Verlangen und mildert Entzugserscheinungen.
Die folgende Punktkombination hat sich sowohl mir als auch jenen Kollegen, die danach arbeiten, in langjähriger Praxis bewährt. Die Suchtentzugserscheinungen wie gesteigerte Nervosität, Gereiztheit, Schwitzen usw. entfallen. Das Verlangen nach der Zigarette wird wesentlich eingeschränkt bzw. ganz genommen.

Die Raucherpunkte im Ohr

1. „Lungenpunkt" (101)
In der kaudalen Conchahälfte achte man im oberen äußeren Drittel auf feine narbige Einziehungen oder große Poren. Unsere Beobachtungen: je länger der Patient schon Raucher ist, desto stärker sind diese Hautveränderungen ausgebildet und umso weiter in Richtung Anthelix findet man den indizierten Lungenpunkt. Bei Jugendlichen oder solchen Patienten, die noch nicht lange rauchen, liegt der empfindliche Punkt meist im Bronchialgebiet (102/103) oder im Mund-Schlundbereich (Zone 84), der nach NOGIER auch „Suchtpunkt" oder „Antiraucherpunkt I" genannt wird.

2. „Atmungsbefehlspunkt" (331 nach NIELS KRACK)
„Respiratorische Automatik" (nach NOGIER)
„Dreifacher Erwärmer" (Chinesen)
Lage: In der kaudalen Concha, vor dem Ohrloch, unteres Drittel.
Wirkung: Aktivierung der Atmung.
Vorsicht: nicht zu dicht am Ohrloch stechen (Kollapsgefahr bei sensiblen Patienten).

3. „Polsterpunkt" (29)
Lage: In der postantitragalen Falte am Beginn der Basis des Antitragus.
Wirkung: Kreislaufstabilisierung; entzündliche Erkrankungen des Respirationstraktes, Asthma.

4. „Sonne" (35)
Lage: Mitte der Basis des Antitragus.
Stichrichtung → Punkt 31 (Asthma)
Wirkung: Entsprechend dem „sensoriellen Punkt" nach NOGIER unterstützt er alle The-

Suchtbehandlung – Die Raucherpunkte (Energetische Dreiecke für Dauernadeln)

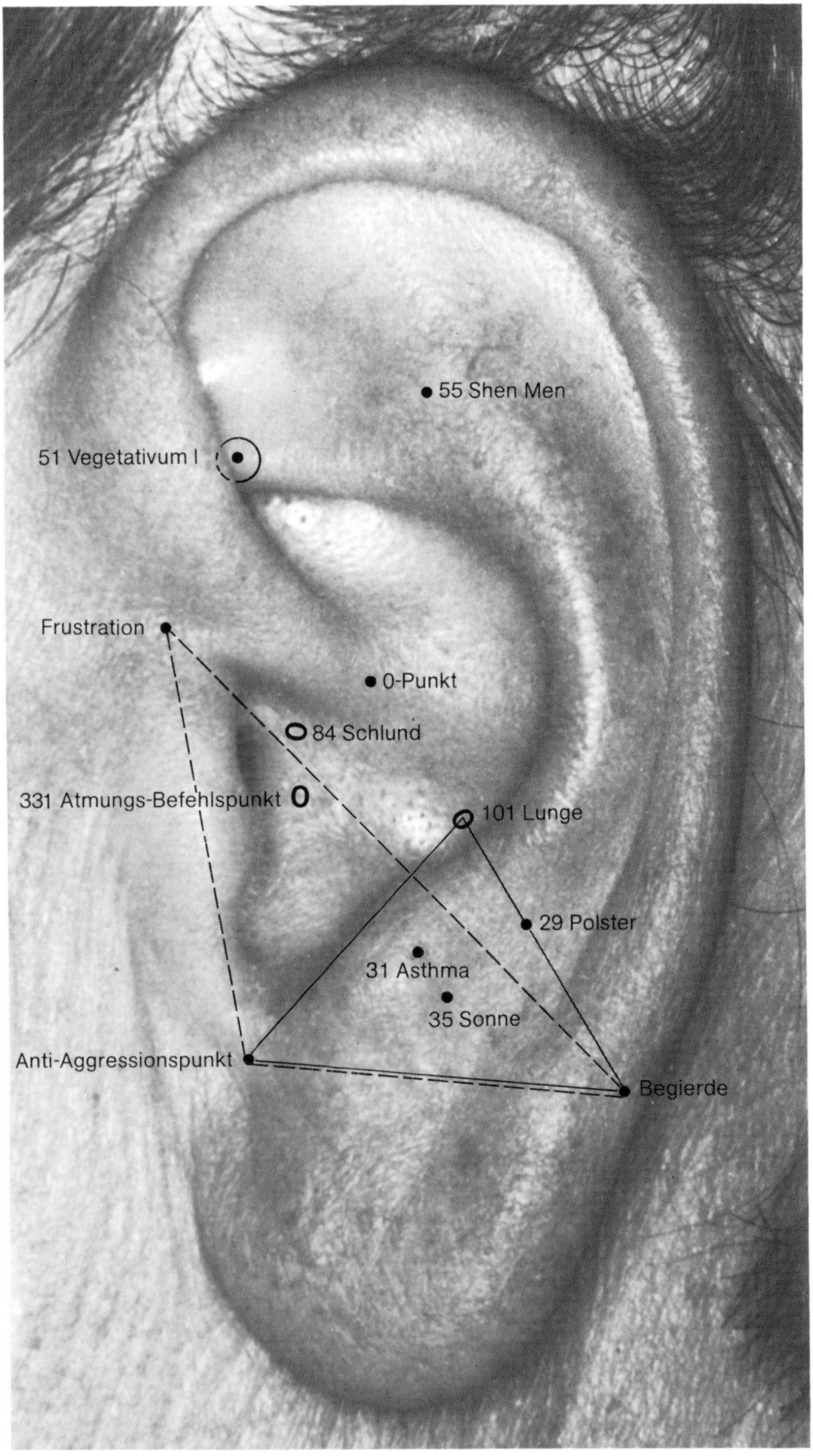

Abb. 38

rapien und Aktivitäten in Richtung Neuralgien, Kopfschmerzen, Schwindel, Schlafstörungen. Durch Stichrichtung der Nadel auf Punkt 31 (Asthma) wird die entspannende Wirkung auf den Atemtrakt verstärkt. Ein bewährter und oft gebrauchter Punkt.

5. „Anti-Aggressionspunkt“
Lage: etwa 0,3–0,5 cm unterhalb der Vorderkante der Incisura intertragica, meist am Anfang der dort beginnenden *Streßfurche.*
Wichtiger Punkt der Aurikulotherapie. Wirkung: Er verhindert, daß Aggressionen Rauchverlangen auslösen und umgekehrt, daß durch den Nikotinentzug Aggressionen entstehen.

6. „Vegetativum I“ (51)
Lage: In der Fossa triangularis, am Schnittpunkt der Projektion des aufsteigenden Helixrandes mit der unteren Anthelixwurzel oft – bei breiter Helixkrempe – etwas unter dem Helixrand gelegen. Stichrichtung schräg in Richtung Umschlagfalte der Helix/Anthelix.

7. „Shen-Men“ des Ohres – Tor der Götter – (55)
Lage: In der Fossa triangularis im Winkel der beiden Crura der Anthelix, mehr dem Crus superior zu gelegen.
Wirkung: Der „große Yang-Punkt im Ohr“. Entzündungshemmender, beruhigender Analgesiepunkt. Einer der am meisten gebrauchten Punkte der „chinesischen“ Ohrakupunktur.

8. Frustrationspunkt
Lage: In der Falte zwischen Tragus und aufsteigender Helix.
Indikation: der Punkt ist immer dann angezeigt, wenn das Rauchen zur Überwindung und Bewältigung psychischer Probleme und von „Frustrationen“ des Alltags dient. Dann ist er sogar den anderen Ohrpunkten in der Wirkung überlegen.

9. Punkt der Begierde
Lage: Endpunkt der postantitragalen Falte; „Polster“ (29) „Point de Jérôme“ und „Begierdepunkt“ liegen auf einer Linie der postantitragalen Falte. Dieser Punkt war der Anfangspunkt im „alten Suchtprogramm nach NOGIER“, bei dem 7 Nadeln am Helixrand gestochen wurden.
Wirkung: Punkt reduziert die Begierde auf Rauchen, Essen usw.
Man geht bei der Nadelung so vor, daß die Punkte 1–7, evtl. auch Punkt 8 oder 9 in beiden Ohren in einer Behandlung mit Goldnadeln gestochen werden. Dies bei einer Verweildauer von ca. 15 bis 20 Minuten. Richtig gestochen lösen sich die Nadeln dann leicht unter Linksdrehung beim Herausnehmen. In 80 Prozent der behandelten Fälle reicht den berichteten Erfahrungen zufolge und unter den zuvor genannten Voraussetzungen eine einmalige Therapie. Sollte nach acht oder vierzehn Tagen noch Nikotinverlangen bestehen, wird die Behandlung wiederholt unter besonderer Berücksichtigung der jetzt am stärksten in Erscheinung tretenden Punkte. War bei der ersten Behandlung z. B. ein tieferer Lungenpunkt angezeigt, tritt bei der folgenden Akupunktur ein oberer Bronchialpunkt

mehr in Erscheinung, oder der „Frustrationspunkt" oder evtl. der Begierdepunkt reagieren stärker. Auch hier ist es ausschlaggebend, das Vorgehen auf die individuelle Persönlichkeit des Patienten auszurichten. In vereinzelten Fällen ist nach vier Wochen zur Stabilisierung des Behandlungserfolges eine Nachbehandlung erforderlich.

Raucherentwöhnung mit Dauernadeln

Aus psychologischen oder individuellen Gründen kann die Entwöhnungsbehandlung auch mit Dauernadeln erfolgreich durchgeführt werden. Beim Rechtshänder setzen wir drei Dauernadeln ins rechte Ohr – der Seite des unbewußten Handelns – beim Linkshänder umgekehrt.

1. *Dauernadel* in den „Lungenpunkt" (101) oder evtl. in den „Frustrationspunkt"
2. *Dauernadel* in den „Punkt der Begierde" oder evtl. den Punkt „Polster" (29)
3. *Dauernadel* in den „Antiaggressionspunkt"

Wie auch immer wieder in der Literatur bestätigt wird, entfalten die Dauernadeln – in einem Dreieck im Ohr gesetzt – eine besondere energetische Wirkung. Zweckmäßig werden sie mit einem kleinen Leukosilk-Heftpflaster im Ohr fixiert. Zur Stimulierung der Nadeln sollen die Patienten möglichst vor den Mahlzeiten die gestochenen Stellen drücken und anschließend mit einem kleinen Stabmagneten energetisch aufladen. Der Patient achte darauf, daß keine Entzündungen an den gestochenen Stellen entstehen. Verweildauer der Nadeln 8 bis 14 Tage, dann evtl. Seite wechseln und Behandlung wiederholen.
Ziel der Behandlung sollte jedoch nicht nur sein, das Rauchen zu verhindern, sondern auch das, was sich oft über Jahrzehnte im Körper als „Inhalationsdepot" angesammelt hat, zur Ausscheidung zu bringen. Neben der Akupunktur der Ohrmuschel haben sich folgende unterstützende Maßnahmen bewährt:

- Tee oder Pflanzenauszüge aus Bitterstoffen, die anregend auf Schleimhaut und Gallensekretion wirken. Dadurch soll über den verstärkten Gallenfluß eine Entgiftung und Entlastung der Leber erreicht werden;
- das vegetative Nervensystem ist bei labilen Patienten durch pflanzliche Medikamente zu stabilisieren;
- bei kreislauflabilen Patienten oder Hypotonikern fehlt das Nikotin als Stimulans. Hier sollte medikamentös unterstützt werden;
- sind die oberen Luftwege angegriffen, sollten entsprechende medikamentöse Maßnahmen durchgeführt werden;
- homöopathische Dilutionen können die Therapie günstig begleiten. So haben sich Injektionen, gemischt mit Eigenblut, in die Meridian-Punkte Blase 12 und 13 bewährt, z. B. die Mischung Lobelia D4 / D6 oder D30, Tabacum D200, Ignatia D4 oder auch die angebotenen homöopathischen Fertigpräparate.
  Autogenes Training mit positiver Einstellung zum Nichtrauchen zur Unterstützung.

Grundsätzliche Empfehlungen für den Patienten:

- der Patient sollte sich auf sein Nichtraucher-Ziel vorbereiten. Er sollte sich darauf freuen, einen positiven neuen Lebensabschnitt zu beginnen;
- die Raucherentwöhnungskur sollte nicht in einer Zeit zusätzlicher nervlicher Anspannung durchgeführt werden;
- Tabakwaren und Aschenbecher sollten aus der Umgebung entfernt werden. Kleidung und Zimmer sind gut zu lüften;

- frische Luft, Wandern, Sport und Schwimmen sind zu empfehlen, um den Lungen reichlich Sauerstoff zuzuführen;
- falls es erforderlich sein sollte, ist für die Betätigung des Mundes eventuell zuckerfreier Kaugummi, Pfefferminz oder Lakritze zu empfehlen,
- der Patient ist zu einer positiven Einstellung zu motivieren: Stolz, Freude, ,,ich habe es geschafft, Nichtraucher zu werden".

Eine Anzahl Patienten kamen nach drei bis fünf Jahren wieder zur Behandlung. Sie waren ,,frei" gewesen und hatten geglaubt, über dem Rauchen zu stehen. Bei sich bietender Gelegenheit haben sie jedoch wieder mit dem Rauchen begonnen und waren inzwischen bei ihrem alten Quantum angelangt. Aber selbst in diesen Fällen war eine zweite bzw. eine dritte Behandlung erfolgreich. Einige Patienten kamen sogar in Begleitung der ganzen Familie oder der Arbeitskollegen, um das Vorhaben, ,,Nichtraucher" zu werden, mit ihnen gemeinsam anzugehen, was sich meistens positiv auswirkte.

Machen Sie deshalb Ihre Patienten darauf aufmerksam, daß sie als ehemaliger Raucher *nie mehr NICHT-Raucher* werden können. Sagen Sie dem Patienten: Sie sind jetzt und bleiben hoffentlich auch weiterhin ein ,,nichtrauchender Raucher".

7.2 Eß-Sucht

Ein Teil derjenigen Patienten, denen es gelungen ist, sich das Rauchen abzugewöhnen, kommen anschließend zu uns mit dem Anliegen: ,,Das Rauchen habe ich mir abgewöhnt. Jetzt habe ich Übergewicht. Es schmeckt mir so gut." Oft haben Süßigkeiten die Zigarette ersetzt. Auch hier sollten wir versuchen zu helfen. Sonst wäre der Raucherentwöhnungserfolg ja hinfällig. Denn oftmals möchte der Patient lieber wieder rauchen, als sich mit zuviel Pfunden zu belasten und ,,zu den Dicken" zu gehören.

Aber auch ohne den Hintergrund einer Raucherentwöhnung werden wir mit der Problematik des Übergewichts in der naturheilkundigen Praxis immer wieder konfrontiert. Nun ist aber ,,Übergewicht" nicht gleich ,,Eß-Sucht". Übergewicht bis hin zur Fettsucht kann die unterschiedlichsten Ursachen haben. Ich empfehle das Taschenbuch von Jacques Moron: ,,dick & dünn" rororo Sachbuch Nr. 7746, das sehr gut die unterschiedlichen Ursachen der Fett-Sucht aufführt, das Verständnis für diese Krankheit fördert und Wege zur ihrer Behandlung zeigt.

Was kann nun die Ohrakupunktur zur Überwindung dieser Problematik beitragen? Die Erfolgsquote ist hier leider nicht so hoch wie bei der Raucherentwöhnung, denn mit dem Essen werden wir jeden Tag konfrontiert, und auch die sogenannte Null-Diät ist keine Lösung des Problems. Oftmals stellt sich in ihrem Gefolge eine weitere Gewichtszunahme ein.

Wenn ich trotzdem über mein therapeutisches Vorgehen berichte, so aus der Erfahrung, daß dennoch immer wieder Patienten kommen und berichten: ,,Ich habe im Laufe eines Vierteljahres zwanzig Pfund abgenommen, ich fühle mich wie neugeboren. Das haben alle früheren Schlankheitskuren bei mir nicht bewirkt."

Zahlreiche Kollegen berichten über ähnliche Praxiserfahrungen.

Therapeutisches Vorgehen

Zu applizieren sind drei Dauernadeln; beim Rechtshänder im rechten Ohr, beim Linkshänder im linken Ohr. Das entsprechende Ohr ist der jeweils unbewußten Hirnhemisphäre zugeordnet. Die Sucht kommt nicht aus der rationalen Hirnhemisphäre. Sie wäre ansonsten willensmäßig leichter zu beeinflussen.

Die Nadeln sollten etwa acht bis vierzehn Tage im Ohr belassen werden. Dann wechseln wir die Seite, um nach vierzehn Tagen erneut das zuerst genadelte Ohr zu behandeln. Eine weitere Ohrakupunktur ist erst nach einem längeren Intervall, etwa einem Vierteljahr, empfehlenswert. Dann können in vierwöchigem Abstand nochmals Nadeln in das rechte bzw. linke Ohr gesetzt werden.

Die Dauernadeln, in einem Dreieck gestochen, entfalten auch hier eine besondere energetische Wirkung. Wie in der Raucherakupunktur sollten sie zur Stimulierung vor den Mahlzeiten gedrückt und anschließend mit einem Stabmagneten energetisch aufgeladen werden.

1. Dauernadel: „Punkt des Eßverlangens"

Lage: In der Concha, in der Verlängerung des Crus helicis im Winkel am Übergang zur Anthelix. In der Reflexzone der sympathischen Ganglienkette liegt der „nervale Magenpunkt" (NOGIER). Der Punkt liegt etwa in Höhe von Th 1/3. Die Empfindlichkeit des Punktes zeigt beim Austesten die richtige Stelle an.

2. Dauernadel: „Punkt der Begierde"

Lage: Am Ende der postantitragalen Falte, am Übergang vom Lobulus zur Helix.

3. Dauernadel: „Antiaggressionspunkt"

Lage und Beschreibung s. unter „Raucherakupunktur".

Mit unserem therapeutischen Bemühen sollten wir wie gewohnt versuchen, den gesamten Menschen als Individuum zu erfassen. Der Ohrakupunktur parallel sollte eine *psychische Führung* erfolgen. *Autogenes Training* mit Leitsätzen wie: „Ich bin nach wenigen Bissen satt" oder „Ich schlinge nicht, ich esse langsam und kaue gut!" kann unsere Arbeit unterstützen.

Die Anregung des gesamten Stoffwechsels mit einer Aktivierung der Ausscheidung über Nieren und Darm ist fast in jedem Fall unbedingt erforderlich. Wir fragen uns: Wie arbeitet bei diesem Patienten das endokrine System? Sind Stauungen im Venen- oder Lymphsystem vorhanden?

Geeignete pflanzliche und homöopathische Arzneimittel können die Behandlung wesentlich unterstützen. Vielfach ist eine Anregung des endokrinen Systems, speziell der Schilddrüse erforderlich. Darüber entscheidet jedoch in jedem Fall eine gründliche Untersuchung. Die schematische Applikation einer Anzahl von Nadeln im Areal der Ohrmuschel ist dem Ruf der Methode sowie dem Ruf des Therapeuten abträglich.

Die mit Dauernadeln bereits beschriebene Nadelung ähnelt dem „kleinen Delta", wie es von NOGIER / BAHR aufgezeigt wird. Diese Autoren geben bei Eß- und Nikotinsucht auch eine Nadelung des „großen Deltas" mit Dauernadeln an. Dabei wird der „Frustrationspunkt" („Punkt der unerfüllten Wünsche"), der „Punkt der Begierde" (29^c) und ein Punkt am Ohrrand, unterhalb des „Darwin-Punktes" genadelt.

Ist das Setzen von Dauernadeln nicht möglich, empfiehlt es sich, in achttägigem Abstand Behandlungen durchzuführen. Der Einsatz folgender Punkte sollte dabei in Erwägung gezogen werden:

– „Punkt des Eß-Verlangens"
– „Frustrationspunkt"
– „Omega-Punkt 1" (rechts Gold, links Silber beim Rechtshänder; beim Linkshänder umgekehrt)
– „Antiaggressionspunkt"
– „Punkt Vegetativum I" (51) oder „Vegetativum II" (Subcortex)
– „Punkt der Begierde" (29^c)

Die *Chinesen* geben die Punkte 17 („Durst") und 18 („Hunger") an.
Lage: auf dem Tragus 2 mm seitlich und oberhalb des Punktes 13 („Nebenniere") liegt der Punkt 18, Punkt 17 liegt 2 mm höher.
Ich selbst habe mit beiden Punkten nichts erreicht.
Erwähnt sei noch, daß es in der Praxis auch Fälle gibt, bei denen die Behandlung eine gegenteilige Wirkung zeitigt. Ein solcher Patient bekommt plötzlich mehr Appetit oder erklärt, daß er sich so ausgeglichen und wohl gefühlt habe, daß alles, was er gegessen hatte, besser anschlug. In solchen Fällen sollten die Nadeln schnellstens entfernt werden.
Wenn ich der Vollständigkeit halber auf die Möglichkeit einer Diätkur verweise, so sollte sie möglichst unter fachlicher Beratung durchgeführt werden. Die Ohrakupunktur als Begleittherapie wirkt unterstützend, so daß der Patient mit einer Fasten- oder Rohkostkur besser zurecht kommt. Ich erinnere mich an eine Patientin, die sogar in einem *Diät-Kurheim* arbeitete, aber vergeblich versuchte, durch Rohkost ihr Gewicht zu reduzieren. *Nach der Akupunkturbehandlung* der Ohrmuschel (Dauernadeln) nahm sie in einer Woche acht Pfund ab.
Bei jeder Reduktionsdiät sollten die Patienten reichlich trinken. Es ist unumgänglich, den Patienten darauf hinzuweisen und ihm die Notwendigkeit hierzu zu erklären.
Verhältnismäßig einfach läßt sich eine *Kartoffelkur* nachvollziehen, die trotz Arbeitsbelastung durchgeführt werden kann.

Frühstück: Eine Scheibe Vollkornbrot, 5 g Butter, ein Teelöffel Honig.
11 Uhr: Ein Apfel, ein Eßlöffel ganzer Leinsamen.
Mittags: Drei Pellkartoffeln mit einem halben Eßlöffel Öl mit Kräutern.
Nachmittags: Mineralwasser.
Abends: Suppe aus einem halben Pfund frischem Gemüse und zwei Kartoffeln.
Dazu: Über den Tag verteilt mindestens zwei Liter Kräutertee.

Einige Tee-Vorschläge und -Rezepturen:
– Entwässernd und entschlackend wirkt z. B. der Brennesseltee (Hb. Urticae), der Hagebuttentee (Fruct. Cynosbati), oder der Schachtelhalmtee (Herb. Equiseti).
– Gezielter wirkt ein Tee nach G. Lindemann (1979, S. 75)

Rp. Fol Betulae
Hb. Urticae $\overline{aa}$ 20,0
Hb. Equiseti
Hb. Virgaureae $\overline{aa}$ 20.0
M.f. spec. 1 Teel. pro Tasse

Eß-Sucht (Energetisches Dreieck für Dauernadeln)

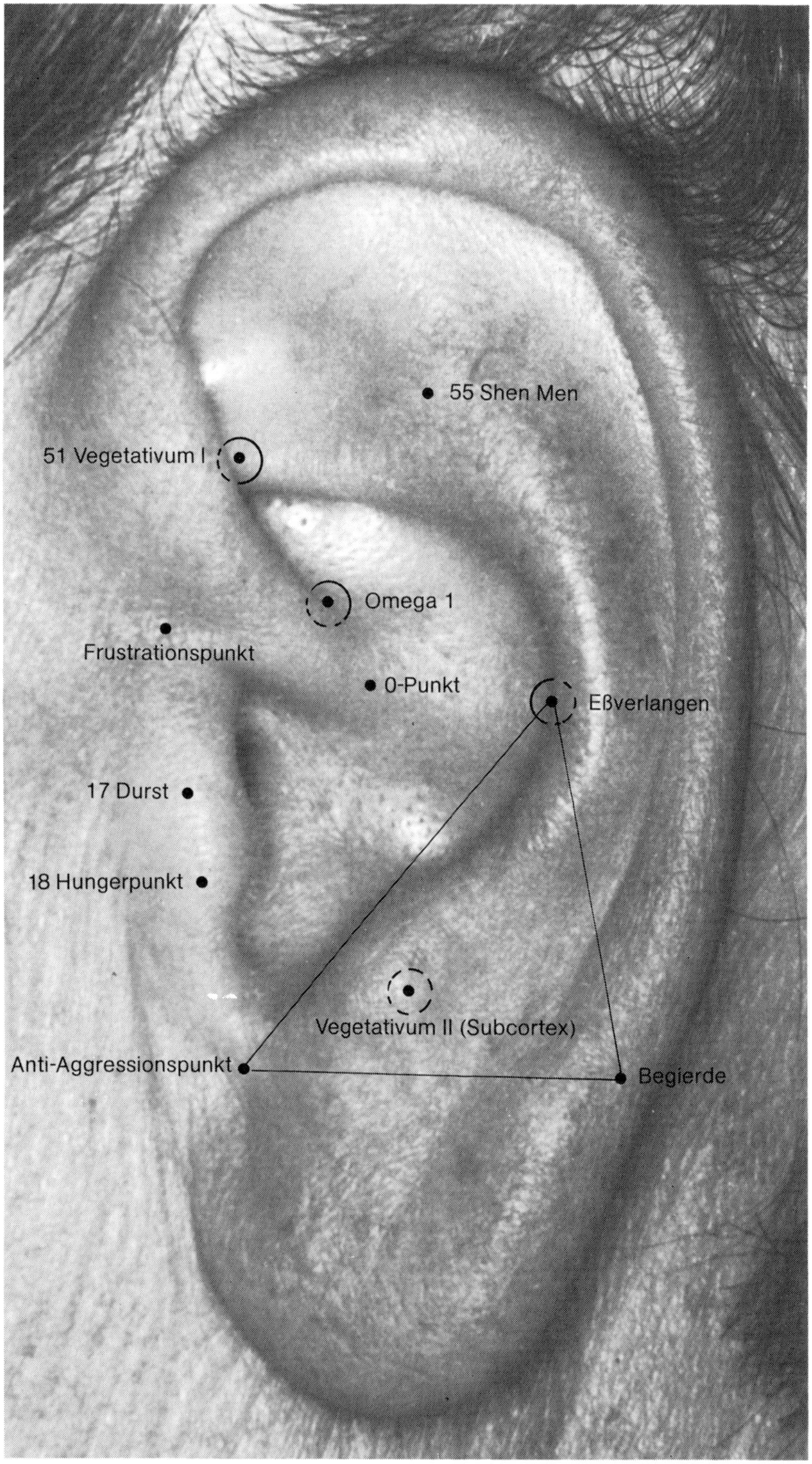

Abb. 39

- Zur Mesenchymentschlackung empfiehlt G. Lindemann bei parallellaufender Ausschwemmung: (1979, S. 123)

Rp.: Fruct Anisi
Hb. Fumariae āā 30,0
Rad. Saponariae
Rad. Liquirtiae āā 20,0
M.f. spec. 1 Teel. pro Tasse als Abkochung, 3 Tassen tgl.
Restlichen Flüssigkeitsbedarf mit Mineralwasser bestreiten.

7.3 Alkoholsucht

Ein noch größeres Problem als die vorhergehenden Suchtbehandlungen stellt die Behandlung von Alkoholikern in der ambulanten Praxis dar. Wir unterscheiden dabei zwei Formen von Alkoholismus:

- die erworbene Trunksucht (exogene Trunksucht)
- die erbliche Trunksucht

Erstere kann in geeigneten Fällen mit der Ohrakupunktur als Begleittherapie günstig beeinflußt werden.

Das ganze Ausmaß des Problems wird gerne totgeschwiegen, obwohl es sich hier um eine Sucht handelt, die in allen Schichten der Bevölkerung zunehmend verbreitet ist. Einige Zahlen seien angeführt:

- In der BRD sterben jährlich 17000 Menschen an den Folgen des Alkoholismus;
- zwei Millionen Menschen sind alkoholkrank;
- vier Millionen Menschen sind akut alkoholgefährdet;
- 3 Prozent aller 12–14jährigen Kinder trinken regelmäßig Alkohol
- 40 Prozent aller 21–24jährigen trinken ebenfalls regelmäßig Alkohol
- Karitative Verbände und die Selbsthilfeorganisation „Anonyme Alkoholiker" bemühen sich um diese Menschen. Dabei ist der Alkoholismus eine der Allergie vergleichbare Krankheit. Kommt der Patient mit seinem „Stoff" wieder in Berührung, dazu reicht schon eine Cognacbohne, ein Schluck Bier, unachtsam verordnete alkoholische Medikamente, kann dies einen Rückfall provozieren. Hier gilt wie bei allen Formen der Sucht das „Alles-oder-Nichts-Prinzip". Der Wahlspruch der Anonymen Alkoholiker lautet: „Nur du allein schaffst es, aber du schaffst es nicht allein."

In welchem Umfang kann die Akupunktur der Ohrmuschel beim Alkoholismus helfen?

Fallbeispiele:

- Patient, 29 Jahre, geschieden, früher in guter beruflicher Position, wird mir auf Drängen seiner Mutter zur Behandlung zugeführt. Er hat bereits vier Entziehungskuren hinter sich, nach der letzten Kur besteht zusätzlich eine Tablettenabhängigkeit. Nach drei Ohrakupunkturbehandlungen steht ein völlig veränderter Mensch vor mir. Er ist „trokken", sieht äußerst gepflegt aus und verwickelt mich eine eine anspruchsvolle Diskus-

Alkoholsucht

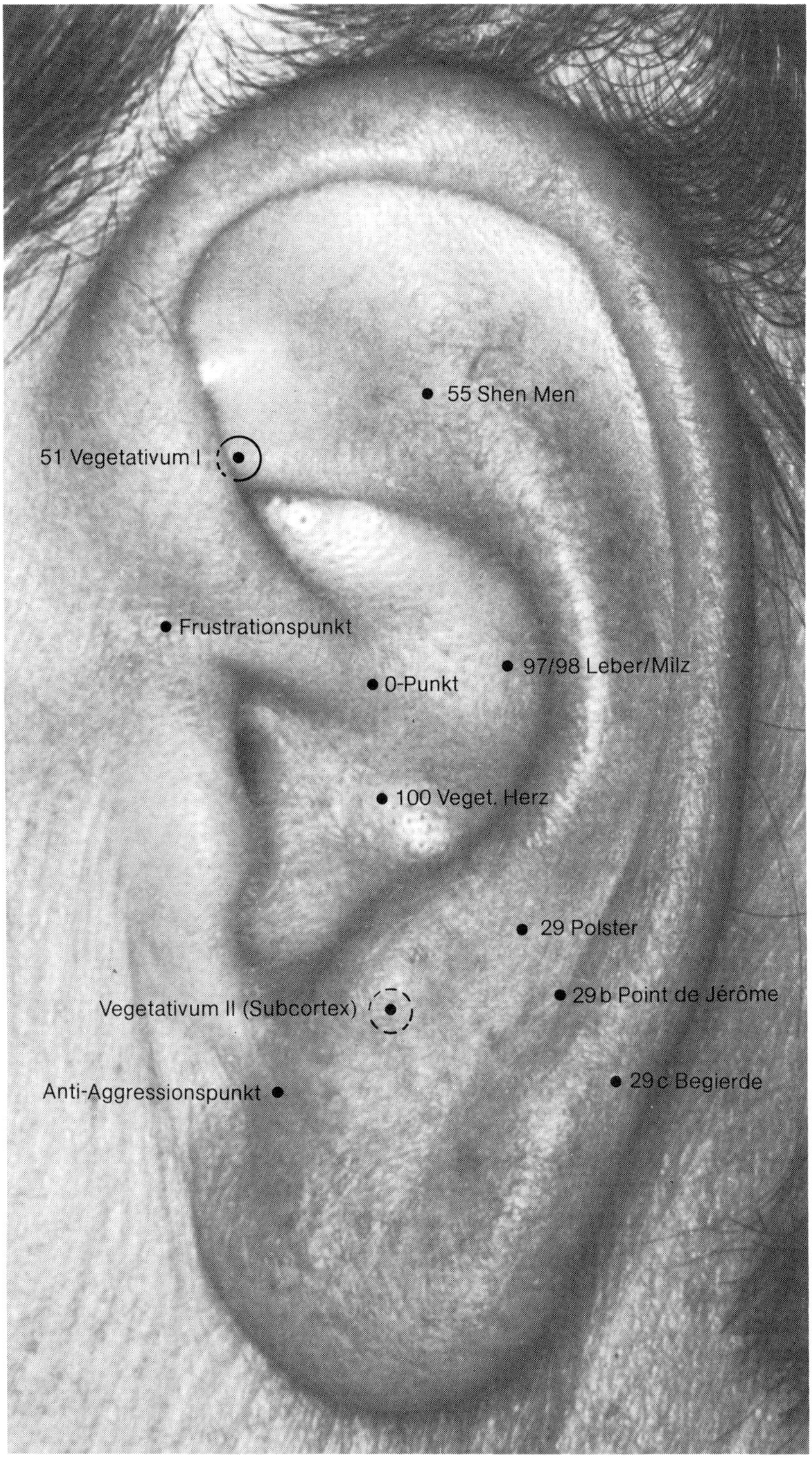

Abb. 40

sion. Vor der vierten Behandlung jedoch zeigt sich die Hoffnungslosigkeit auf: er war in den alten Zustand zurückgefallen. Er hatte seine Unterstützung bezogen, die „alten Kumpels“ getroffen und hatte der Versuchung nicht widerstehen können, mit ihnen „richtig einen drauf zu machen“.

- Patientin, Ende fünfzig, seit zwei Jahren starke Trinkerin. Sie war mit ihrem Mann in ein Neubaugebiet gezogen, außerhalb der Stadt, im Grünen. Um es sich gemütlich zu machen, luden sich ein paar Damen nachmittags zum Kaffee ein. Dazu wurde auch und nicht nur „zuweilen“ ein „Gläschen“ getrunken. Das Gläschen reichte bald nicht mehr, nach zwei Jahren war es täglich eine Flasche und sie mußte abends trunken sein, um schlafen zu können. Kinder und Mann zogen sich von ihr zurück, und sie sagte mir, „wenn sich das nicht ändert, gehe ich vor die Hunde“.
  Den notwendigen Willen, diesen Zustand zu beenden, brachte sie zur Behandlung mit. Nach fünf Behandlungen hatte sie es geschafft. Sie suchte sich eine sinnvolle Beschäftigung, die sie ausfüllte und ihrem Leben wieder einen Sinn gab. Die Entzugserscheinungen konnten durch die Behandlung weitgehend behoben werden.

Bei erworbener Trunksucht lohnt sich der Versuch mit der Ohrakupunktur immer, wenn der Patient von sich aus den festen Vorsatz mitbringt, „trocken“ zu werden und es auch zu bleiben. Das soziale Umfeld ist hier jedoch oft das ärgste Hindernis.

Therapeutisches Vorgehen am Ohr:

„Leber“ rechts (97)
„Milz“ links (98)
„Polster“ (29) oder „Punkt der Begierde“ (29[c]) oder eventuell auch Punkt (29[b]) „Entspannungspunkt“ (Point de Jérôme)
„Antiaggressionspunkt“
„Shen-Men“ des Ohres (55)
„Vegetativum I“ (51) oder „Vegetativum II“ („Subcortex“)
„Frustrationspunkt“
„Herz“ (100)

Zur Unterstützung bieten sich bilateral die Punkte in der Mitte der Unterkante der Nasenöffnung – am Übergang von Haut zu Schleimhaut – an. Da diese Stelle bei Nadelung jedoch äußerst schmerzhaft ist, empfiehlt sich die Manipulation mit dem Laser (Freq. A oder F).

Sucht und Entzugssymptome lassen sich bei Beachtung dieser Punkte oft weitgehend beheben.

Ich behandle diese Punkte in beiden Ohren mit Goldnadeln, doch sollte man stets daran denken, daß Goldnadeln eine ähnliche Wirkung wie homöopathische Hochpotenzen haben und eine Wiederholung der Behandlung erst nach einer Woche angezeigt ist.

Fallbeispiel:

Eine Kollegin kam der Bitte eines Patienten nach, die Behandlung schon nach drei Tagen zu wiederholen, „da sie ihm so gut getan hätte“. Während der zweiten Behandlung wurde ein Deliriumsanfall ausgelöst, der eine sofortige Krankenhauseinweisung erforderlich machte.

Unterstützende Maßnahmen:
Geeignete homöopathische und pflanzliche Medikamente können die Behandlung wesentlich unterstützen. Sie sollten stets auf die Persönlichkeit des Patienten und die spezielle Symptomatik seiner Erkrankung ausgerichtet sein.
Quillisch empfiehlt in seinem Buch ,,Die homöopathische Arzneimittellehre": Arnica D_3, dreimal täglich 10 Tropfen, längere Zeit zu geben. Avena sativa, Nux vomica D_{30}, aber auch Sulfur (beim heimlichen Trinker), Lachesis und Petroleum können angezeigt sein.
Literaturempfehlung: *Gallavardin:* ,,Homöopathische Beeinflussung von Charakter, Trunksucht und Sexualtrieb."
Auch bei den Suchtbehandlungen gilt HUFELANDS Lehrsatz: ,,Eine gute Behandlung kann der Arzt nicht absehen oder nachahmen, er muß sie jedes Mal wieder von neuem erfinden." Die Behandlung der *Heroinsucht* und die Sucht nach ,,harten Drogen" sollten den hierauf spezialisierten Kliniken und Landeskrankenhäusern vorbehalten bleiben.

8. Die Physiognomie der Ohren

Physiognomische Einteilung der Ohren nach Norbert Glas

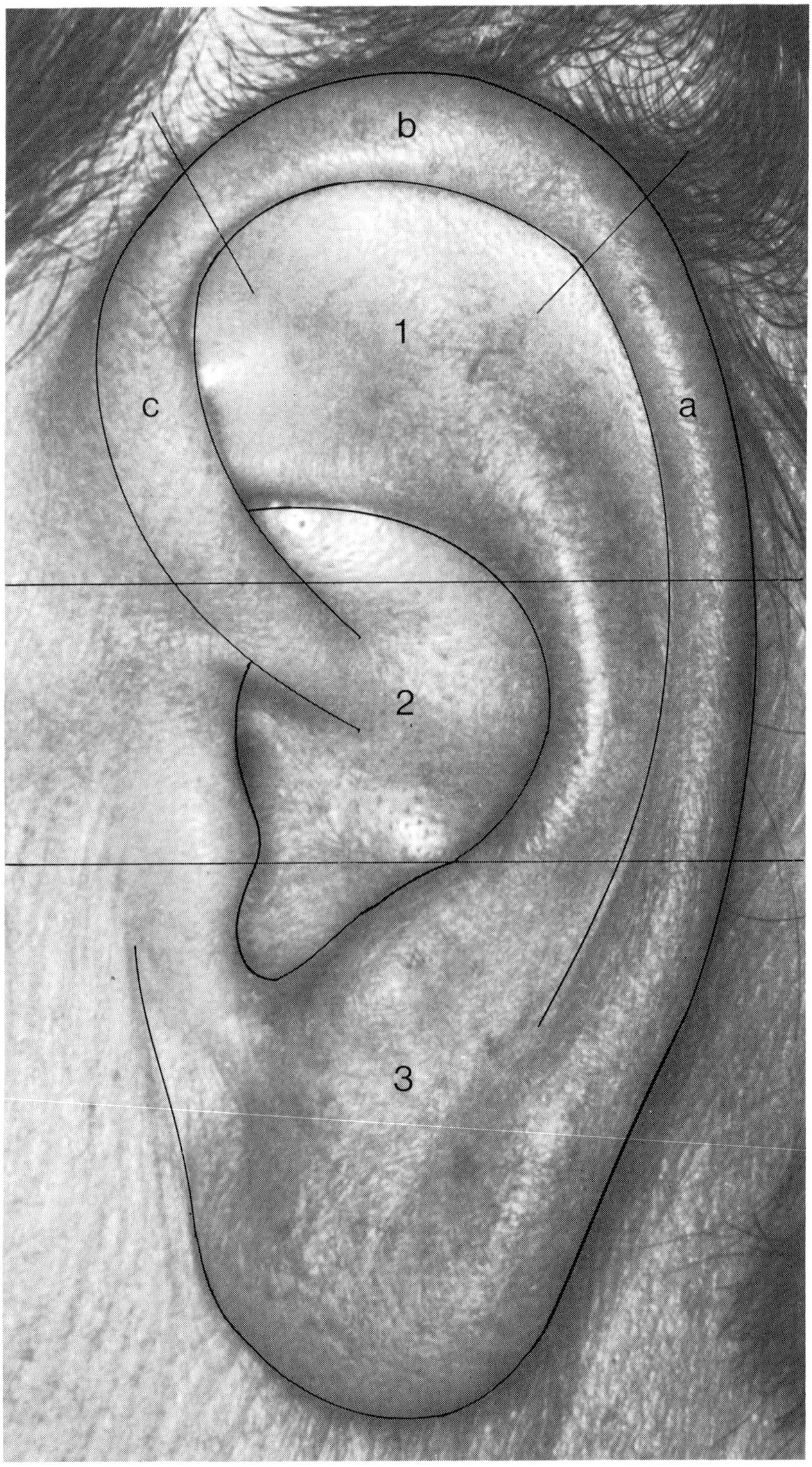

Abb. 41

8.1 Die Ohrform in ihrer phänomenologischen Bedeutung für die Beurteilung des Menschen

(nach NORBERT GLAS, GEORG ALTMANN und Dr. A. MARKGRAF. Herrn Dr. MARKGRAF gilt mein besonderer Dank für das zur Verfügung gestellte Bildmaterial).

Wenn wir therapeutisch am Ohr arbeiten und das Ohr genau betrachten, dann sollten wir uns auch darüber Gedanken machen, was die Ohr-Form desjenigen Menschen aussagt, der vor uns sitzt und dem wir helfen wollen.

Das Ohr ist das einzige äußerliche Organ des Menschen, das schon bei der Geburt seine endgültige Prägung erfahren hat. So ist die Ohrmuschel, da sie kaum äußeren Einflüssen unterliegt, ein günstiges Untersuchungsobjekt für Erbgutachten. Die *Anthroposophie* schenkt darum der äußeren Ohrform besondere Beachtung. RUDOLF STEINER schreibt: ,,Das Ohr ist ein Bild vergangener Erdenleben, zeigt Begabungen und Schwächen, die man von Geburt an mitbringt. Das Ohr ist das einzige physiognomisch wichtige Organ, das sich von Geburt an kaum mehr ändert.''

Die Ohrform ist somit Schlüssel der persönlichen Veranlagung. Es kommt darauf an, was der Mensch dann im Laufe seines Lebens aus diesen Anlagen macht. Es zeigt aber auch anlagemäßige Schwäche, Fülle oder Leere der Organe an, die in den Ohrregionen liegen. Man achte darum auch stets auf Knötchen, Dellen und verstärkte Gefäßzeichnung einzelner Partien und vergleiche ihre Lage mit der Ohrtopographie.

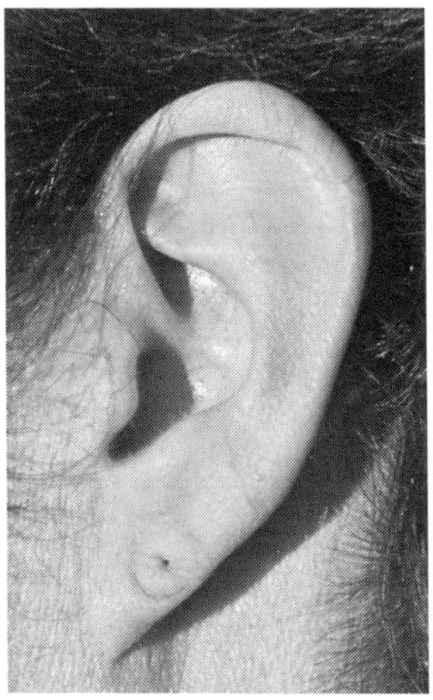

Abb. 42

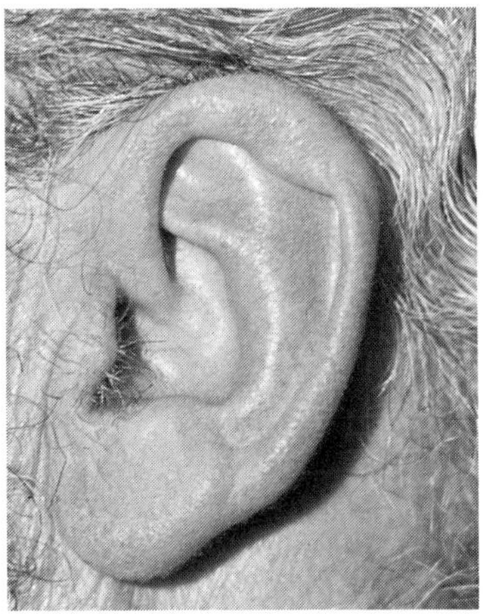

Abb. 43

Nach chinesischer Auffassung unterteilt die Wurzel der Helix (die Zwerchfellinie) das Ohr in einen kranialen und kaudalen Abschnitt. Kranial liegt der Yin-Anteil, kaudal der Yang-Anteil.

---

a) Form- und Aufrichtekräfte b) Gedankengegend c) Innerer Schwung

1) Kopfteil 2) Rhythmisches System (Atmung und Blutzirkulation)

3) Stoffwechsel – Gliedmaßen – Mensch

8.2 Größe und Lage der Ohren

Das normale Ohr erstreckt sich von einer Projektionslinie wenig oberhalb der Nasenwurzel bis zu einer solchen, die den Übergang von Nase zum Oberlippenspann markiert. Die Ohren liegen normalerweise in gleicher Ebene wie die Wangen.

Es können bedeuten:

- zu tief sitzende Ohren:
  zu starke Verbindung mit den Kräften der Erde, mit den Kräften der Schwere = Schwerfälligkeit.
- zu hoch sitzende Ohren:
  mangelnde Verbindung zu den Erdkräften,
  Neigung zu theoretischer Ausgesponnenheit, zum Fanatismus.
- zu weit nach hinten geneigte Ohren, mit überstreckter Haltung der Wirbelsäule:
  Hinweis auf Überheblichkeit, übertriebener Stolz, Distanziertsein, übersprudelnde Phantasie.
- Ohren in verschiedener Höhe = ,,Schielen der Ohren":
  Störung der Symmetrie, Schwäche der individuellen Kräfte.
- Dicke fleischige Ohren:
  Plumpheit, Launenhaftigkeit.

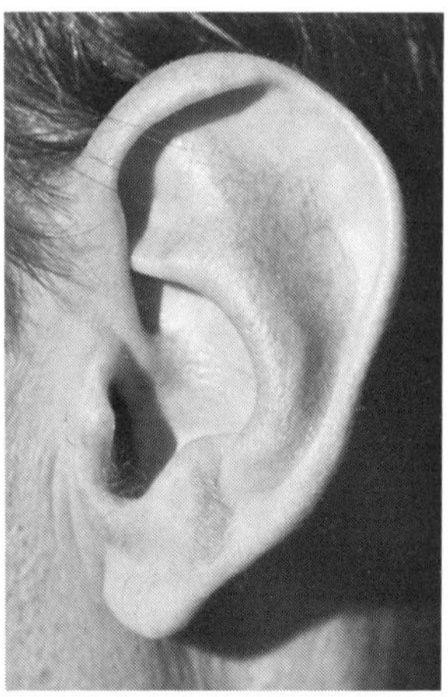

Abb. 44

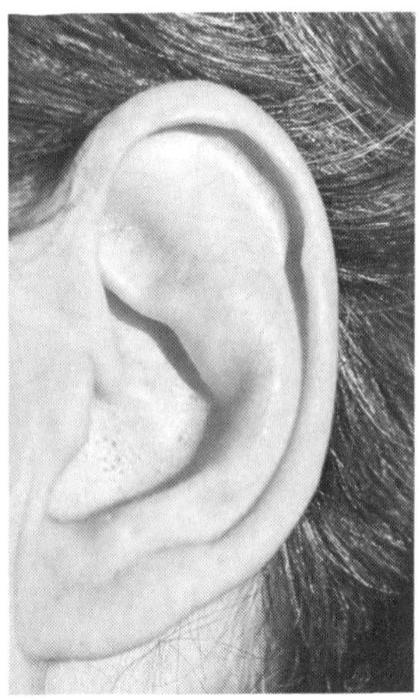

Abb. 45

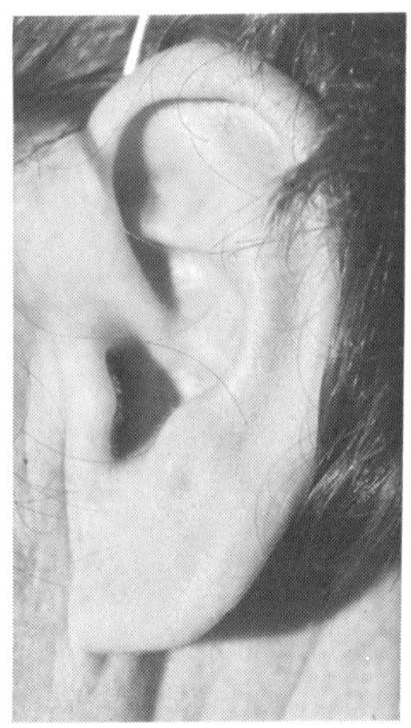

Abb. 46

- Große wohlgeformte Ohren:
  Wahrheitsliebe und Weisheit, viel ,,Erbenergie".
- Große, enganliegende Ohren:
  Einsicht, Scharfblick, Humor, Aufmerksamkeit.
- Große, weit abstehende Ohren:
  Erfolg im Praktischen, in Dingen, die Mutterwitz erfordern.
- Große Ohren bei kleiner flacher Stirn:
  ,,Geistiger Rückgang".

- Angelegte Ohren:
  Aus Überlegung vorsichtig, verschwiegen, gibt seine Gefühle nicht so leicht preis.
- Kleine angelegte Ohren:
  Zurückhaltung bis Ängstlichkeit, Unselbständigkeit.
- Kleine Ohren:
  Wenig Erbenergie.
- Dünne, schmale, fast durchsichtige Ohren bei Gesunden: vornehmer Charakter, Güte, Intelligenz, künstlerische Begabung.

8.3 Oberer Teil des Ohres = Kopfteil (1)

Die von N. GLAS und anderen Phrenologen getroffene physiognomische Einteilung des Ohres hat mit den Akupunkturreflexzonen und deren Lage nichts zu tun. Sie spricht ein ganz anderes System an.

a) Oberes Drittel außen: Form und Aufrichtekräfte
Bildung der Knochen.
- Helix breit und weich: Hinweis auf Rachitis, lymphatische Konstitution, Neigung zu Erkältungen und Entzündungen.

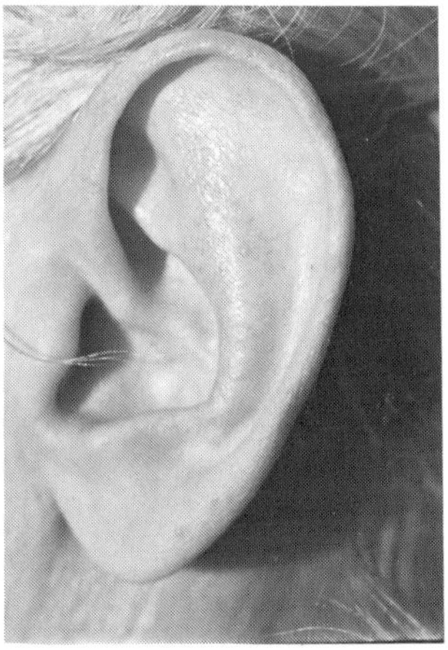

Abb. 47

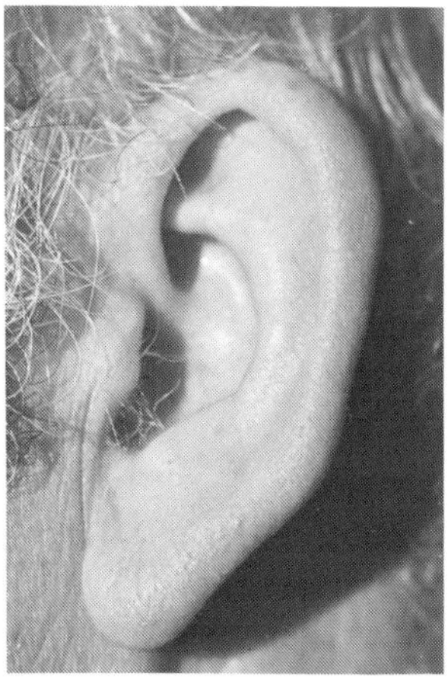

Abb. 48

– Helix dünn, rollt sich auf, wie abgefressen, ausgetrocknet: Erstarrung der Gefäße, der Gelenke, der Gedanken (Sitz der Gicht-Tophi).

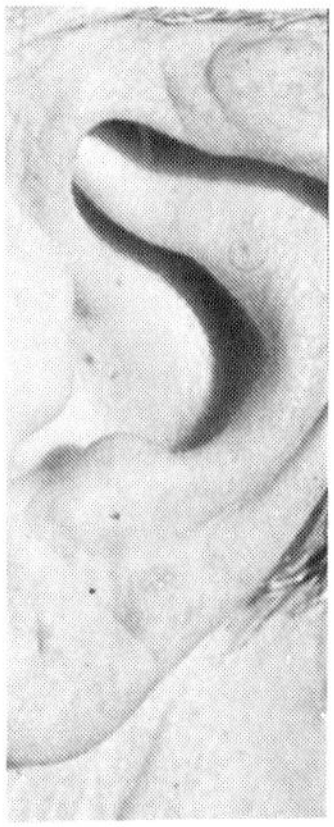
Abb. 49

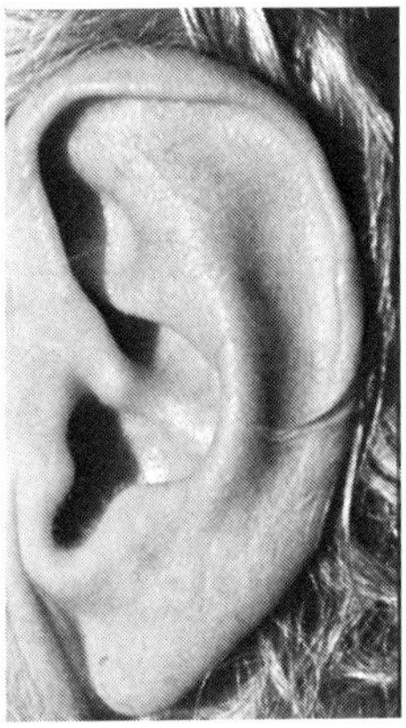
Abb. 50

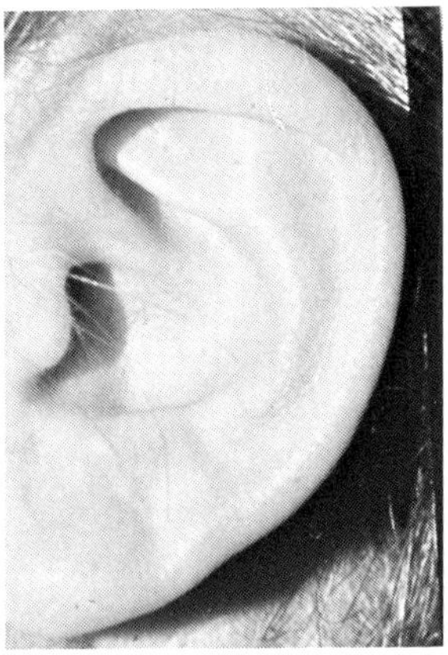
Abb. 51

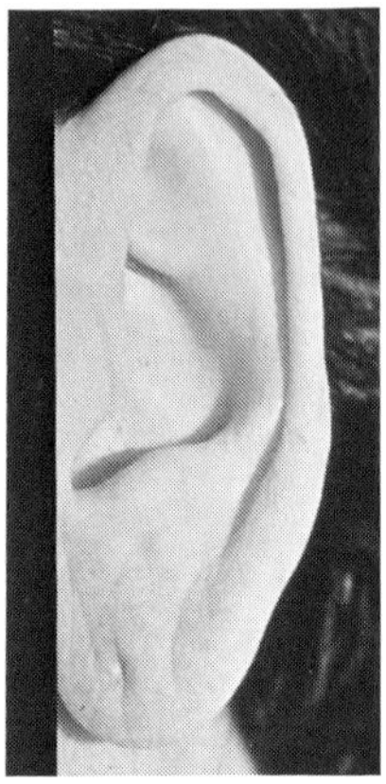
Abb. 52

b) Kuppe der Helix: Gedankengegend

Denkvermögen, Vorstellung, Denkkraft.

- gut: halbkreisförmig, schön geformt weist auf bildhafte Vorstellungskraft und die Fähigkeit, klare Begriffe zu bilden, hin.
- Kuppe der Helix spitz:
  In der griechischen Mythologie wird die Gestalt des *Fauns,* eines Ich-losen Wesens, das mit den Menschen Schabernack treibt, mit nach oben gezogenen Ohren dargestellt.
  Bei N. GLAS gilt dies als ein Hinweis auf phantastische Vorstellungen und Neigung zur Lügenhaftigkeit.
- Ohrkuppe der Helix abgeflacht oder gekippt:
  Hinweise auf schwache Denkkräfte, erschwertes Lernen, gedrückte Gedanken, Depressionen (bei nach unten gekippten Ohren).

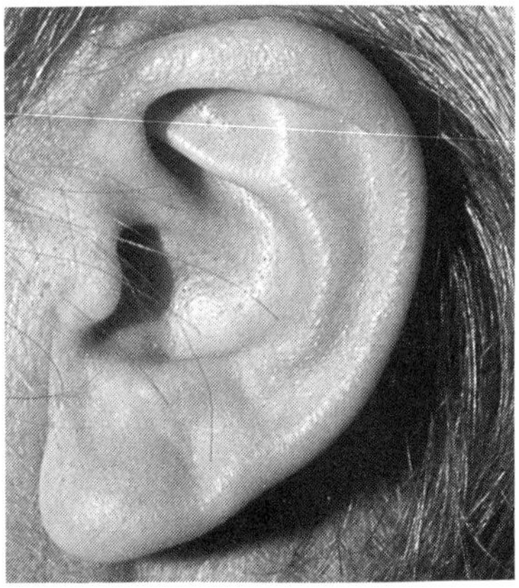
Abb. 53

c) Der aufsteigende Helixschenkel = Maß des inneren Schwungs
Sprachkraft, Sprachformen, Ausdrucksfähigkeit, Atmung. Eine Abknickung der kreisförmigen Helix mit geradem inneren Helixrand kann ein Hinweis auf behinderte Atmung, Asthma, Sprachhemmung oder psychische Hemmungen sein.

8.4 Mittlerer Teil des Ohres = Rhythmisches System (2)

Dieser Teil des Ohres hat Beziehung zum Atmungsorganismus und zur Blutzirkulation.

- Ist dieser Teil gut geformt, kann er auf eine gute energetische Zirkulation und ein starkes Herz hinweisen. Oft zu beobachten z. B. bei künstlerischen Menschen mit starkem rhythmischem System.
- Eine weite Concha mit stark gebogener Anthelix weist hin auf introvertierte mit dem eigenen Gefühlsleben stark beschäftigte Menschen. Hinweis auf Melancholie.
- Enge Concha sind richtungweisend für ein geschwächtes Zirkulationssystem auf eine Schwäche der dort gelegenen Organe. So kann eine enge linke obere Concha auf Stoffwechsel- und Pankreasschwäche mit eventueller Diabetesneigung hinweisen.

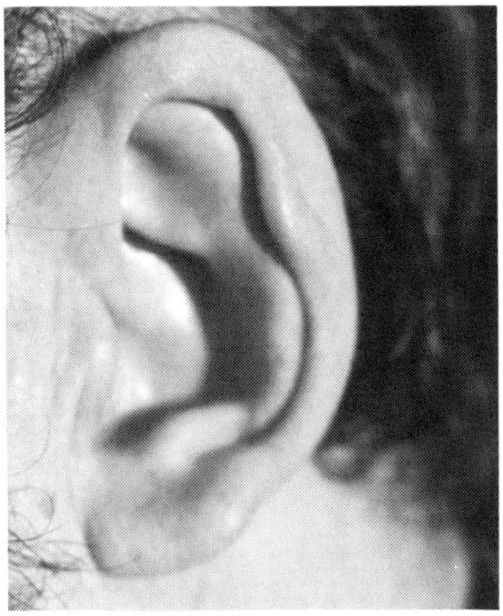

Abb. 54

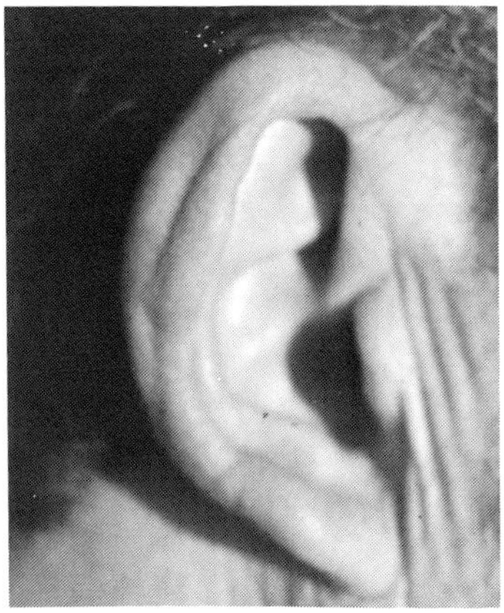

Abb. 55

- Eine flache Concha ist ein Zeichen von geringer Widerstandsfähigkeit und sollte zur Vorsicht bei Erkrankungen mahnen.
- Ist der mittlere Teil des Ohres stark nach außen gewölbt, ergibt sich daraus ein Hinweis auf einen möglichen „Psychoknick“ mit Angst und unbewußter Furcht. Oft verlangen diese Menschen nach Wärme im Rücken (Nierenkälte).

8.5 Unterer Ohrabschnitt = Spiegel des Stoffwechsel- und Gliedmaßenmenschen (3)

- Tragus und Antitragus umschließen die Incisura intertragica. Diese Region gibt Hinweise auf die Lymph- und Drüsenfunktionen.
- Eine enge Incisura intertragica weist auf ein träges Lymphsystem hin. Oft besteht eine Verlangsamung des Stoffwechsels. Bei Frauen kann es auch auf endokrine Störungen mit Neigung zu Genitalerkrankungen und erschwerten Geburten hinweisen. Auch bei Hypothyreose wird diese Veranlagung gefunden.
- Eine weite Incisura intertragica weist auf eine Überfunktion des Drüsensystems und evtl. eine Beschleunigung des Stoffwechsels von Schilddrüse und Pankreas hin.
- Ein harmonisches Tragus-/Antitragusgebiet läßt an Geschicklichkeit von Händen und Fingern denken. Der Charakter wird von spontaner Hilfsbereitschaft geprägt.

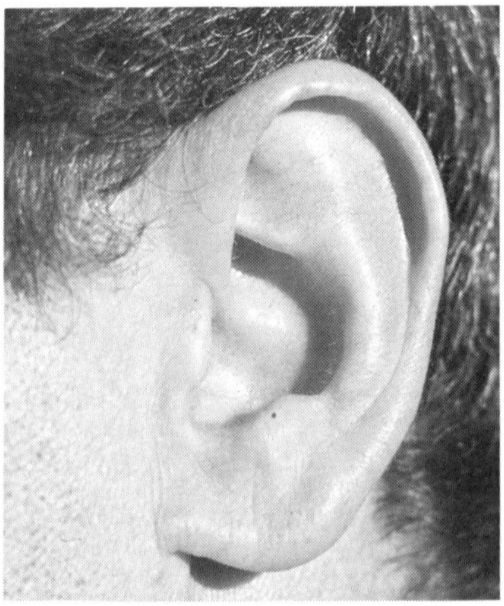

Abb. 56

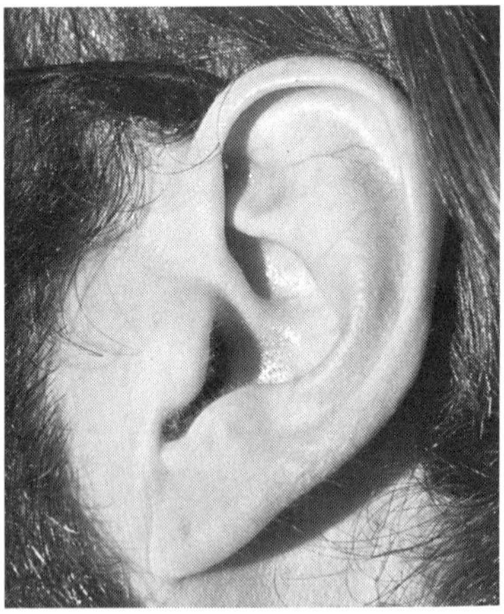

Abb. 57

8.6 Das Ohrläppchen (Der stärkste Yang-Anteil des Ohres)

Das Ohrläppchen ist das Spiegelbild der inneren Aufbau- und Regenerationskraft des Trägers und hat Beziehung zu Willen und Stoffwechsel. Bei einem harmonisch gebauten Ohr umfaßt es etwa ein Drittel der Gesamtgröße. Es ist der Yang im Yang-Anteil.

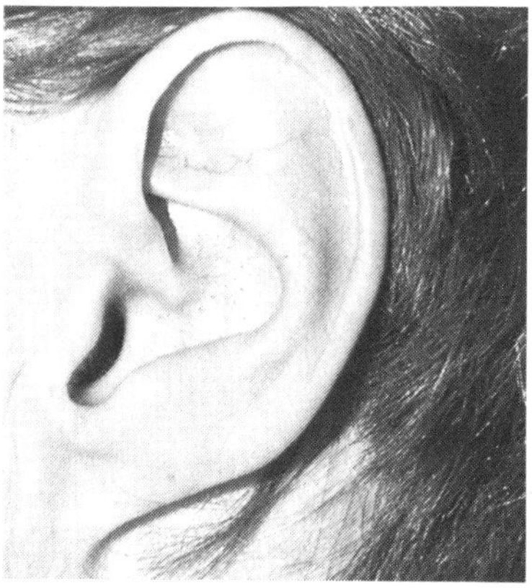

Abb. 58

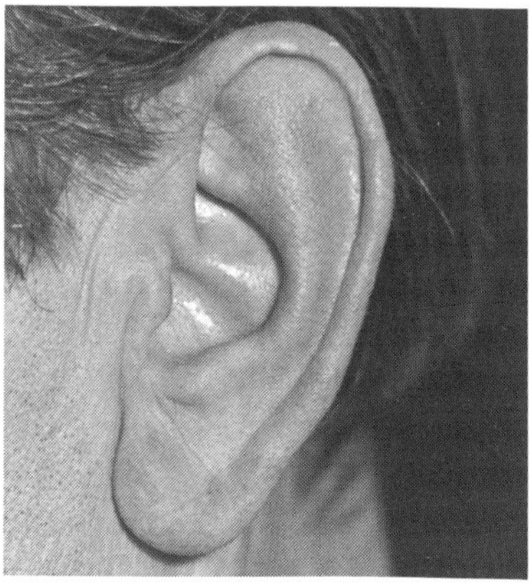

Abb. 59

- Spitz nach unten zulaufend bedeutet dies eine Betonung der geschlechtlichen und reproduktiven Kraft. (Naturvölker ziehen mit Ohrringen die Ohrläppchen lang, um ihre Zeugungskraft zu stärken).
- Breite, fast viereckige Ohrläppchen sind Hinweis auf kräftige Stoffwechselaktivität, auf Choleriker mit starkem Willen.
- Freihängende Ohrläppchen.
  Der Träger hat meist einen kräftigen Willen und einen ausgeprägten Drang zur Freiheit.
- Kleine, angewachsene Ohrläppchen können darauf hinweisen, daß diese Menschen sich seelisch und körperlich leicht verausgaben und eine große Sensibilität besitzen.
- Abstehende Ohrläppchen sind ein Yang-Zeichen. Sie können bei Frauen auf Unterleibs- und Adnexerkrankungen hinweisen.

Diese Ausführungen sollen Anregung sein, dem Erscheinungsbild des *ganzen* Menschen mehr Beachtung zu schenken und die visuelle Diagnostik zu schulen. Ob und wann die im Ohr sich zeigenden Anlagen zum Tragen kommen, darüber sagt dieses Organ nichts aus. Sie sind ein Mosaikstein im Gesamtbild, eine Somatotopie, die jedoch wertvolle diagnostische Hinweise liefern kann.

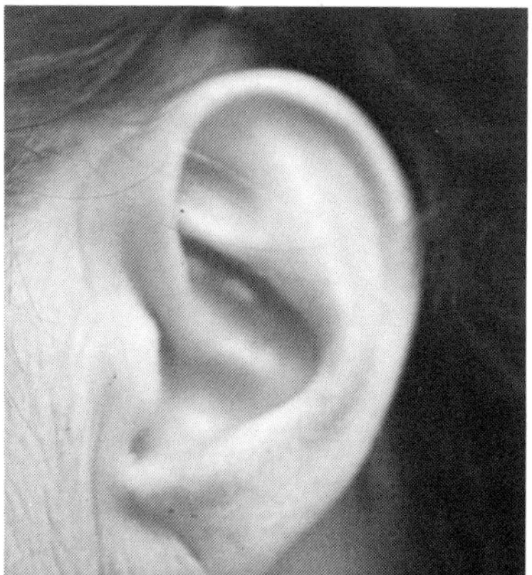

Abb. 60

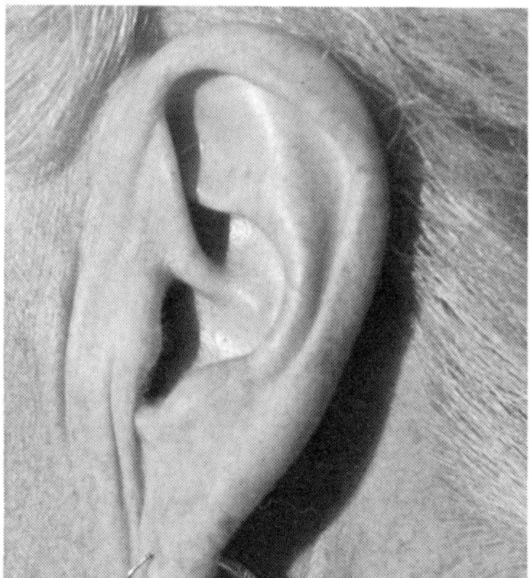

Abb. 61

Literaturverzeichnis

Altmann, Eduard G.: Einführung in die Krankenphysiognomik. Helioda-Verlag, Gretzenbach, 1974

Bahr, F. R.: Wissenschaftliche Ohrakupunktur in der Praxis, Fischer, Heidelberg, 3. Aufl. 1980

Bahr, F. R. (1978): Aurikulomedizin in Einzeldarstellungen. Bde. I u. II, VfM Dr. E. Fischer, Heidelberg

Bahr, F. R. (1979): Systematik und Praktikum der wiss. Ohrakupunktur für Fortgeschrittene. – Skriptum in photomech. Wiedergabe, München

Bourdiol, R. J. (1974/75): Embryogenese u. Aurikulomedizin. – In F. R. Bahr I., 1978

Bourdiol, R. J. (1980): Eléments d'Auriculothérapie. – Maisonneuve, 57160 Moulins-lès-Metz

Fleck, F. G.: Sekundenphänomen-Akupunktur. D. Münks-Verlag, 1977

Gallavardin, J. P.: Homöopathische Beeinflussung von Charakter, Trunksucht und Sexualtrieb. Karl F. Haug Verlag, 1958

Glas, Norbert: Das Antlitz offenbart den Menschen. J. Ch. Mellinger-Verlag, Stuttgart, I. Band, 3. Aufl., 1974

Gleditsch, J. M.: Mundakupunktur, WBV, Schorndorf, 1979

Gleditsch, J. M.: Reflexzonen und Somatotopien, WBV, Schorndorf, 1983

Helmbold, K.: Perkutane Regulationstherapie durch Normalisierung gestörter Körperpotentiale und Zellfunktionen über Akupunkturpunkte und Reflexzonen. K. F. Haug Verlag, 1977

König, G., u. I. Wancura (1973): Einführung i. d. chin. Ohrakupunktur, 3. Auflage (1975). – Haug Verlag, Heidelberg

Krack, N. (1963): Kartographien 1963–1972 (1.–4. Auflage) samt Indikations-Indices, Selbstverlag, Moringen

Kropej, H. (1976): Systematik d. Ohrakupunktur. Haug Verlag, Heidelberg

Krüger, Chr., u. H. Krüger (1981): Ohrakupunktur bei Hund und Pferd. – In Heimann (Hrsg.) „Beiträge zur XI. und XII. Tagung der Arbeitsgemeinschaft für klassische Akupunktur und traditionelle chinesische Medizin e.V.". Marczell-Verlag, München, 1982

Lindemann, G.: Teerezepturen. Marczell-Verlag, München

Markgraf, A.: Beitrag zur Ohrdiagnose, Naturheilpraxis 10/82

Moron, J.: dick & dünn, rororo Sachbuch, 1978

Nogier, P. M. F. (1957): Über die Akupunktur der Ohrmuschel. Übersetzung von G. Bachmann. – DZA, 3–8

Nogier, P. M. F. (1969): Traîté d'Auriculothérapie, 2., überarbeitete Auflage (1973). – Maisonneuve, Ste. Ruffine

Nogier, P. M. F. (1977): Introduction pratique à l'Auriculothérapie. – Maisonneuve, 57 Moulins-lès-Metz

Nogier, P. M. F., u. R. Nogier (1979): L'homme dans l'oreille. – Maisonneuve, 57 Moulins-lès-Metz

Ornstein, R. E.: Die Psychologie des Bewußtseins. Fischer Taschenb. Verl. 1976

Pagani-Guy, M. (1978/80): Le Maillon (1978); in deutscher Übertragung „Das Bindeglied zwischen Aurikulomedizin und klassischer Akupunktur" (1980). – Schwa-medico, Frankfurt

Porkert, M. (1976): Rezension. – Akupunkturarzt / Auriculotherapeut 8/9

Porkert, M. (1978): Die Entwicklung der Ohrakupunktur aus chinesischer Sicht. – Bd. 10.1 wiss. Akupunktur und Auriculomedizin. VfM Dr. E. Fischer, Heidelberg

Wertsch, G., und B. Schrecke: Ohrakupunktur für die Praxis. WBV Schorndorf, 1975

Wong, W. M.: Akupunktur von Nase, Hand, Fuß und Ohr. WBV Schorndorf, 1977

9. Bewährte Aurikulotherapiekonzepte bei funktionellen Schmerzsyndromen

M. Elies; H. F. Herget; W. Vogelsberger

Aus der Abteilung für Anästhesie und Schmerztherapie der William-Harvey-Klinik Bad Nauheim (Leiter: Dr. med. W. Vogelsberger) und dem Funktionsbereich Schmerztherapie der Justus-Liebig-Universität Gießen (Leiter: Dr. med. Dr. med. dent. H. F. Herget)

9.1 Einführung

Im Funktionsbereich Schmerztherapie der *Justus-Liebig-Universität Gießen* und in der Abteilung für Anästhesie und Schmerztherapie der *William-Harvey-Klinik Bad Nauheim* werden routinemäßige Aurikulotherapiekonzepte bei funktionellen Schmerzsyndromen angewandt. Grundlagen und Techniken seien im folgenden kurz dargestellt, bewährte Konzepte nach Indikationen ausführlich beschrieben.

Die Aurikulotherapie kann aufgefaßt werden als eine Reflextherapie, welche auf der Innervation der Ohrmuschel durch drei verschiedene Nerven beruht (6): der R. auricularis des N. vagus versorgt die Concha mit Ausnahme der vorderen oberen Winkel der Hemiconcha superior, der N. auricularis magnus aus dem Plexus brachialis innerviert den hinteren Teil der Helix und den oberen Lobulus unter der subantitragalen Falte, der N. auriculotemporalis des N. trigeminus versorgt die restliche Ohrmuschel. Bei Schmerzsyndromen kommt es im Innervationsgebiet eines oder mehrerer dieser Nerven zu Reaktionsstellen, die spontan sensibel oder hyperpathisch bei Berührung und Druck sind. Manipulation an diesen Punkten vermag die Beschwerden zum Verschwinden zu bringen. Außer durch Palpation lassen sich diese Reaktionsstellen durch Messung des elektrischen Hautwiderstandes auffinden, welcher an den spezifischen Punkten im Vergleich zur Umgebung erniedrigt ist.

Die Therapie erfolgt mittels feiner Stahlnadeln von $^1/_2$ Zoll Länge, welche an den georteten Punkten ca. 1–4 fen tief (1 cun = 10 fen; 1 cun = 25,4 mm) implantiert werden. Es werden Serien von 6 Behandlungen jeweils 1–2 × wöchentlich durchgeführt. Die Nadeln werden bei der ersten Sitzung 7–10 Minuten, bei den folgenden Sitzungen bis zu 20 Minuten belassen (3). Die Stimulation mit elektrischem Strom ist möglich, auch die Implantation von Dauernadeln wird mit Erfolg praktiziert.

Bezüglich des zu therapierenden Ohres gibt es in der Literatur verschiedene Ansichten. Grundsätzlich kann die Nadelung beider Ohren gleichzeitig erfolgen (Bilateraltechnik), anderen Autoren zufolge zeitigt die ipsilaterale einseitige Akupunktur die nachhaltigsten Erfolge (6).

In China findet nahezu ausschließlich das linke Ohr zur Therapie Verwendung (5) – die überwiegende Zahl der chinesischen Ohrakupunkturtafeln weist das linke Ohr auf –, die französische Akupunkturschule (NOGIER et al, 8) betont die Lateralität der Hirnhemisphären als einflußnehmend auf die Aurikulomedizin, sodaß bei Rechtshändern das linke Ohr, bei Linkshändern das rechte Ohr therapeutisch angegangen werden sollte. Auch wir führen, sofern bei den einzelnen Indikationen nicht anders angegeben, diese Lateralitätsnadelung durch.

Die in Frage kommenden Punkte werden nach Desinfektion des Ohres durch Abtastung mit einem Hautwiderstandsmeßgerät (Punktoskop) ausgemessen. Als Orientierungshilfe dient dabei die chinesische Projektion des menschlichen Körpers in die Ohrmuschel (Abb. 1), welche als ein auf dem Kopf stehender Embryo (Kopf entsprechend dem Lobulus) beschrieben werden kann. Anzumerken ist, daß von der französischen Ohrakupunkturschule bestimmte anatomische Strukturen an anderen Ohrarealen lokalisiert werden (7); die sorgfältige elektrische Ausmessung wird das jeweils zutreffende Areal / Reaktionsmaximum aufzeigen. Über diese Ohrtopographie lassen sich organotrope Punkte finden.

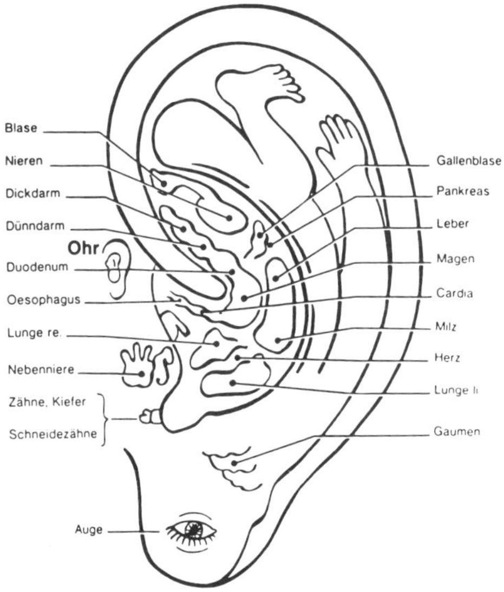

Abb. 1: Zuordnung von Ohrakupunkturpunkten zu anatomischen Strukturen aus chinesischer Sicht (nach 5)

Ein wirksames Aurikulotherapiekonzept wird darüber hinaus Punkte umfassen, welche über die Prinzipien der „vorzüglichen Punkte" und der „Ohrgeometrie" gewonnen werden.

Als „vorzüglicher Punkt" ist neben dem Punkt 100 („Herz" Xin, vegetativer Hauptpunkt) an der tiefsten Stelle der Concha inferior gelegen der Punkt 82 („Zwerchfell" Ge) anzugeben. Als Anfangspunkt des Plexus solaris nach NOGIER (8) ist er insbesondere indiziert bei einer Reaktionsstarre, d. h. bei Fehlen spontan empfindlicher Punkte. Nadelung dieses Punktes bewirkt ein Offenbarwerden von Reaktionsstellen, welche zuvor maskiert (elektrisch neutral) waren.

Auch bei Punktlokalisation nach der „Ohrgeometrie" spielt der Punkt 82 eine wichtige Rolle. Durch die Verbindung organotroper Punkte mit dem Punkt 82 werden durch die gedachte Linie am Ohrrand Punkte erzeugt, welche ebenfalls wirksam sind. Wird durch Ohrrandpunkt eine weitere Linie konstruiert, welche die erste in einem Winkel von 30° schneidet, erscheint am Schnittpunkt dieser mit der Helix resp. Antitragus bei Austestung eine weitere Reaktionsstelle, welche oft – insbesondere bei chronischen Schmerzsyndromen – noch wirksamer ist als die organotrop gefundene (8) (Abb. 2).

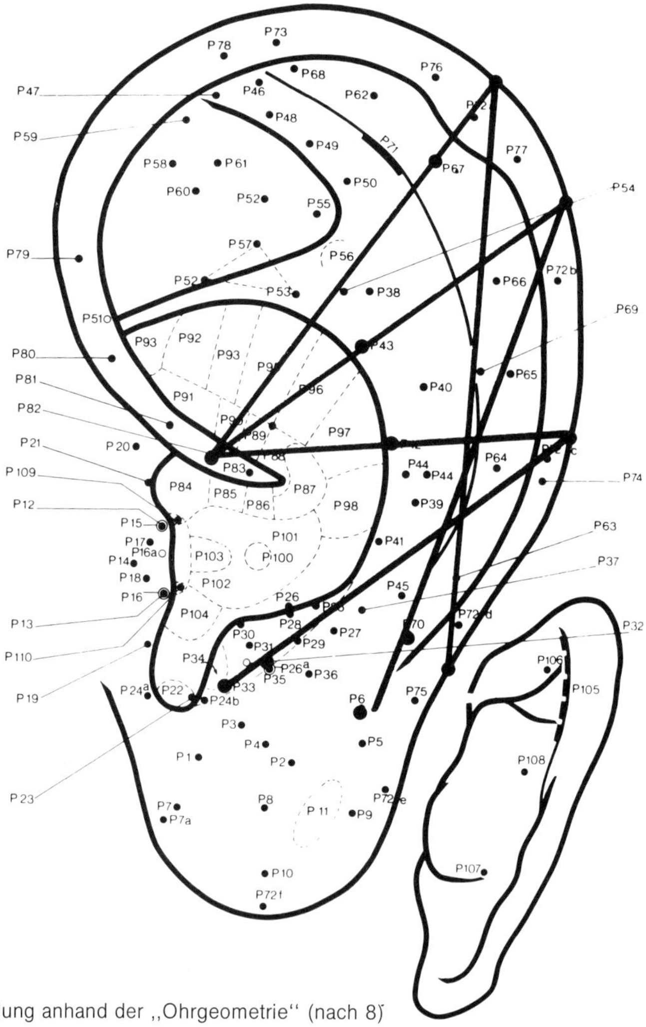

Abb. 2: Punktfindung anhand der „Ohrgeometrie" (nach 8)

Bei Beachtung dieser Prinzipien der Ohrtestung ergeben sich bei einem bestimmten Schmerzsyndrom Reaktionsstellen, welche sich in der klinischen Praxis regelmäßig darstellen lassen und sich als wirksam erweisen. Diese Punkte sind im folgenden als bewährte Konzepte unter der jeweiligen Indikation besprochen. Es sei aber darauf hingewiesen, daß es sich bei diesen Konzepten um die Summe der möglichen besonders wirksamen Ohrpunkte handelt und daß im Einzelfall immer nur diejenigen Punkte Verwendung finden, welche sich sicher im Sinne einer Erniedrigung des elektrischen Hautwiderstandes (Punktoskopmessung) orten lassen (3; 4).

Die Benennung und Beschreibung der Punkte erfolgt nach den chinesischen Tafeln der Ohrakupunktur in der deutschen Übersetzung von KÖNIG / WANCURA (5). Die in Klammern beigefügte chinesische Lautschrift entspricht der beim „Second National Symposium on Acupuncture and Moxibustion and Acupuncture Anaesthesia" verwandten offiziellen Umschrift (9).

Indikationen:

1. Migräne
2. Trigeminusneuralgie
3. Post-Zoster-Neuralgie
4. Fazialisparese
5. funktionelle Thoraxsyndrome
6. Asthma bronchiale
7. Bronchitis
8. Singultus
9. funktionelle Oberbauchsyndrome
10. vegetatives Urogenitalsyndrom
11. Lumbalsyndrom (Wirbelsäulensyndrom)
12. Epikondylitis
13. Durchblutungsstörungen der unteren Extremität

9.2 Migräne

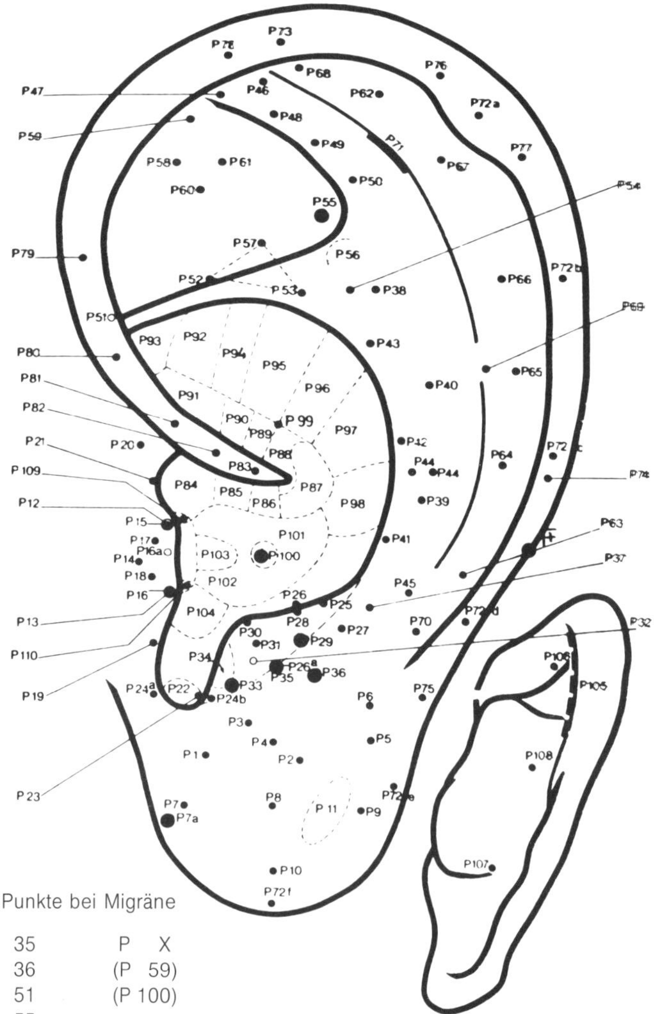

Abb. 3: bewährte Punkte bei Migräne

P 7a	P 35	P X
P 26a	P 36	(P 59)
P 29	P 51	(P 100)
P 33	P 55	

Punkt 7 „Analgesiepunkt bei Zahnextraktionen“ (Baya Mazudian)
Bei Teilung des Lobulus durch je zwei horizontale und vertikale Linien in 9 Quadranten und Numerierung von medial nach lateral, kranial nach kaudal, liegt der bei Zahnextraktionen bewährte Analgesiepunkt im IV. Quadranten. Vor und etwas tiefer als dieser findet sich bei Migräne häufig der Punkt 7a, der nach NOGIER (7) als Neurastheniepunkt bezeichnet wird.

Punkt 26a „Gehirnanhang“
Der Punkt liegt an der tiefsten Stelle der Tragusinnenseite, entsprechend dem Punkt 35 (s. u.) an der Außenseite. Er gilt als allgemeiner Analgesiepunkt, bei der Migränetherapie wird er so gestochen, daß die Nadel am Punkt 33 eingesteckt und zum Punkt 26a auf der Gegenseite durchgestochen wird (Durchstichtechnik, 3).

Punkt 29 „Polster“ (Zhen)
Der Punkt liegt an der Außenseite des Antitragus in Höhe der subantitragalen Falte, in deren lateralem Drittel, also der Cauda helicis zugewandten Seite. Er entspricht dem Punkt Tou Mo 16 der klassischen Akupunktur und entfaltet seine Wirkung neben Schmerzstillung auf hypotone Kreislaufzustände, Nausea und Schwindel.

Punkt 33 „Stirne“ (E)
Entsprechend der Projektion des Stirnbeines nach NOGIER liegt der Punkt am vorderen Schenkel des Antitragus am Übergang in die Incisura intertragica und hat als spezielle Indikation – neben Migräne – Rhinitis und Sinusitis frontalis.

Punkt 35 „Sonne“ (Taiyang)
In der Mitte der Basis des Antitragus gelegen, entspricht dieser Punkt an der Außenseite dem schon beschriebenen Punkt 26a innen; bei der Punktur wird mittels Durchstichtechnik der Punkt 26a mit angesprochen.

Punkt 36 „Dach“ (Ding)
Der Punkt findet sich 1,5 mm unterhalb des Punktes 29 und ist besonders indiziert bei Migräne auf der Scheitelhöhe.

Punkt 51 „Vegetativum“ (Jiaogan)
Der Punkt befindet sich am Schnittpunkt des Crus inferius und der Helix und gilt als hervorragender Punkt zum vegetativen Ausgleich. Darüber hinaus ist er wirksam bei Entzündungen des Urogenitalapparates einschließlich nephrogenem Hochdruck. Bei der Migränetherapie wird dieser Punkt gerne über eine am Punkt 55 eingestochene und subkutan vorgeschobene Ein-Zoll-Nadel angesprochen (Subkutantechnik, 3).

Punkt 55 „Tor der Götter“ (Shen-Men)
Im Winkel der beiden Crura, mehr dem Crus superius zu gelegen, gilt dieser Punkt als Hauptpunkt der Analgesie; er wirkt antiinflammatorisch und sedierend. Bei der Migränetherapie wird er subkutan mit Stichrichtung der Nadel auf den Punkte 51 genadelt (Subkutantechnik).

Punkt X „Neurasthenie“
Bei Verlängerung einer Linie durch den Antitragus zum Ohrrand findet sich am Schnittpunkt dieser Linie mit dem Ohrrand ein Punkt, der von NOGIER als Neurastheniepunkt angesehen wurde (8) und sich gut in das Konzept der Migränetherapie einfügt.

Punkt 59 „Blutdrucksenkender Punkt“ (Jiangyadian)
Der Punkt liegt am Schnittpunkt von Helix und Crus superius in der Fossa triangularis und ist kein fester Bestandteil unseres Migränekonzeptes. Bei hypertoniebedingten Kopfschmerzen mit Schwindel wird er aber mit Gewinn eingesetzt.

Punkt 100 „Herz“ (Xin)
Auch dieser Punkt gehört nicht zu den Standardpunkten der Migränetherapie. Im Mittelpunkt der Concha inferior gelegen und in Richtung Incisura intertragica gestochen, ist er bei vegetativ stigmatisierten, labilen Patienten aufgrund einer stabilisierenden Wirkung bewährt.

9.3 Trigeminusneuralgie

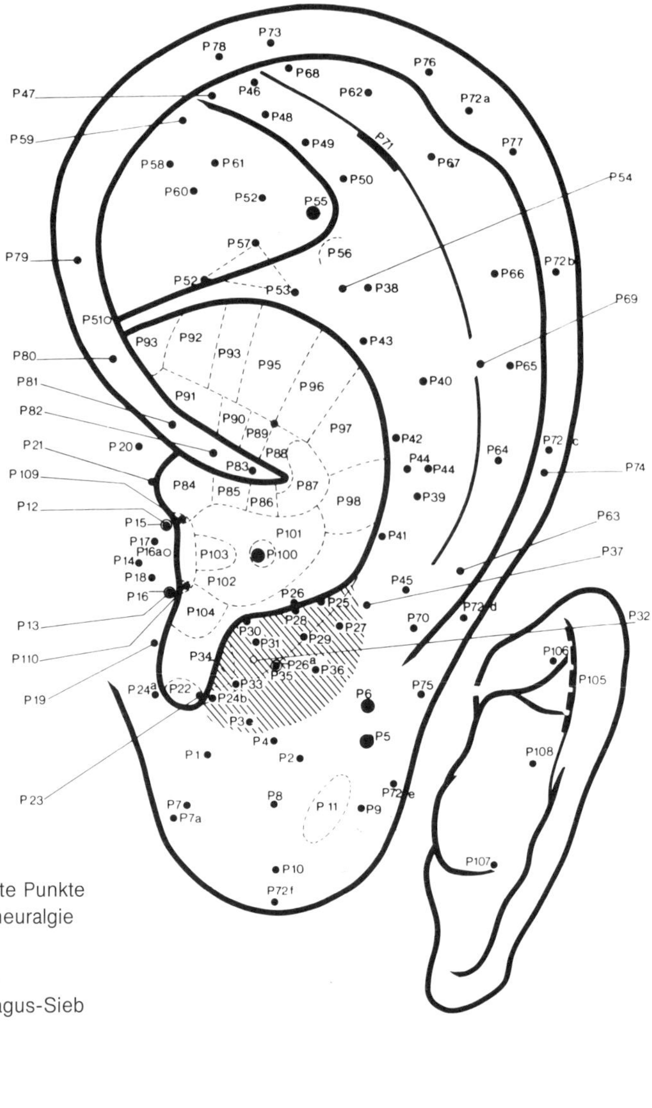

Abb. 4: bewährte Punkte bei Trigeminusneuralgie

P 5 P 55
P 6 P 100
P 11 Antitragus-Sieb

Punkt 5 „Maxilla“ (Shanghe)
Der Punkt liegt am Lobulus im III. Quadranten gemäß der unter 1. Migräne beschriebenen topographischen Teilung des Lobulus.

Punkt 6 „Mandibula“ (Xia E)
Der Punkt findet sich in unmittelbarer Nähe des Punktes 5 ebenfalls im III. Lobulusquadranten.

Punkt 11 „Wange“ (Jia)
Der Punkt findet sich am Lobulus zwischen Quadrant V und VI und ist auch bei Tic's wirksam.

Punkt 55 „Tor der Götter“ (Shen-Men)
Im Winkel der beiden Crura, mehr zum Crus superius gelegen, ist er der Hauptanalgesiepunkt.

Punkt 100 „Herz“ (Xin)
Als ein vegetativer Hauptpunkt erfolgt der Einsatz des Punktes 100, an der Stelle der Concha inferior lokalisiert, aus den gleichen Erwägungen wie bei der Migränetherapie.

Antitragus-Sieb
Bis zu zehn feine Nadeln werden im Bereich des Antitragus 1 fen tief eingeführt. Es sollten dabei die Punkte 26, 26 a, 29, 33 und 36 Verwendung finden. Durch diese Technik soll eine Stimulierung vegetativer Zentren des Stammhirnes bewirkt werden. Die Nadelung wird am kontralateralen Ohr vorgenommen (2).

9.4 Post-Zoster-Neuralgie

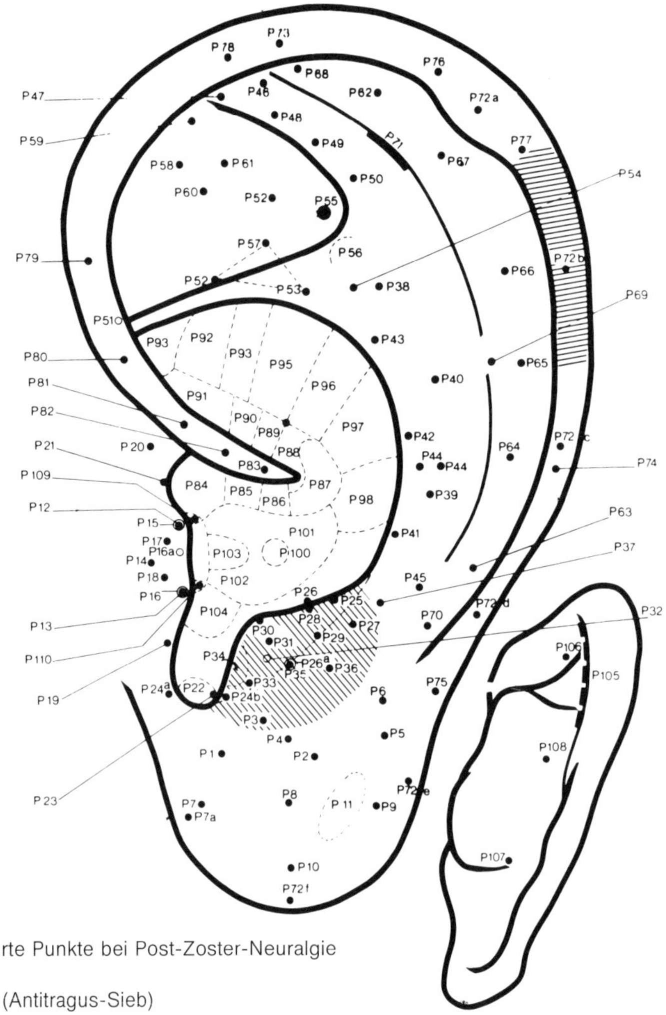

Abb.: 5: bewährte Punkte bei Post-Zoster-Neuralgie
P 55
Ohrrandpunkte (Antitragus-Sieb)

Punkt 55 „Tor der Götter" (Shen-Men)
Im Winkel von Crus superius und Crus inferius gelegen, erfolgt die Punktur als Hauptanalgesiepunkt.

Ohrrandpunkte
Entsprechend der Lokalisation der Neuralgie lassen sich mittels Ohrgeometrie am Ohrrand, unterhalb des Tuberculum Darwinii, Punkte austesten (6; 7), die von analgetischer Wirkung sind und bevorzugt mittels Dauernadeln therapiert werden.

Antitragus-Sieb
Die bei der Trigeminusneuralgie vorgestellte Antitragus-Sieb-Technik kann über eine Reizsummation mit gutem Erfolg bei der Post-Zoster-Neuralgie im Bereich N. trigeminus eingesetzt werden (2).

9.5 Fazialisparese

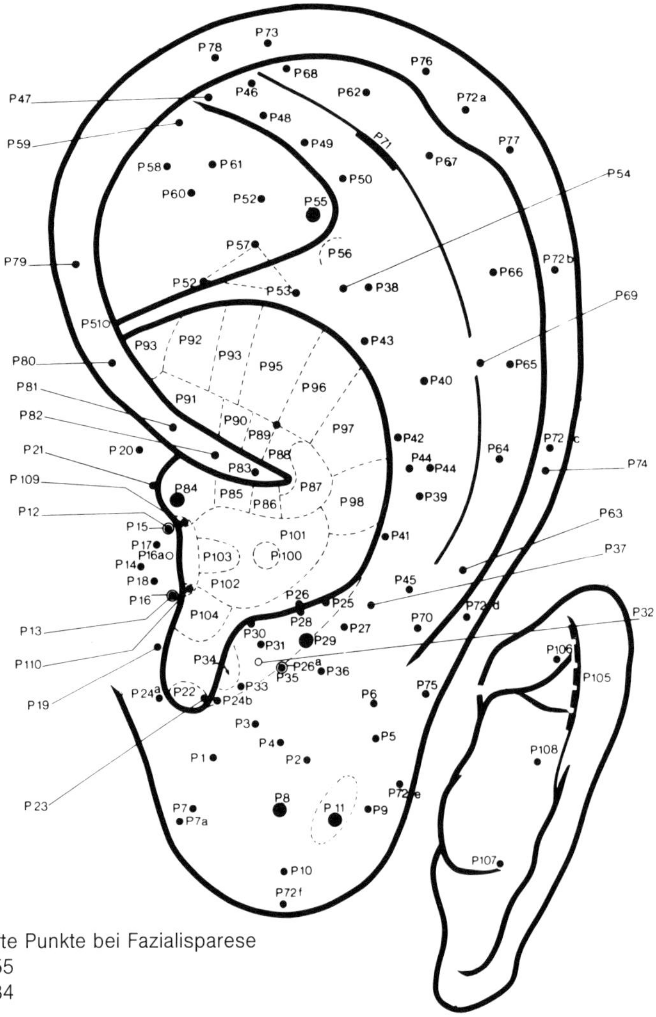

Abb. 6: bewährte Punkte bei Fazialisparese

P 8 P 55
P 11 P 84
P 29

Punkt 8 „Auge“ (Yan)
Bei einer wie unter 1. beschriebenen Teilung des Lobulus in 9 Quadranten findet sich der Punkt im V. Quadranten.

Punkt 11 „Wange“ (Jia)
Auch dieser Punkt ist am Lobulus lokalisiert zwischen V. und VI. Quadranten; Hauptindikationen sind Fazialisparesen, Trigeminusneuralgie und Tic.

Punkt 29 „Polster“ (Zhen)
An der Außenseite des Antitragus in Höhe der subantitragalen Falte, und zwar in deren lateralem (der Cauda helicis zugewandten) Drittel gelegen wird dieser Punkt aufgrund seiner breiten Indikation mit dem Körperakupunkturpunkt Tou Mo 16 verglichen.

Punkt 55 „Tor der Götter“ (Shen-Men)
Aufgrund seiner antiinflammatorischen und sedierenden Wirkung wird der Hauptpunkt der Analgesie häufig bei der Fazialisparese indiziert sein; er ist dann im Winkel der beiden Crura, mehr dem Crus superius zu, zu orten.

Punkt 84 „Mund“ (Kou)
An der Spitze des Meatus acusticus, unterhalb des Crus helicis gelegen, wird dieser Punkt in der französischen Schule als Projektion des N. trigeminus gesehen (5), aber er entfaltet auch bei der Fazialisparese eine vorzügliche Wirksamkeit.

9.6 Funktionelle Thoraxsyndrome

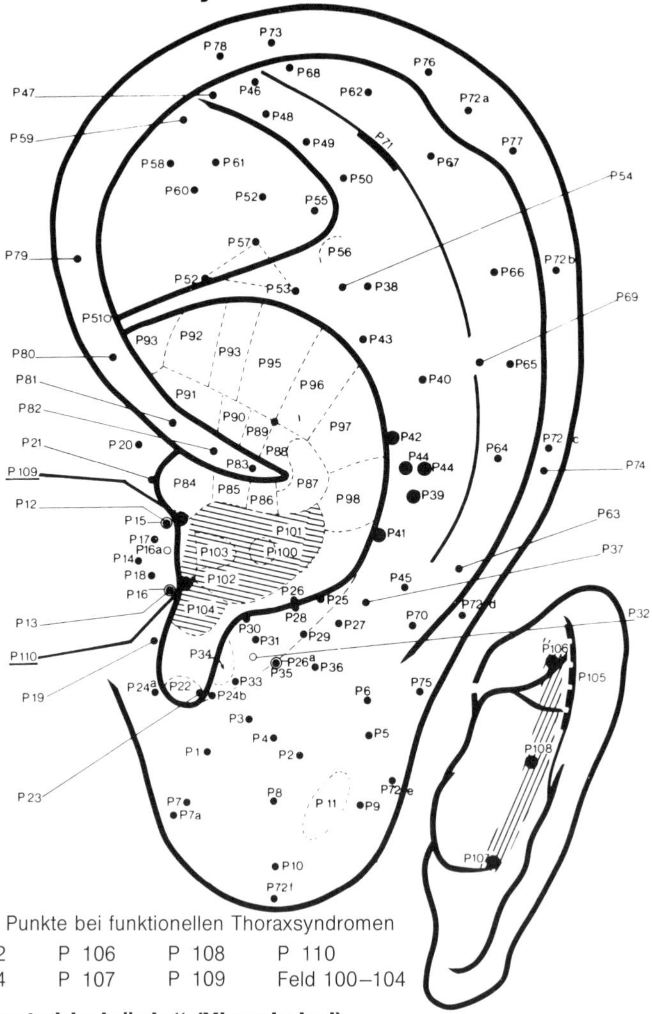

Abb. 7: bewährte Punkte bei funktionellen Thoraxsyndromen

P 39	P 42	P 106	P 108	P 110
P 41	P 44	P 107	P 109	Feld 100–104

Punkt 39 „Brustwirbelsäule" (Xionghzhui)

Die Anthelix ist die Projektion der Wirbelsäule, wobei Kreuz- und Steißbein in Höhe der Vereinigung der beiden Crura (P 38) und Halswirbelsäule am kaudalen Ende der Anthelix (P 37) angenommen werden. Eine bei Thoraxsyndromen häufig ansprechende Reaktionsstelle ist der Punkt 39, bei Halbierung der Strecke zwischen Punkt 37 und Punkt 38 in der unteren Hälfte gelegen.

Punkt 41 „Hals" (Jing)

Am conchanahen Abfall der Anthelix, kaudal des Punktes 39 findet sich häufig der Projektionsort des Halses als Zeichen einer funktionellen Mitreaktion bei Thoraxsyndromen.

Punkt 42 „Thorax" (Xiong)

Wie Punkt 41 am conchanahen Abfall der Anthelix, jedoch kranial der Projektion der Halswirbelsäule, wirkt dieser Punkt bei allen Schmerzen der Thoraxregion und wird in China auch bei Lungentuberkulose eingesetzt (5).

Punkt 44 „Mamma“ (Ruxian)
Dieser Punkt läßt sich kranial der Projektion der Brustwirbelsäule (Punkt 39) zweimal orten in der Form, daß die beiden gefundenen Punkte mit Punkt 39 ein gleichschenkliges Dreieck bilden.

Punkt 106 „Unterer Rücken“ (Shangerbei)
An der Ohrrückseite gelegen findet dieser Punkt besonders bei muskulösen Verspannungen des entsprechenden Bereiches Anwendung.

Punkt 107 „Oberer Rücken“ (Xia'erbei)
Dieser Punkt reagiert vornehmlich bei muskulären Verspannungen der oberen BWS, ebenfalls auf der Ohrrückseite gelegen.

Punkt 108 „Mittlerer Rücken“ (Zhong'erbei)
Zwischen Punkt 106 und 107 auf der Ohrrückseite gilt dieser Punkt als Projektion der muskulären Anteile der mittleren Brustwirbelsäule.

Punkt 109 „Unterbauch“ (Xiafu)
Der Punkt liegt an der Oberseite des Meatus acusticus externus und hat als Indikation Schmerzen im Unterbauch; im Sinne einer funktionellen Mitreaktion läßt er sich aber auch häufig bei Thoraxsyndromen orten.

Punkt 110 „Oberbauch“ (Shangfu)
Dieser Punkt ist an der Unterseite des Meatus acusticus externus zu suchen und ist, ähnlich wie Punkt 109, häufig bei Thoraxsyndromen sensibel, wenngleich seine Hauptindikation Schmerzen im Oberbauch sind.
Neben Punkten im Bereich der Anthelix und der Ohrrückseite finden sich bei funktionellen Thoraxsyndromen je nach Art der zugrundeliegenden Störung ausgedehnte Reaktionsstellen oder Felder im Bereich der Concha inferior. Es kommen in diesen Feldern jeweils der/die maximal empfindliche/n Punkt/e zur Nadelung:

Feld 100 „Herz“ (Xin)
An der tiefsten Stelle der Concha inferior gelegen ein Zentrum des vegetativen Ausgleiches mit besonderer Affinität zur Herzfunktion.

Feld 101 „Lunge“ (Fei)
Dieses Feld findet sich konzentrisch um das Feld 100 gelegen mit besonderer Beziehung zu Lungenaffektionen.

Feld 102 „Bronchus“ (Zhiqiguan)
Bei Beteiligung der Bronchien lassen sich im Feld 102, das kranial einer Linie von Feld 100 zum Tragus am Hinterrand des Gehörganges lokalisiert ist, Punkte ausmessen.

Feld 103 „Trachea“ (Qiguan)
Das Projektionsfeld für die Trachea findet sich am Hinterrand des Gehörganges, kaudal einer Linie vom Feld 100 zum Tragus.

Feld 104 „Dreifacher Erwärmer“ (Sanjiao)
Kaudal des Feldes 103 schließt sich das Feld 104 an, welchem ähnliche Wirkungen wie dem Akupunkturmeridian Dreifach-Erwärmer zugeschrieben werden und häufig Punkte entnommen werden können.

9.7 Asthma bronchiale

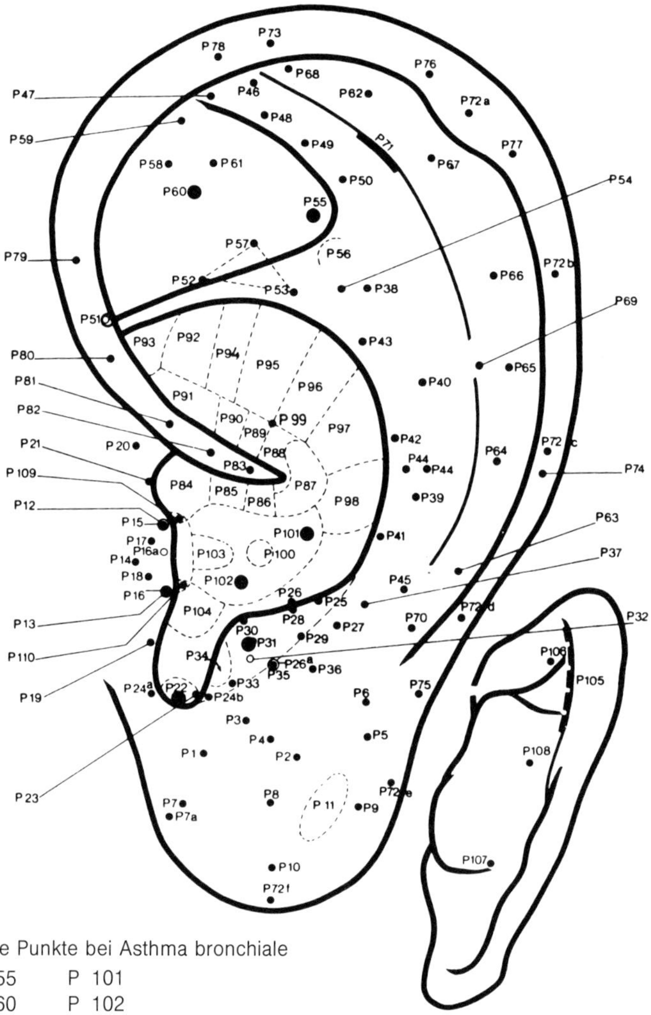

Abb. 8: bewährte Punkte bei Asthma bronchiale

P 22	P 55	P 101
P 31	P 60	P 102
P 51	P 100	

Punkt 22 „Endokrinium“ (Neifenmi)
Der Punkt liegt am Boden der Incisura intertragica, gesichtsseitig und hat eine Beziehung zu Thyreoidea, Parathyreoidea und Nebenniere; so ist wohl seine antiinflammatorische Wirkung bei Asthma bronchiale zu verstehen.

Punkt 31 „Asthma“ (Pingchuan)
Etwas unterhalb der Spitze des Antitragus gelegen, wirkt dieser Punkt hustenstillend.

Punkt 51 „Vegetativum“ (Jiaogan)
Der Punkt findet sich am Schnittpunkt des Crus inferius mit der Helix und ist indiziert insbesondere bei vegetativ stigmatisierten Patienten.

Punkt 55 „Tor der Götter“ (Shen-Men)
Im Winkel der beiden Crura, mehr zum Crus superius hin gelegen, läßt sich dieser Punkt aufgrund seiner schmerzstillenden und sedierenden Wirkung mit Gewinn in das Konzept der Asthmanadelung einbeziehen.

Punkt 60 „Dyspnoe“ (Chuandian)
Helixnah in der Fossa triangularis ist der Dyspnoe-Punkt aufzusuchen. Er sollte erst nach der dritten Sitzung angewandt werden, da bei vorzeitiger Punktur reaktive Erstverschlimmerungen resultieren können (63).

Punkt 100 „Herz“ (Xin)
Wie schon unter 5. (funktionelle Thoraxsyndrome) dargestellt, handelt es sich bei den Punkten in der Concha inferior um Reaktionsflächen, aus denen die jeweils sensibelsten Punkte zur Therapie ausgewählt werden. Punkt 100 in der Mitte der Concha inferior, an der tiefsten Stelle, gelegen, ist ein Hauptpunkt zur Regulation des Vegetativums und wird insofern häufig bei Asthma bronchiale indiziert sein.

Punkt 101 „Lunge“ (Fei)
Das für Punkt 100 Geschriebene trifft auch für die Projektionsfläche der Lunge, welche konzentrisch um Punkt 100 gelegen ist, zu; Anwendung finden die Hauptreaktionsstellen.

Punkt 102 „Bronchus“ (Zhiqiguan)
Bei Asthma bronchiale lassen sich auch im Feld ,,Bronchien'', kranial einer Linie von Punkt 100 zum Tragus, am Hinterrand des Tragus, Punkte orten.

9.8 Bronchitis

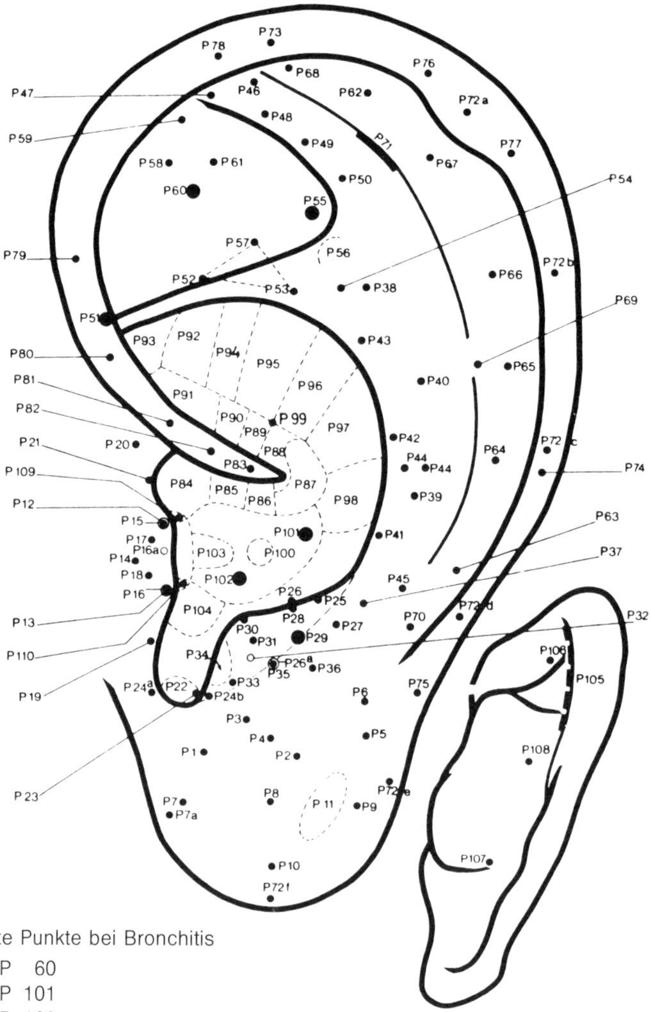

Abb. 9: bewährte Punkte bei Bronchitis

P 29 P 60
P 51 P 101
P 55 P 102

Punkt 29 „Polster“ (Zhen)
Der Punkt liegt an der Außenseite des Antitragus in Höhe der subantitragalen Falte, in deren lateralem (der Cauda helicis zugewandten) Drittel. Dem Akupunkturpunkt Tou Mo 16 entsprechend hat er viele Einzelindikationen, im Vordergrund bei Bronchitis dürfte die antiphlogistische Wirkung stehen.

Punkt 51 „Vegetativum“ (Jiaogan)
Am Schnittpunkt zwischen Crus inferius und Helix wird dieser vegetativ ausgleichende Punkt mittels der Subkutantechnik vom Punkt 55 aus durch eine an diesem Punkt implantierte und subkutan vorgeschobene Nadel angesprochen.

Punkt 55 „Tor der Götter“ (Shen-Men)
Im Winkel der beiden Crura, mehr zum Crus superius hin gelegen, bewährt sich dieser Punkt – häufig zusammen mit dem vorgeschriebenen Punkt 51 – bei Bronchitis aufgrund seiner sedierenden und analgetischen Wirkung.

Punkt 60 „Dyspnoe“ (Chuandian)
Helixnah in der Fossa triangularis wurde dieser Punkt als Dyspnoepunkt charakterisiert. Er sollte erst nach der dritten Sitzung in das Konzept einbezogen werden, um Erstverschlimmerungen zu vermeiden.

Punkt 101 „Lunge“ (Fei)
In der Concha inferior findet sich um das zentrale Feld 100 herum die Reaktionsfläche der Lunge, innerhalb derer bei Bronchitis sensible Punkte aufgesucht werden können.

Punkt 102 „Bronchus“ (Zhiqiguan)
Bei einer Bronchitis werden sich insbesondere im Projektionsfeld der Bronchien, am Hinterrand des Tragus kranial einer Linie von Punkt 100 zum Tragus, therapeutisch wirksame Punkte orten lassen.
Auch bei Mischbildern von Asthma bronchiale und Bronchitis oder bronchopneumonischen Komplikationen lassen sich aus den unter 6. und 7. beschriebenen bewährten Konzepten Punktkombinationen erstellen, die wirksam sind. Sie sind aber, etwa bei einer Pneumonie, als angewandte Maßnahme zu einer primär indizierten Antibiotikatherapie aufzufassen. Ein bewährtes Konzept umfaßt die Punkte gemäß Abb. 10.

Punkt 95 „Niere“ (Shen)
Das Reaktionsfeld der Niere befindet sich in der Mitte der Concha superior. Die gute Wirkung bei Lungenerkrankungen kann durch die chinesische Gleichsetzung Niere-Nebenniere (Kortisoneffekt) sowie die Wirkung auf die innere Sekretion erklärt werden.

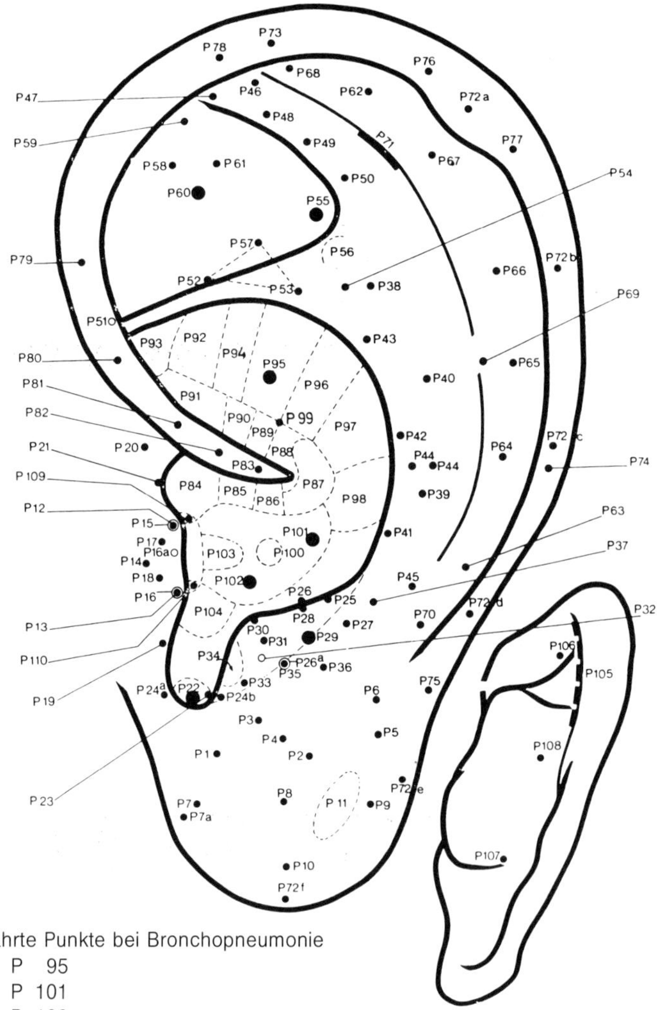

Abb. 10: bewährte Punkte bei Bronchopneumonie

P 22	P 95
P 29	P 101
P 55	P 102
P 60	

9.9 Singultus

(Siehe Abb. 2–15 P 82)

Punkt 82 „Zwerchfell" (Ge)
Der dem Zwerchfell entsprechende Punkt 82 liegt am Übergang vom Crus helicis zum aufsteigenden Ast der Helix. Nach NOGIER (8) ist er der Anfangspunkt des Plexus solaris und wird auch als 0-Punkt (Point Zero) bezeichnet. Er soll gemischt sympathisch-parasympathisch innerviert sein (3) und dient deshalb als Referenzpunkt bei der Ohrtestung. Eine bewährte Indikation ist der Singultus während einer Magenoperation oder nach einer selektiven Vagotomie. Der Punkt wird bilateral mehrmals über 15–20 Minuten stimuliert (Akupunkturanalgesiemethodik).

9.10 Funktionelle Oberbauchsyndrome

Punkt 39 „Brustwirbelsäule" (Xiongzhui)
Die Wirbelsäule wird auf die Anthelix projiziert mit Kreuz- und Steißbein in Höhe der Vereinigung der beiden Crura (P 38) und Halswirbelsäule am kaudalen Ende (P 37). Bei Halbierung dieser Strecke erscheint die Brustwirbelsäule, wenn sie bei Oberbauchsyndromen mitreagiert, in der unteren Hälfte.

Punkt 40 „Lendenwirbelsäule" (Yaozhui)
Bei Halbierung der unter Punkt 39 beschriebenen Linie läßt sich die Repräsentationsstelle der Lendenwirbelsäule in der oberen Hälfte auffinden.

Punkt 43 „Abdomen" (Fu)
Kranial und medial des Punktes 40 ist der Hauptpunkt des Abdomens gelegen, welcher insbesondere bei Spasmen im Abdomen indiziert ist.

Punkt 99 „Aszites" (Hushuidian)
Der Punkt befindet sich kranial des Helixfußes in der Concha superior, zwischen den noch zu beschreibenden Reaktionsfeldern des Verdauungstraktes und hat als besondere Indikation Aszites.

Punkt 106 „Unterer Rücken" (Shangerbei)
Treten bei Oberbauchsyndromen muskuläre Verspannungen auf, lassen sich an der Ohrrückseite die Korrespondenzpunkte der betroffenen Muskeln ausmessen; Punkt 106, kranial auf der Rückseite gelegen, wird also bei Erkrankungen des unteren Rückenabschnittes reagieren.

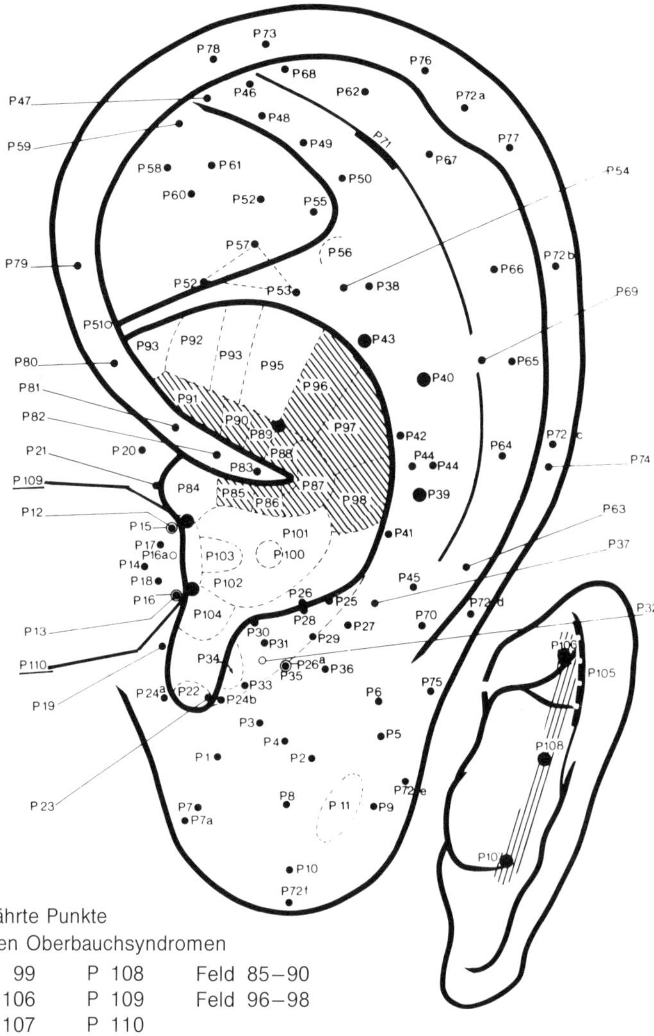

Abb. 11: bewährte Punkte
bei funktionellen Oberbauchsyndromen

P 39	P 99	P 108	Feld 85–90
P 40	P 106	P 109	Feld 96–98
P 43	P 107	P 110	

Punkt 107 „Oberer Rücken" (Xia'erbei)

Analog Punkt 106 wird dieser Punkt bei muskulären Verspannungen des oberen Rückenabschnittes sensibilisiert.

Punkt 108 „Mittlerer Rücken" (Zhong'erbei)

Zwischen Punkt 106 und 107 an der Ohrrückseite gelegen gilt er als Projektion der muskulären Anteile der Brustwirbelsäule.

Punkt 109 „Unterbauch" (Xiafu)

Der Punkt findet sich an der Oberseite des Meatus acusticus externus und hat als Indikation Schmerzen im Unterbauch.

Punkt 110 „Oberbauch" (Shangfu)
Ein bewährter Punkt bei Beschwerden im Oberbauch ist der Punkt 110, der an der Unterseite des Meatus acusticus externus zu suchen ist.
Bei funktionellen Oberbauchsyndromen lassen sich zusätzlich zu den aufgeführten Punkten Reaktionsfelder in der Concha austesten, in denen, wie unter 5. (funktionelle Thoraxsyndrome) beschrieben, die maximal empfindlichen Punkte zur Therapie herangezogen werden. Je nach Art der zugrundeliegenden Störung können dies folgende Felder sein:

Feld 85 „Oesophagus" (Shiguan)
Unterhalb des Crus helicis, fast in der Verlängerung einer Senkrechten durch den Punkt 82 in der Concha inferior gelegen, reagiert dieses Feld bei Ösophagusaffektionen. Eine bewährte Indikation ist auch das Ulcus ventriculi.

Feld 86 „Cardia" (Penmen)
Lateral des Feldes 85 zu suchen, werden für dieses Reaktionsfeld ähnliche Indikationen angegeben wie für Feld 85.

Feld 87 „Magen" (Wei)
Das dem Magen zugeordnete Feld findet sich in der Concha vor dem Helixfuß. Eine starke Wirkung kann über dieses Feld bei Übelkeit und Erbrechen erzielt werden.

Feld 88 „Duodenum" (Shi'erzhichang)
Oberhalb des Helixfußes, dem Feld 86 gegenüber liegend, ist dieses Feld Reaktionsstelle bei Dünndarmaffektionen; darüber hinaus bewährt es sich zur unterstützenden Therapie bei Cholelithiasis.

Feld 89 „Dünndarm" (Xiaochang)
Feld 89 schließt nach medial an das Feld 88 an und dient vornehmlich zur Beeinflussung kaudaler Anteile des Dünndarms.

Feld 90 „Appendix IV" (Lanwei IV)
Neben den in der Helixrinnne lokalisierten 3 anderen Appendixpunkten (P 68–70) kann über dieses in der Mitte und oberhalb des Crus helicis in der Concha gelegene Feld eine Beeinflussung von Blinddarmbeschwerden versucht werden.

Feld 96 „Bauchspeicheldrüse und Gallenblase" (Yi Dan)
In einer Verlängerung des Feldes 88 nach kranial findet sich in der Concha superior ein Reaktionsfeld bei Störungen von Bauchspeicheldrüse respektive Gallenblase. Die Doppelbenennung resultiert aus der Erfahrung, daß das Feld bei Gallenblasenaffektionen im rechten Ohr sensibilisiert ist, während bei Pankreaserkrankungen das Feld im linken Ohr reagiert (5).

Feld 97 „Leber“ (Gan)
Nahe der Anthelix in der Concha superior schließt sich an das Feld 96 die Projektionsfläche der Leber an. Spezielle Indikationen sind Meteorismus und Dyspepsie.

Feld 98 „Milz“ (Pi)
Nach kaudal folgt an das Feld 97 das Reaktionsfeld der Milz, wobei sich Punkte dieses Feldes – entsprechen der großen Indikationsliste des Milz-Pankreas-Meridians der Körperakupunktur – häufig bei Oberbaucherkrankungen in das Behandlungskonzept einfügen lassen.

9.11 Vegetatives Urogenitalsyndrom

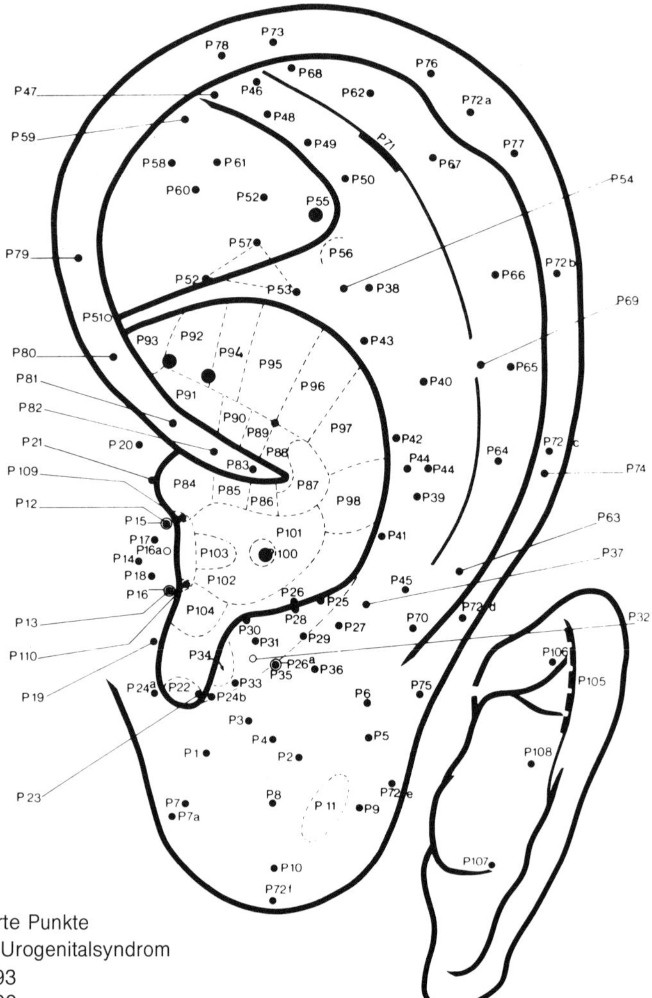

Abb. 12: bewährte Punkte
bei vegetativem Urogenitalsyndrom

P 55	P 93
P 92	P 100

Punkt 55 „Tor der Götter" (Shen-Men)
Im Winkel von Crus superius und inferius, mehr zum Crus superius hin gelegen, ist dieser Punkt einer der Hauptanalgesiepunkte und wirkt zudem sedierend.

Punkt 92 „Blase" (Pangguang)
Der Punkt läßt sich in der Concha superior, unterhalb des Crus inferior anthelicis, lateral des noch zu beschreibenden Punktes 93 aufsuchen und führt als Indikationen neben Entzündungen des Urogenitaltraktes die vegetative Dystonie. Er wird ebenso wie die folgenden Punkte dieses Konzeptes ausschließlich im linken Ohr genadelt (1).

Punkt 93 „Prostata" (Quianliexian)
Die Reaktionsstelle der Prostata findet sich medial des Punktes 92 in der Concha superior im Winkel, der von Helix und Crus inferius anthelicis gebildet wird.

Punkt 100 „Herz" (Xin)
Dieser Punkt, an der tiefsten Stelle der Concha inferior gelegen, gehört aufgrund seiner vegetativ ausgleichenden Bedeutung notwendig in das Konzept der Aurikulotherapie bei vegetativem Urogenitalsyndrom.

9.12 Lumbalsyndrom

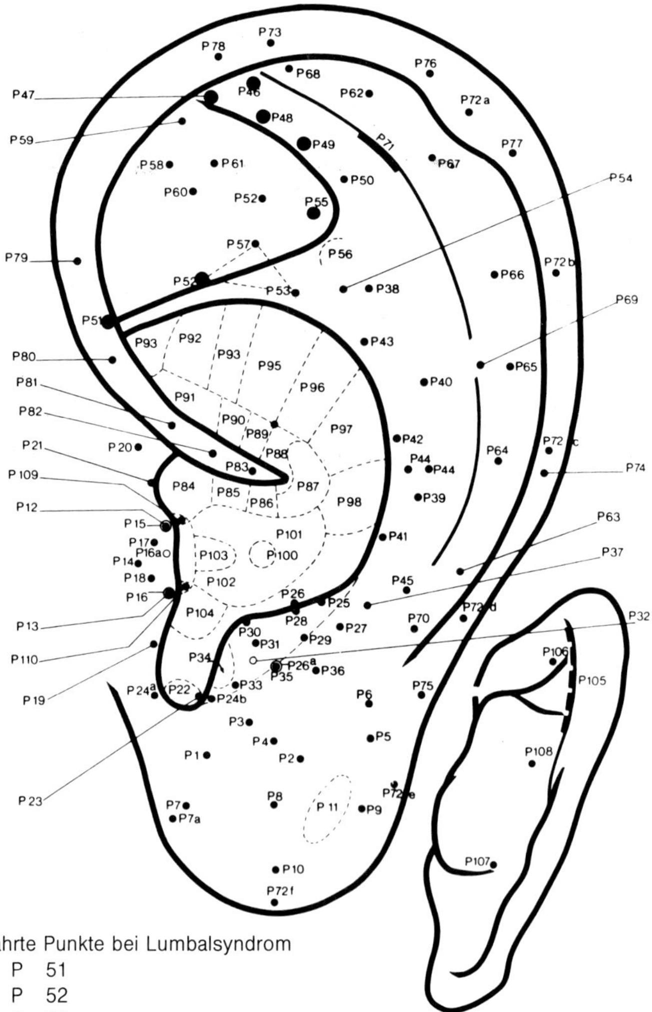

Abb. 13: bewährte Punkte bei Lumbalsyndrom

P 46	P 51
P 47	P 52
P 48	P 55
P 50	

Punkt 46 „Zehe“ (Zhi)
Als Projektionspunkt der Zehen ist dieser Punkt am inneren Abhang des Crus superius am Abgang von der Helix lokalisiert.

Punkt 47 „Ferse“ (Gen)
Dieser Punkt findet sich am äußeren Abhang des Crus superius am Helixabgang.

Punkt 48 „Knöchel“ (Huai)
Der Korrespondenzpunkt des Knöchels bildet mit den vorbeschriebenen Punkten 46 und 47 ein gleichseitiges Dreieck auf dem Crus superius.

Punkt 49 „Kniegelenk“ (Xiguanjie)
In der Mitte des Crus superius kann der Reaktionspunkt des Kniegelenks bei entsprechenden Schmerzen geortet werden.

Punkt 50 „Hüftgelenk“ (Kuanguanjie)
Lateral und kaudal der Projektion des Kniegelenkes (P 49) läßt sich das Hüftgelenk aufsuchen. Bei hartnäckigen Beschwerden ist die Implantation einer Dauernadel – dies gilt auch für die Punkte 46–49 – an der Stelle der maximalen Sensibilität bewährt.

Punkt 51 „Vegetativum“ (Jiaogon)
Im Winkel zwischen Crus inferius und Helix gelegen ist dieser Punkt ein Hauptanalgesiepunkt. Er wird in der Regel von dem ebenfalls sehr häufig indizierten Punkt 55 aus mittels der Subkutantechnik angesprochen. Durch die Implantation einer Nadel an Punkt 55 und subkutanes Vorschieben derselben Richtung Punkt 51, wird bei Lumbalsyndrom der wichtige Punkt 52 erfaßt.

Punkt 52 „Nervus ischiadicus“ (Zuogushenjing)
Er liegt auf einer Linie von Punkt 55 zu Punkt 51 in der Mitte des Crus inferius und gilt als Korrespondenzpunkt des N. ischiadicus.

Punkt 55 „Tor der Götter“ (Shen-Men)
Als einer der Hauptanalgesiepunkte wird der im Winkel der beiden Crura, mehr dem Crus superius zu, gelegene Punkt mit Gewinn in ein Konzept der Behandlung des Lumbalsyndroms einbezogen, insbesondere bei Anwendung der Subkutantechnik Richtung Punkt 51.

9.13 Epikondylitis

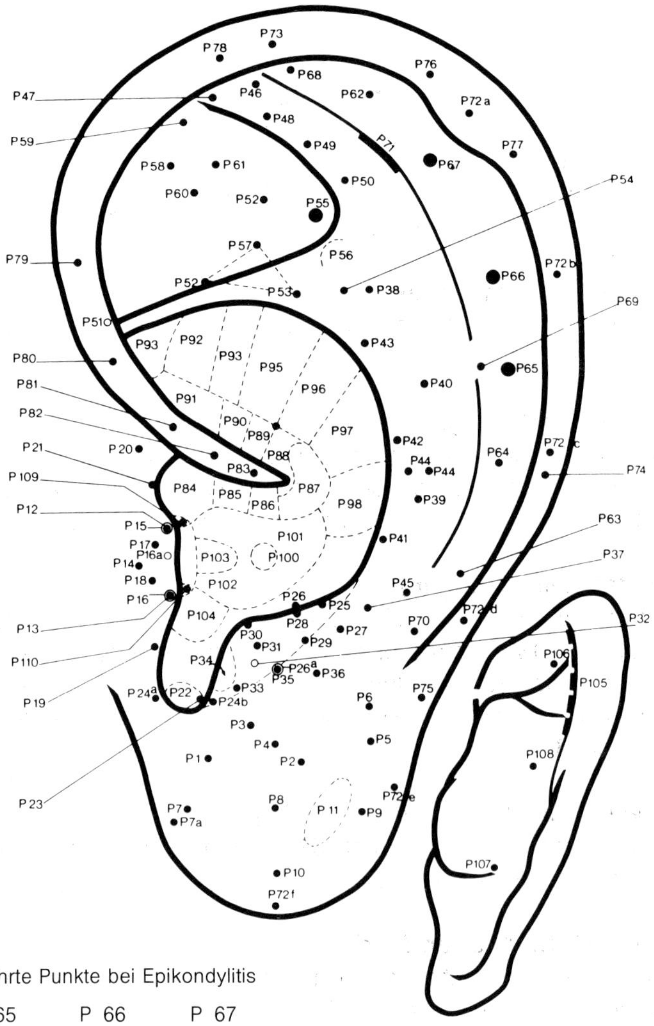

Abb. 14: bewährte Punkte bei Epikondylitis

P 55 P 65 P 66 P 67

Punkt 55 „Tor der Götter" (Shen-Men)
Bei schmerzhaften funktionellen Syndromen wird sich der Punkt, der im Winkel von Crus superius und inferius aufzusuchen ist, nahezu immer ausmessen lassen. Auch bei Epikondylitis wird er wirksam sein.

Punkt 65 „Schulter" (Jian)
Die Projektionsstelle der Schulter ist in der Helixrinne (Scapha), etwa in einer Verlängerung der Linie durch das Crus inferius anthelicis, aufzusuchen, und reagiert häufig bei Epikondylitiden mit.

Punkt 66 „Ellbogen" (Zhou)
Kranial des Punktes 65 findet sich die Reaktionsstelle des Ellenbogens. Insbesondere bei chronifizierten Beschwerden ist die Implantation einer Dauernadel bewährt.

Punkt 67 „Handwurzel" (Wan)
Nicht selten reagiert bei Schmerzen im Ellenbogenbereich auch die Reaktionsstelle der Handwurzel, welche in der Helixrinne in der Höhe des Tuberculum Darwinii lokalisiert ist.

9.14 Durchblutungsstörungen der unteren Extremität

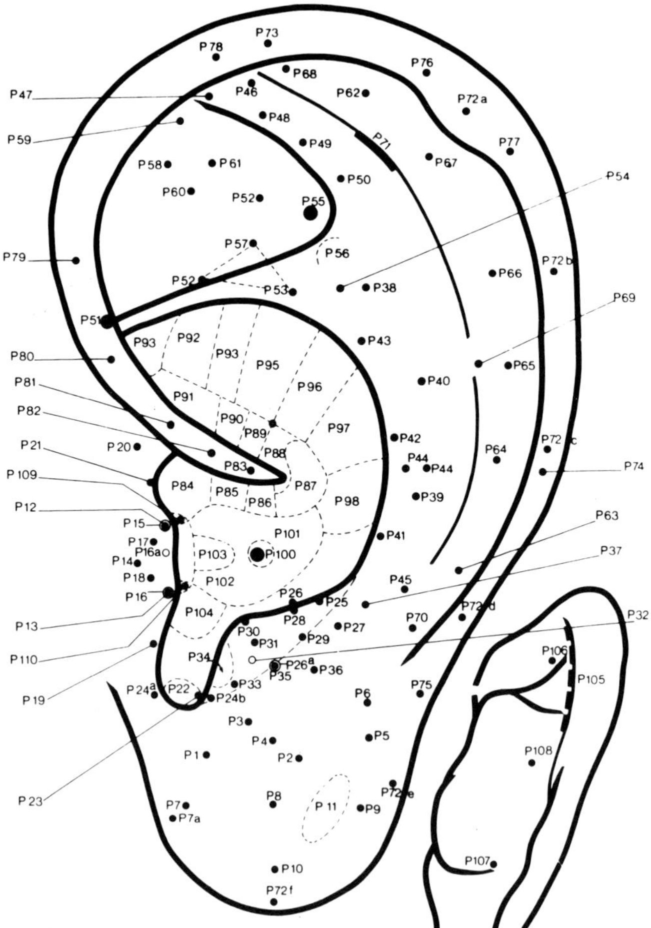

Abb. 15: bewährte Punkte
bei Durchblutungsstörungen der unteren Extremität

P 51 P 55 P 100

Punkt 51 „Vegetativum" (Jiaogon)
Die Beeinflussung der Durchblutung der unteren Extremität kann durch Therapie der vegetativen Hauptpunkte (P 51, 55, 100) erfolgen. Der Punkt 51 liegt im Winkel von Crus superius und Helix und sollte von Punkt 55 aus mittels subkutan vorgeschobener Nadel (Subkutantechnik) angesprochen werden.

Punkt 55 „Tor der Götter" (Shen-Men)
Im Winkel der beiden Crura, hier zum Crus superius hin gelegen, wird er in Richtung auf Punkt 51 genadelt, wodurch die das Bein betreffenden lokalen Punkte (P 52–54) mit erfaßt werden.

Punkt 100 „Herz" (Xin)
Die Einbeziehung in das Konzept zur Therapie von Durchblutungsstörungen der unteren Extremität erfolgt unter Würdigung der breiten vegetativ ausgleichenden Wirkung dieses Punktes.

9.15 Literaturverzeichnis

1. Elies, M.; Vogelsberger, W.; Herget, H. F.
   Das vegetative Urogenitalsyndrom und seine Behandlung mit Akupunktur
   Akupunktur-Theorie und Praxis 4 (1983) 194–200
2. Elies, M; Herget, H. F.; Vogelsberger, W.; Worm, I.; Schönherr, F.
   Pragmatische und energetische Akupunktur der Trigeminusneuralgie
   Akupunktur – Theorie und Praxis 2 (1984) 91–102
3. Herget, H. F.
   Neuro- und Phytotherapie schmerzhafter funktioneller Erkrankungen, Bd. 1
   2. Aufl., Wissenschaftl. Abt. der Pascoe Pharm. Präp. GmbH, Gießen (1981)
4. Herget, H. F.
   Neuro- und Phytotherapie schmerzhafter funktioneller Erkrankungen, Bd. 2
   1. Aufl., Wissenschaftl. Abt. der Pascoe Pharm. Präp. GmbH, Gießen (1984)
5. König, G.; Wancura, I.
   Einführung in die chinesische Ohrakupunktur
   Haug Verlag, Heidelberg 1973
6. Kropej, H.
   Systematik der Ohrakupunktur
   Broschüre 3.2.2 (Systematik) aus dem Handbuch der Akupunktur und Aurikulotherapie (Hrsg. J. Bischko)
   4. Aufl., Haug Verlag, Heidelberg 1981
7. Nogier, P. F. M.
   Lehrbuch der Aurikulotherapie
   Maisonneuve-Verlag, 57 Sainte-Ruffine 1969
8. Nogier, P. F. M.
   Praktische Einführung in die Aurikulotherapie
   Maisonneuve-Verlag, 57 Sainte-Ruffine 1978
9. The Second National Symposium on Acupuncture and Moxibustion and Acupuncture Anesthesia
   – Abstracts –
   Beijing, All-China Society of Acupuncture and Moxibustion, August 7–10, 1984

10 Aurikuloakupunktur am Tier

CHRISTIANE und HARTMUT KRÜGER*

* Dr. H. KRÜGER und CHR. KRÜGER, Tierärzte, Tannenstraße 6, 8437 Freystadt

Das Interesse, die Ohrakupunktur auch für die Veterinärmedizin nutzbar zu machen, erwachte erst um 1975. Zwar waren bereits im Altertum Manipulationen am Tierohr im Sinne der Akupunktur gebräuchlich, solche Akupunktur-Loci entsprachen jedoch eher den heutigen „Punkten außerhalb der Meridiane" der Körperakupunktur als der heutigen Aurikulotherapie. So berichtet z. B. FR. BAHR 1975 aus *China* über Behandlungen am Schwein: Man steche dort einen retroauriculären Punkt an der Ohrspitze gegen Kreislauflabilität im Gefolge von Darmerkrankungen.

Um die Ohrakupunktur überhaupt am Tier anwenden zu können, waren zunächst zwei unumgängliche Voraussetzungen zu erfüllen:

Zunächst mußte eine grundlegende Kartographie der Reflexzonen am Tierohr erstellt werden – so, wie sie seit gut 25 Jahren für den Menschen vorliegt – und schließlich war zu erwägen, wie eine Therapie des Tierpatienten über diese Reflexzonen praxisgerecht gestaltet werden sollte.

Einige Ohrakupunkturpunkte und -zonen hatte der Inaugurator der heutigen Auriculomedizin, Dr. PAUL NOGIER, am Kaninchenohr gefunden. Jedoch eine auch nur annähernde Somatotopie war nicht bekannt.

Die Methodik der Kartographie von Reflexzonen am Tierohr soll hier in ihrem Werdegang ausführlich dargestellt werden, weil sich daraus für die Praxis wertvolle Hinweise ableiten lassen.

Die Akupunktur-Punkte am Tierkörper – speziell des Pferdes, aber auch an Rind, Schwein und Geflügel – sind weitgehend bereits aus dem Altertum überliefert.

Wollte man Körperpunkte am Tier, so z. B. beim Hund, ohne diese Quellenangaben kartographieren, so könnte man sich auf verschiedene Parameter zur Lokalisation von Punkten stützen: So gibt es z. B. die bekannten HEAD'schen wie auch andere *Reflexzonen,* in denen stets die Akupunktur-Loci zu finden sind, durch welche das zugehörige Organ beeinflußt werden kann.

Eine weitere Möglichkeit, Körperakupunkturpunkte zu kartographieren, bietet die *vergleichende Anatomie:* Bekanntlich finden sich beim Menschen manche Akupunktur-Meridiane und -Punkte streckenweise in bestimmten Segmenten, Nerveninnervationsgebieten, in definierten Nervenaustrittsstellen oder an anderen feststehenden anatomischen Gegebenheiten. Analog solcher am Menschen vorliegenden Loci kann man durchaus am Tier eine große Zahl Körperakupunkturpunkte festlegen.

Solche Voraussetzungen treffen nicht zu für die Reflexzonen am Ohr. Zwar ist die Akupunktur-Topographie am Menschenohr hinreichend bekannt und zudem an feste anatomische Strukturen gebunden. Am Tier dagegen finden sich gänzlich andere Reliefmuster im Ohr als beim Menschen (Abb. 1). Vergleichende anatomische Betrachtungen über Menschen- und Tierohr bzw. über Vergleiche der Ohrstrukturen verschiedener Tiergattungen sind in dem Anatomiewerk von J. ELLENBERGER-BAUM und seiner Quelle SCHMIDT angedeutet, geben aber nur wenige für die vergleichende Ohrakupunktur nutzbare Hinweise. 1978 stellten P. ARTMEIER und H. E. KÖNIG sowie H. E. KÖNIG (1980) Untersuchungen an über die Innervation der Ohrmuschel des Hundes, wodurch aber die Entwicklung einer Somatotopie am Hundeohr nicht erleichtert wurde. Immerhin gestattet der Vergleich zwischen Menschen- und Tierohr einzelne anatomische Fixpunkte, die Hinweise für eine Topographie der Reflexzonen an der Ohrmuschel von Tieren geben können (Abb. 1 a–1 d):

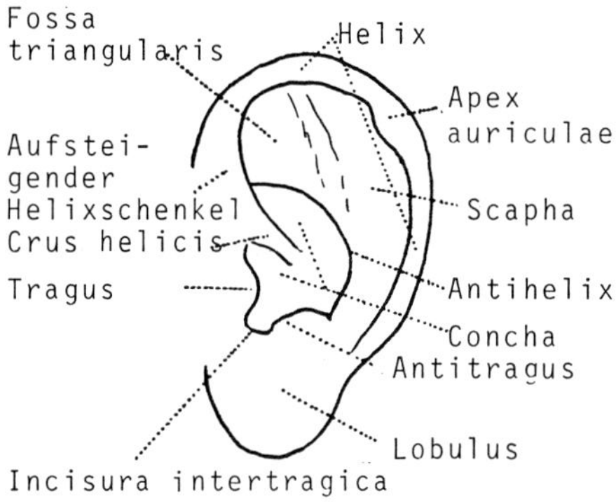

Abb. 1a Linke Ohrmuschel des Menschen, schematisch (nach Kropej, 1978)

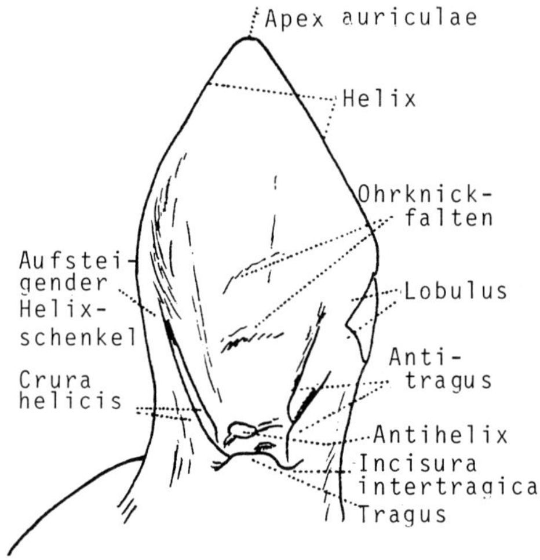

Abb. 1b 1) Linke Ohrmuschel des Hundes, schematisch

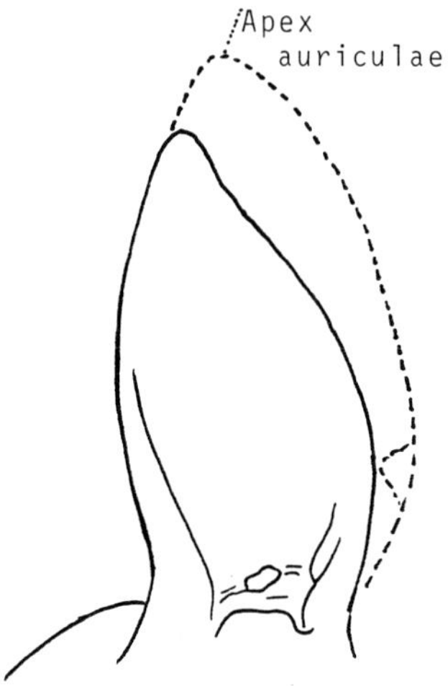

Abb. 1b 2) Linke Ohrmuschel eines kupierten Hundes, die Kontur des amputierten Ohrteils ist gestrichelt.

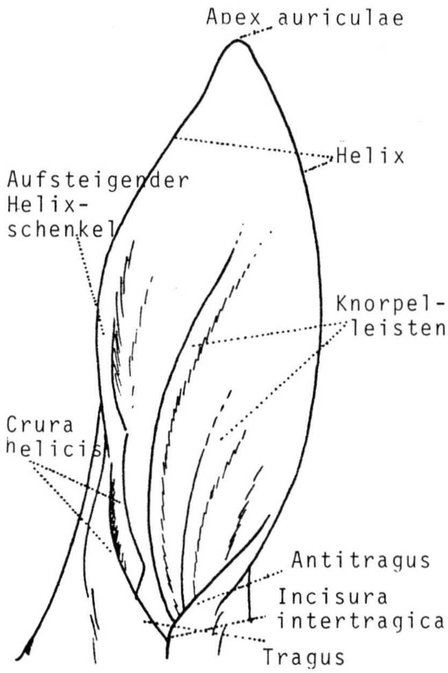

Abb. 1c Linke Ohrmuschel des Pferdes, schematisch

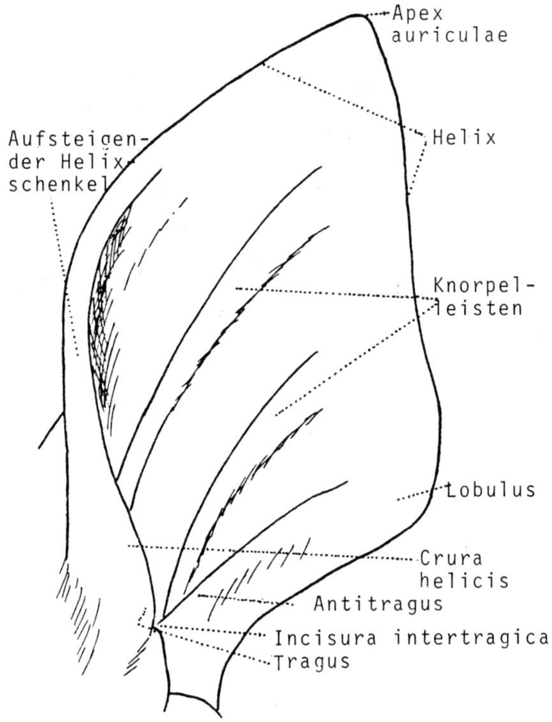

Abb. 1d Linke Ohrmuschel des Rindes, schematisch

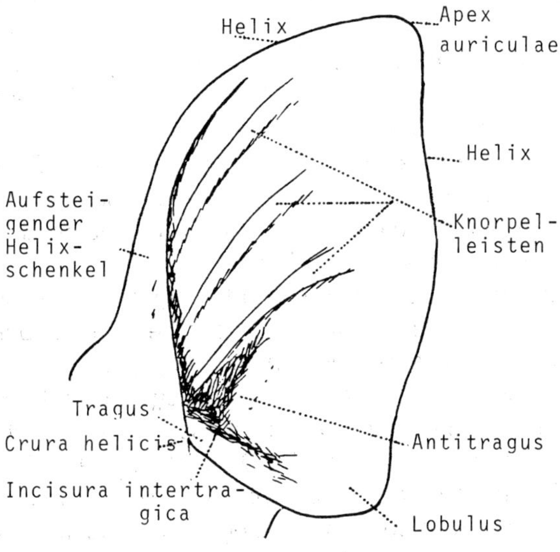

Abb. 1e Linke Ohrmuschel des Schweines, schematisch (nach Ellenberger-Baum)

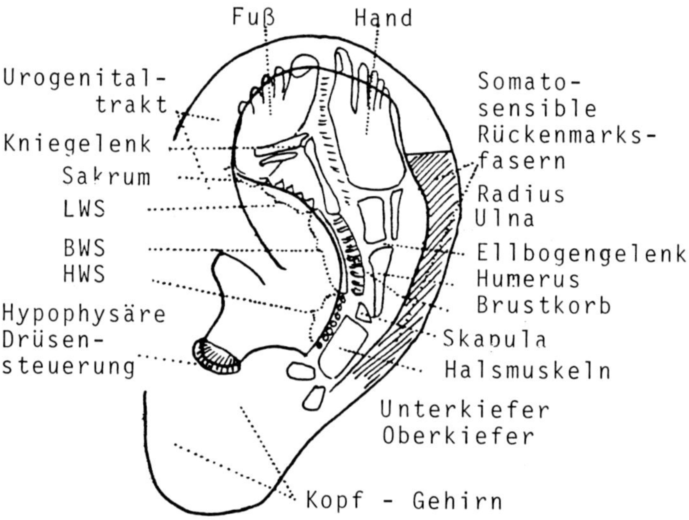

Abb. 2a Kartographie der Reflexzonen an der linken Ohrmuschel des Menschen (nach Kropej, 1976)

Dem Apex auriculae seu DARWINII entspricht stets der äußersten Ohrspitze des Tierohres, die Helix bei Mensch und Tier dem Ohrrand, auch der aufsteigende Helixschenkel läßt sich beim Tier eindeutig feststellen. Tragus und Antitragus sind ebenfalls bei Mensch und Tier vorzufinden, wobei der Antitragus beim Tier einer doppelt angeordneten Knorpelleiste entspricht. Auch der Lobulus liegt bei manchen Tiergattungen vor. Am deutlichsten ausgeprägt ist er beim Schwein, beim Rind ist er analog dem Ohr des Schweines zu sehen, beim Hund findet er sich am kaudalen Helixrand, in der Gegend der Hautduplikatur, beim Pferd ist er nicht ausgeprägt.
Stellt man sich nun im Modell das menschliche Ohr samt seinen Reflexzonen am Apex auriculae gleichsam in die Länge gezogen vor, um so die Ausdehnung eines Hundeohres zu erhalten (Abb. 2b), so läßt sich daraus zunächst eine ungefähre Anordnung der Zonen des distalen Extremitätenbereichs, oder auch z. B. des Ellenbogens oder Kopfes und des Urogenitaltraktes ableiten. Tragus und Incisura intertragica bleiben bei dieser Modellvorstellung in situ und repräsentieren die vom menschlichen Ohr her bekannten Akupunkturzonen, z. B. die der hypophysären Drüsensteuerung (Abb. 2c).
Ohrmuscheln anderer Tiergattungen unterscheiden sich von der des Hundes durch Proportionsverschiebungen in Längs- und Querachse sowie in dem mehr oder weniger intensiven tütenartigen Zusammenrollen in der Querrichtung (Abb. 1a–1e).
Werden diese Überlegungen für die Topographie von Reflexzonen am Tierohr berücksichtigt, so erscheinen die im Folgenden dargelegten gestauchten und gezerrten Abbildungen der Projektionszonen nicht mehr ganz so willkürlich, wie sie auf den ersten Blick aussehen mögen.

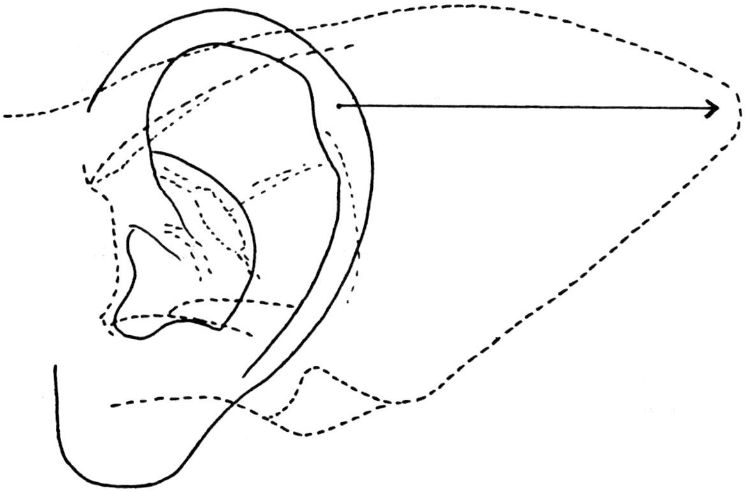

Abb. 2b Modell der Entwicklung einer Somatotopie am Hundeohr aus einem am Apex auriculae gleichsam in die Länge gezogenen Menschenohr

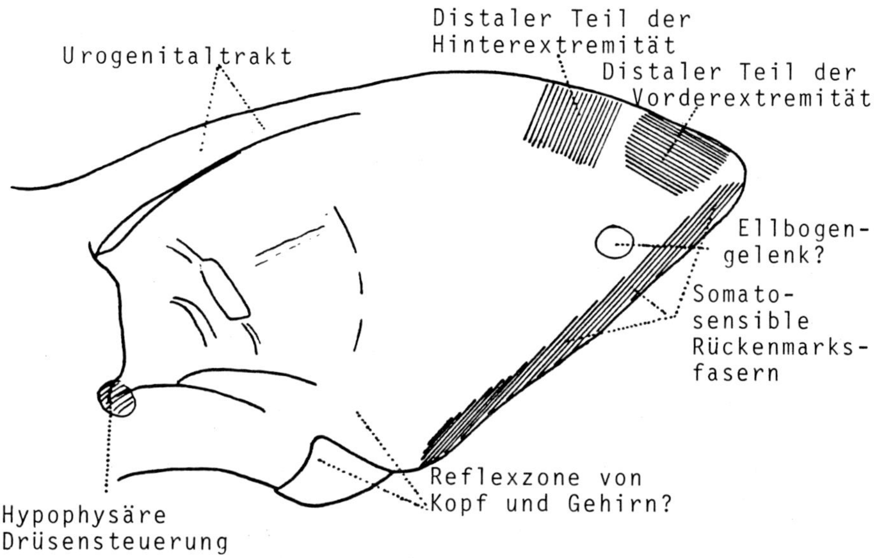

Abb. 2c Entwurf der Somatotopie einiger Reflexzonen am Hundeohr anhand der Hypothese von Abb. 2b

Für eine genauere Somatotopie am Tierohr fehlt als wichtiger Anhaltspunkt die Zone der Wirbelsäule. Beim Menschen wird sie durch die Knorpelleiste der Anthelix repräsentiert und trennt damit gleichzeitig die peripher liegende Zone des Stützapparates in Scapha und Fossa triangularis von der Repräsentation der inneren Organe in der Concha. Eine entsprechende Struktur gibt es am Tierohr nicht, bzw. die Literaturangaben über eine Knorpelformation, die der Anthelix zugeordnet wird, hat in der Praxis nichts gemeinsam mit der Repräsentationszone der Wirbelsäule.
Eine endgültige Somatotopie mußte also auf andere Weise als mit Hilfe der vergleichenden Anatomie erarbeitet werden.
In der Körperakupunktur ist jeder Akupunkturpunkt infolge seiner Eigenschaft als Punkt erniedrigten Hautwiderstandes mit einem entsprechenden Meßgerät aufzufinden. In der Ohrakupunktur trifft das in der Regel nicht zu. Punkte veränderten Hautwiderstandes lassen sich hier nur dann messen, wenn das zugehörige Korrespondenzorgan erkrankt ist, eine Erkrankung durchgemacht hat oder einen potentiellen Krankheitsort darstellt. Solche Punkte am Ohr sind außerdem auf geringen Druck, etwa den der Meßelektrode bei der Hautwiderstandsmessung, hochgradig schmerzhaft.
Daraus läßt sich wiederum folgern, daß man durch künstliche Reize auf ein definiertes Organ in der betreffenden Korrespondenzzone der Ohrmuschel Punkte veränderten Hautwiderstandes und erhöhter Drucksensibilität provozieren kann.
Als Beispiel einer solchen unspezifischen Provokation einer Korrespondenzzone sei ein Experiment erwähnt, das 1975 an der *Klinik für Orthopädie* an der *Tierärztlichen Universität Wien* durchgeführt wurde:
Einem narkotisierten Pferd wurde mit Hilfe von Druckklemmen die Haut im Bereich des linken Ellbogens schmerzhaft gereizt. Etwa 1 Minute nach Setzen der Klemmen begann sich an der zuvor vorsichtig geschorenen linken Ohrmuschel eine deutliche Hautrötung abzuzeichnen; außerdem wurden Punkte veränderten Hautwiderstandes meßbar, die vor der Reizung der Ellbogenhaut nicht festgestellt werden konnten.
Natürlich wäre es einfach, wenn man auf diese Weise eine Kartographie aufbauen könnte. Dem stehen allerdings zwei neue Probleme im Wege: Erstens findet bei einer hochschmerzhaften Störung, wenn sich z. B. jemand gerade den Daumen in der Tür geklemmt hat, eine Überprojektion der Daumen-Korrespondenzzone statt, d. h. diese Zone bzw. der Punkteschwarm von erniedrigten Hautwiderstandsmeßwerten stellt sich größer dar als bei einer vergleichsweise weniger schmerzhaften Erkrankung (BOURDIOL, 1975). – Das ist vielleicht verständlich, wenn man berücksichtigt, daß dieser momentan überaus heftige Schmerz gleichsam den ganzen Menschen beherrscht, ja sogar als Ohnmacht sein ganzes energetisches System zusammenbrechen lassen könnte.
Zum zweiten ist zu berücksichtigen, daß bei einer schmerzhaften Reizung eines bestimmten Hautareals auch die zugehörigen Körperakupunkturmeridiane oder auch z. B. zugehörige „Fernpunkte" der Körperakupunktur irritiert werden, welche wiederum an der entsprechenden Korrespondenzzone im Ohr auftreten bzw. meßbar werden.
Diese Phänomene scheinen übrigens die größten Hindernisse bei der Erstellung einer Somatotopie am Tierohr zu sein und Ursache zu mannigfaltigen Mißverständnissen.
Die einzig wirklich erfolgversprechende Möglichkeit, eine Kartographie von Reflexzonen am Tierohr zu erstellen, die nicht von Hypothesen getragen ist, bestand darin, aus dem *Patientenaufkommen* der täglichen Praxis den Hautwiderstand an Ohrmuscheln von Tie-

ren mit genau abgegrenzten, definierten Verletzungen oder Erkrankungen zu vermessen, die gefundenen Punkte zu katalogisieren und daraus Hinweise für eine Somatotopie zu entnehmen.
Als wichtigste Orientierungshilfe war es zunächst notwendig, die Repräsentationszone der Wirbelsäule festzulegen. Herangezogen wurden zunächst Hunde- und Katzen-Patienten, die röntgenologisch bestätigte Verletzungen der Wirbelsäule durch Unfälle oder Diskushernien o.ä. aufwiesen.
Als Beispiel sei eine Cockerspanielhündin angeführt, die durch einen Verkehrsunfall eine schwere Wirbelsäulenstauchung mit Bandscheibenläsion davongetragen hatte.
Die festgestellten Korrespondenzzonen zeigt Abb. 3.

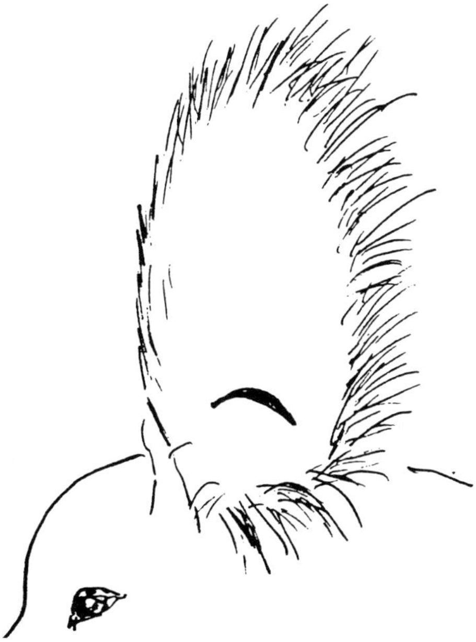

Abb. 3 Cocker-Spaniel mit Wirbelsäulentrauma, Korrespondenzzone der Wirbelsäule gekennzeichnet

Weitere Patienten mit anderen Erkrankungen oder Verletzungen der Wirbelsäule zeigten stets analoge Punkte erniedrigten Hautwiderstandes in einer Gegend des Ohres, die später (Abb. 19a und 20a) als Entsprechung der Wirbelsäule festgelegt werden konnte. Auch andere Autoren bestätigen diese Lokalisation der Wirbelsäulenzone (CAZIEUX, JEANNOT).
Die Somatotopie der Wirbelsäule hängt eng mit der rassenunterschiedlichen Gestalt der Hundeohrmuschel zusammen, d. h. sie kann bei kurz- oder langohrigen Hunderassen in der Vertikalen mehr oder weniger verschoben sein. Daher muß bei jedem Hundepatienten die Region der betreffenden Korrespondenzzone aufs neue vermessen und auf Maximalpunkte im veränderten Hautwiderstand bzw. Drucksensibilität untersucht werden. Ein fixes Schema einer Somatotopie auf dem Hundeohr kann nur mit gewissen Einschränkungen angegeben werden, im Gegensatz zu Tiergattungen mit eher konstanter Ohrform und -größe wie Rind und Pferd.

Andere Kleintierpatienten mit abgegrenzten Verletzungen gaben weitere Hinweise zur Vervollständigung der Somatotopie:
Ein Zwergpudel hatte nach einem Verkehrsunfall ein schweres Schädeltrauma mit Blutauge und Trümmerfraktur des Jochbeins davongetragen. Die gemessenen Punkte veränderten Hautwiderstandes zeigt Abb. 4. Sie liegen erwartungsgemäß in der näheren Umgebung der Hautduplikatur am kaudalen Rand der Ohrmuschel. – Auch bei anderen Hunden mit Kopfverletzungen wurden stets in dieser Region gehäufte Punkte erniedrigten Hautwiderstandes gefunden.

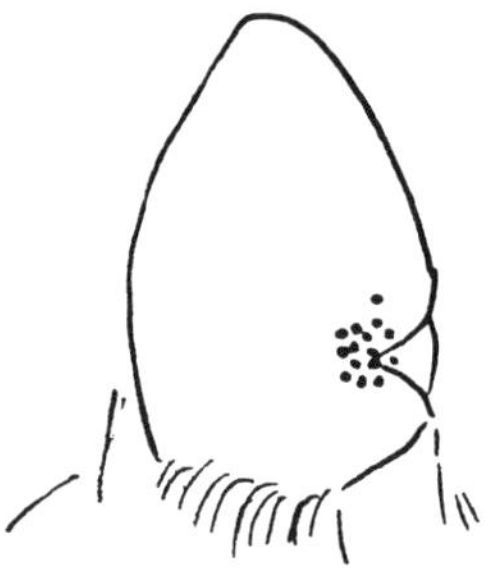

Abb. 4
Linke Ohrmuschel eines Zwergpudels mit Schädeltrauma. Maximalpunkte erniedrigten Hautwiderstands gekennzeichnet

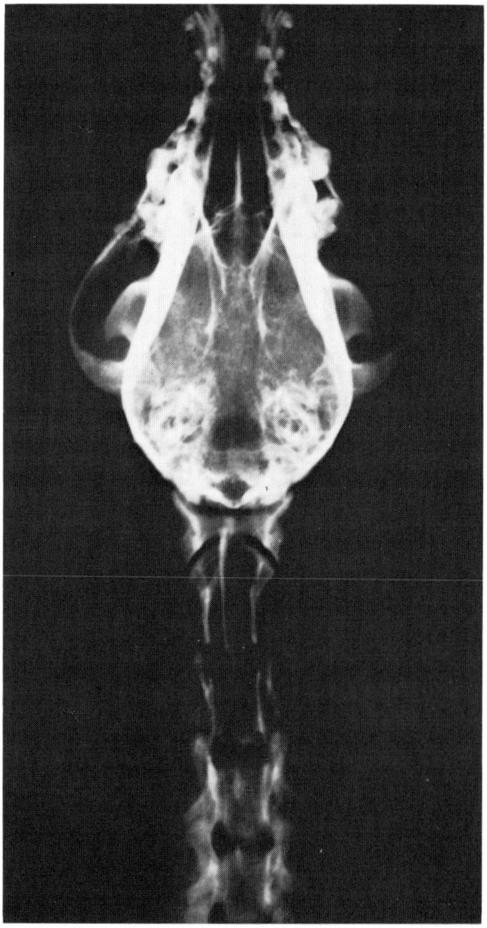

Eine Katze hatte eine ganze Nacht lang mit der linken Vorderpfote in einer Fuchsfalle gehangen. Der Vorderfuß war im Bereich der Mittelfußknochen völlig zertrümmert worden. Die Untersuchung beider Ohrmuscheln ergab Korrespondenzpunkte vermehrt auf der homolateralen Ohrmuschel im nasalen Bereich unter der Ohrspitze (Abb. 5). Aber auch auf dem kontralateralen Ohr wurden in derselben Gegend Punkte gemessen.

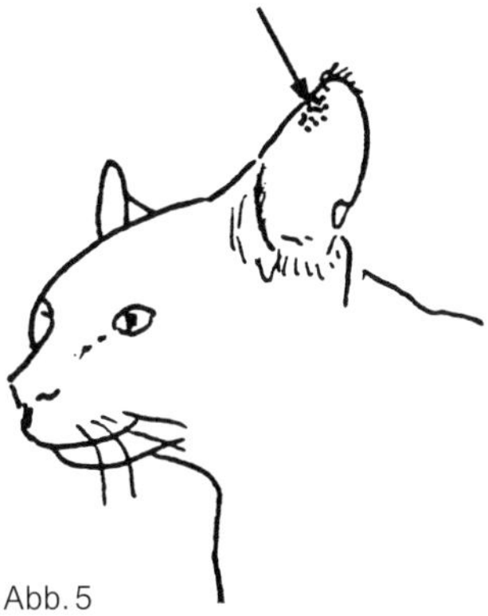

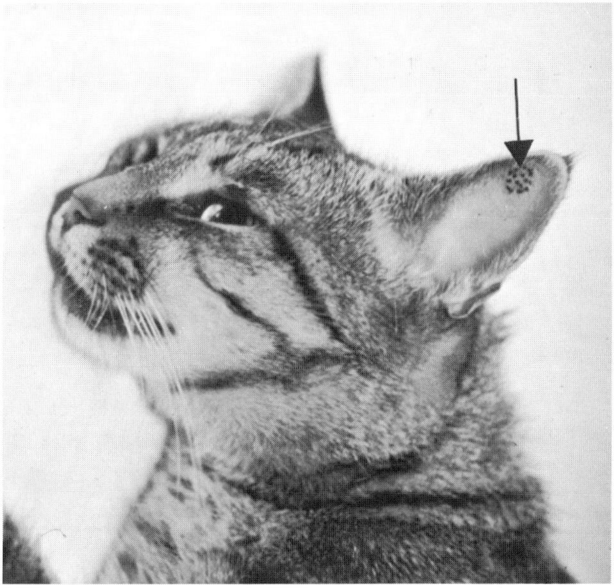

Abb. 5
Punkte erniedrigten Hautwiderstands an der linken Ohrmuschel einer Katze, deren Vorderpfoten durch eine Fuchsfalle zertrümmert worden war

Beide zuletzt erwähnten Patienten wurden wegen der Schwere der Verletzungen eingeschläfert. An dieser Stelle sei auf eine nachdenkenswerte Beobachtung hingewiesen: Auch *post mortem* sind solche Punkte erniedrigten Hautwiderstandes noch nachzumessen. Überprüft wurden auch andere Tierpatienten, die wegen irreparabler Traumen eingeschläfert werden mußten. *Sogar 3 Tage post mortem waren eindeutig die Korrespondenzpunkte der betreffenden Verletzungen zu verifizieren.*
Auch beim Pferd wurden röntgenologisch abgeklärte, schmerzhafte Arthrosen für eine Somatotopie herangezogen.
1. Eine 12jährige braune Stute mit hochgradiger Arthropathia deformans an beiden vorderen Huf- und Krongelenken – dort waren bereits Zeichen beginnender Ankylosierung erkennbar – zeigte mittel- bis hochgradige Bewegungsstörungen beider Vorderbeine. Die Ohrzonen zeigt Abb. 6.

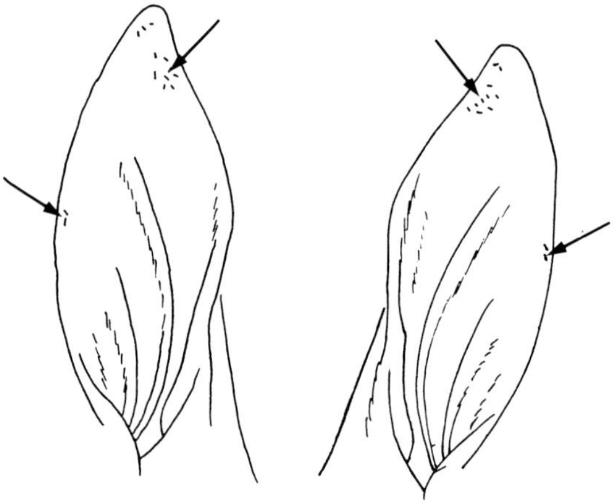

Abb. 6 Punkte erniedrigten Hautwiderstandes in den Ohrmuscheln einer 12jährigen braunen Stute mit hochgradiger Arthropathia deformans beider vorderer Huf- und Krongelenke. Korrespondenzzone der distalen Vordergliedmaßen sowie „sensorielle Zone" sind gekennzeichnet

2. Ein 19jähriger Trakehner Wallach konnte wegen arthrotischer Veränderungen an der Halswirbelsäule nicht mehr sein Futter vom Boden aufnehmen. Die gemessene Korrespondenzzone ist Abb. 7 zu entnehmen.

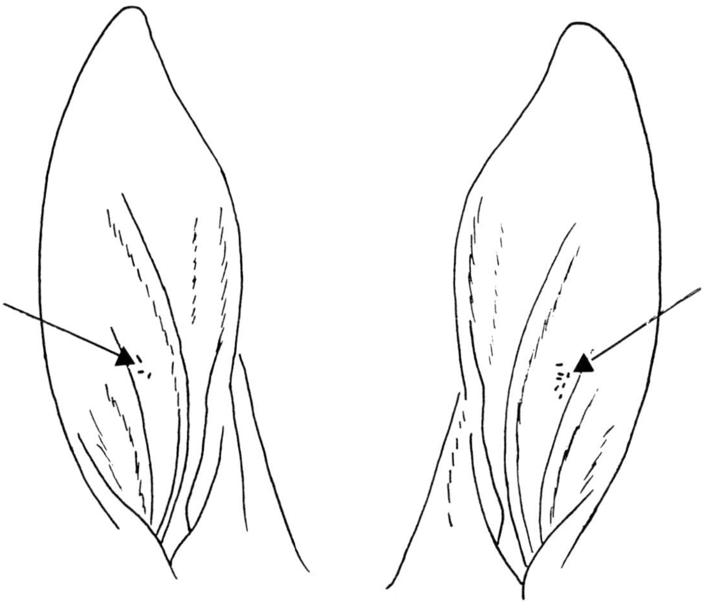

Abb. 7 Punkte erniedrigten Hautwiderstandes in den Ohrmuscheln eines 19jährigen Trakehner Wallachs mit arthrotischen Veränderungen der Halswirbelsäule

3. Eine 12jährige Hannoveraner Schimmelstute zeigte schon seit mehreren Jahren am linken Hinterfuß eine deutliche Bewegungsstörung, die sich in den letzten Monaten derart verstärkt hatte, daß die Stute im Stall stets auf drei Beinen stand und den kranken Hinterfuß dabei nur mit der Hufspitze belastete. Das linke Kniegelenk zeigte auch dem nicht sachkundigen Betrachter eine augenfällige, runde Geschwulst, die infolge ihrer harten Konsistenz bei der später durchgeführten Gelenkspunktion kaum durchdrungen werden konnte. Röntgenologisch wurde eine hochgradige Arthrose festgestellt mit Ossifikationsprozessen in den Menisken und Gelenkaußenbändern. Die gemessene Ohrzone zeigt Abb. 8.

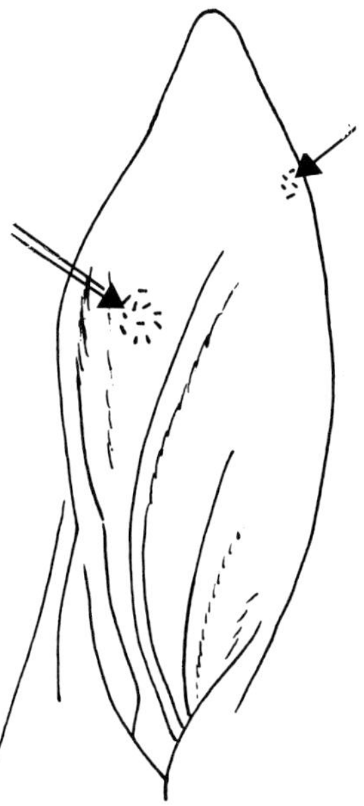

Abb. 8 Punkte erniedrigten Hautwiderstands in der linken Ohrmuschel einer 12jährigen Hannoveraner Schimmelstute mit hochgradigen arthrotischen Veränderungen am linken Kniegelenk. Punkte in der Reflexzone des Kniegelenks sowie in der „sensoriellen Zone“ sind gekennzeichnet

Im Laufe zahlreicher Untersuchungen dieser Art ließ sich allmählich eine Somatotopie am Tierohr erstellen, bisher nur bei *Hund, Pferd und Rind.* Das *Schwein* erwies sich wegen *intensiver Abwehrreaktionen als ungeeignet für derartige Manipulationen.* Die Projektionszonen des Schweinekörpers am Ohr dürften analog denen des Rindes darzustellen sein; denn *morphologisch* sind *deutliche Ähnlichkeiten zwischen Rinder und Schweineohr erkennbar.*
Natürlich galt das Interesse auch den Projektionszonen innerer Organe am Tierohr. Allerdings gestaltete sich hier das Zuordnen bestimmter Organerkrankungen zu definierten Ohrbezirken weitaus schwieriger als beim Festlegen der Beziehungen zwischen Ohr-

zone und Stützapparat; denn isolierte Organerkrankungen sind nicht nur seltener, sondern auch schwieriger zu diagnostizieren. Dennoch begann sich im Laufe zahlreicher Untersuchungen die grob schematische Darstellung von Abb. 20a abzuzeichnen.
Einzelheiten der Somatotopie innerer Organe am Ohr von Hund und Rind sind den Abbildungen 20a und 20b zu entnehmen.
Gewisse energetische Beziehungen verschiedener Organerkrankungen untereinander könnten anhand dieser Somatotopie erhellt werden. So ist z. B. das gleichzeitige Auftreten von Eutererkrankungen der Kuh und Schwellung der Sprunggelenke jedem Praktiker geläufig. Man beachte hier die topographische Lage der Reflexzonen von Euter und Sprunggelenk an der Ohrmuschel (Abb. 20c und Abb. 19c).
Diese Schemata sind natürlich mit gewissen Unzulänglichkeiten behaftet, weil in zweidimensionaler Wiedergabe die Zerrungen der Reflexzonen infolge Konkavitäten und Konvexitäten der Ohrmuschel nicht optimal dargestellt werden können.
Am Pferd ließen sich Untersuchungen über Somatotopie *innerer Organe* an der Ohrmuschel wegen Sensibilität und Abwehrreaktionen *bisher nicht* durchführen.
Für die Verifizierung der Somatotopie am Tierohr wurden nicht nur die Ergebnisse der Hautwiderstandsmessungen verwertet; vielmehr fand – auch als Kontrolle für die Richtigkeit der herausgefundenen Somatotopie – die *gelungene Behandlung von kranken Tierpatienten* Berücksichtigung, welche ausschließlich mit Ohrakupunktur behandelt worden waren, also *ohne jede medikamentöse Begleittherapie.*
Die praktische Durchführung der Ohrakupunktur gestaltete sich folgendermaßen: Die Tiere bekommen in der Regel eine Sedation aus einem Opiat und Muskelrelaxans gemischt intramuskulär oder intravenös. Die Dosierung wird so gewählt, daß Hunde in Seitenlage kommen und nur noch auf starke akustische Reize wie Händeklatschen leicht den Kopf anheben. Großtiere bleiben stehen und nehmen bei voller Wirkung der Sedation eine sägebockartige Stellung ein bei vorgestrecktem Hals und gesenktem Kopf.
Die Innenseiten der Ohrmuschel werden vorsichtig mit elektrischer Schermaschine geschoren; die Epidermis darf dabei auf keinen Fall gereizt oder gar verletzt werden, weil sonst falsche Hautwiderstandswerte resultieren. Am ungeschorenen Ohr zu arbeiten bewährte sich nicht: Beim Abfahren der behaarten Ohrmuschelregionen mit der Meßelektrode wurden durch Verschiebungen und Knickung der Haarwurzeln ebenfalls Fehlwerte im Hautwiderstand gemessen.
Als Punktsuchgerät eignet sich am besten eines ohne isolierte Kontaktelektrode, bei dem also der Kontakt mit dem Patienten über die Hand des Therapeuten hergestellt wird. Derartige ursprünglich für den Menschen konzipierte Geräte haben sich auch beim Tier hervorragend bewährt. Mit dem Hautwiderstandsmeßgerät wird die Innenseite jeder Ohrmuschel abgetastet und abgefahren, die Stellen erniedrigten Hautwiderstandes werden mit einem schwarzen Filzstift zunächst markiert und dann auf ihre *Druckschmerzhaftigkeit geprüft. Die Reaktion auf drucksensible Punkte war selbst am sedierten Tier so deutlich, daß eine Hilfsperson zur Dämpfung der Abwehrreaktion gebraucht wurde.*
Untersucht wurden stets beide Ohrmuscheln. Dabei ließ sich feststellen, daß gewöhnlich bei einseitigen Störungen am Körper die homolaterale Ohrmuschel deutliche Veränderungen aufwies und hier die Projektion des erkrankten Körperteils größer war als in der kontralateralen Ohrmuschel. Doch auch in der Tierwelt ist Kontralateralität vorhanden; unter den gemessenen Patienten betrug der Anteil etwa 10 Prozent. Wurden also auf dem

kontralateralen Ohr zahlenmäßig mehr und schmerzhaftere Punkte gefunden, so erfolgte natürlich die Therapie auch über eben diese Ohrmuschel.
Die Aurikuloakupunktur beim Tier läßt sich nur schwierig mit den beim Menschen üblichen Gold-, Silber- oder Stahlnadeln durchführen, die in einer Reihe von Behandlungen jeweils für 10–20 Minuten einwirken sollen. Die intensive Abwehr der Tiere – Kopfschütteln – verhindert in der Regel das Haften der Nadeln.
A. LAMBARDT (1978), sagt allerdings dieser Methode auch beim Tier gute Praktikabilität und therapeutische Erfolge nach.
Weitaus einfacher gestaltete sich die Ohrakupunktur beim Tier mit Stahldauernadeln, die mehrmals täglich mit einem kleinen Magneten stimuliert wurden. Beim Eindrücken der Stahldauernadeln ins Hundeohr wurde die Ohrmuschel auf einer flachen, in der Größe dem Hundeohr angepaßten Unterlage ausgebreitet, weil erst ein solches Widerlager ein exaktes Arbeiten ermöglicht. Die Haftung der Stahldauernadeln im Hundeohr ist in der Regel, insbesondere an therapeutisch indizierten Punkten, sehr gut; sie werden selbst über Wochen reizlos vertragen, obwohl sich ein Durchdringen des Ohrknorpels nicht vermeiden läßt. Bei den ersten Hundepatienten wurden diese durch ein Leukoplastband geschützt (Abb. 12c). Späterhin stellte sich heraus, daß die Nadeln ohne diese Fixation sogar noch besser hielten und leichter vertragen wurden.
Am Pferdeohr sind Haltbarkeit und Verweildauer der für den humanen Bereich üblichen Dauernadeln unbefriedigend. Eine stabilere Modifikation eignet sich besser für den Pferdepatienten und ist im Handel erhältlich.
Sowohl am Hund als auch am Pferd war die Druck- bzw. Stichempfindlichkeit der gemessenen Ohrzone proportional der zu erwartenden Wirksamkeit. *Wie das Grimassieren des Menschen ist auch beim Tier die energische Abwehr erst der sichere Hinweis dafür, daß der genadelte Punkt erstens indiziert und zweitens gut getroffen wurde.* Die Behandlung indifferenter oder nur wenig schmerzhafter Punkte brachte einen deutlich geringeren oder gar keinen therapeutischen Effekt.
Eine weitere Möglichkeit mit Aurikuloakupunktur am Tier zu therapieren, bietet die *Kauterisation* der herausgefundenen Punkte. Diese Methode wurde bereits beim Menschen im 17., 18. und 19. Jahrhundert erfolgreich angewandt zur Behandlung heftiger Schmerzzustände, wie Ischialgien, Zahnschmerzen oder Trigeminusneuralgien. Offenbar war in vergangenen Zeiten bereits ein somatotopischer Bezug der Ohrmuschel zum Körper bekannt, jedoch bis zu NOGIERs Forschungen wieder in Vergessenheit geraten.
Auch PAUL NOGIER wandte bei seinen ersten Patienten die Kauterisation an, bevor er zur Nadeltherapie überging.
Für die Veterinärmedizin bietet die Kauterisation bestimmter Ohrreflexzonen mancherlei Vorteile gegenüber der Therapie mit Dauernadeln. Das Kauterisieren ist für den Patienten erstaunlicherweise weit weniger schmerzhaft als das Nadelsetzen – möglicherweise deshalb, weil die Leitfähigkeit des Gewebes momentan durch Hitzekoagulation aufgehoben wird. Entsprechend geringer ist der Aufwand an Personal, insbesondere zum Festhalten von Pferden.
Ein handelsüblicher elektrischer Thermokauter mit Kugelspitze von etwa 2–3 mm Durchmesser erwies sich als optimal. Für die Therapie wurde die vorgeglühte Spitze mehrmals etwa für eine knappe Sekunde auf den betreffenden Punkt aufgetupft.

Um in bestimmten Fällen, z. B. bei lange bestehenden Lahmheiten von Pferden, die Abheilung der Kauterisationswunden hinauszuzögern, wurde in die Ohrmuschel im Abstand von 2–3 Tagen eine alkoholische *Arnicatinktur* einmassiert. Natürlich bleiben bei dieser Manipulation Narben zurück, die aber – wenn erst die abgeschorene Behaarung nachgewachsen ist – kosmetisch nicht ins Gewicht fallen.
Die Kauterisation eignet sich erfahrungsgemäß eher für chronische Erkrankungen, und entsprechend dauert es oft länger als eine Woche, bis ein deutlicher therapeutischer Effekt erkennbar wird.
Eine einfache, allerdings eher unspezifisch wirkende Variante der Aurikuloakupunktur besteht darin, die gefundenen Punkte intrakutan oder subkutan mit einem *Neuraltherapeutikum* zu injizieren. Hierfür sind natürlich dieselben Zwangsmaßnahmen am Patienten zu treffen wie beim Nadelsetzen. Diese lassen sich allerdings umgehen, wenn das Neuraltherapeutikum anstelle der Injektion mit Hilfe des „*Dermojet*" perkutan appliziert wird. Diese Methode der Therapie über die Ohrmuschel wurde bisher nur als zusätzliche Maßnahme zur homöopathischen Therapie angewandt, so daß über den Effekt der „*Akuinjektion*" am Ohr als alleinige therapeutische Maßnahme nichts ausgesagt werden kann.
Eine der elegantesten Möglichkeiten der Aurikuloakupunktur bietet auch beim Tier der *Laserstrahl,* mit dessen Anwendung die Verfasser jedoch bislang keine ausreichenden Erfahrungen sammeln konnten.
Schließlich soll anhand einer Auswahl von Patienten gezeigt werden, daß die Therapie ausschließlich über die Ohrmuschel, also ohne irgendeine Zusatzbehandlung, zu beachtlichen Erfolgen führen kann:
1. Eine Teckelhündin wurde wegen Schmerzäußerungen beim Aufheben am Brustkorb in der Praxis vorgestellt. Röntgenologisch konnte zwar eine leichte Wirbelsäulenverschiebung zwischen C6 und 7 festgestellt werden; Hautwiderstandsänderungen fanden sich dagegen in der auf Abb. 9 angegebenen Zone, die erfahrungsgemäß dem Brustbein zuzuordnen ist.

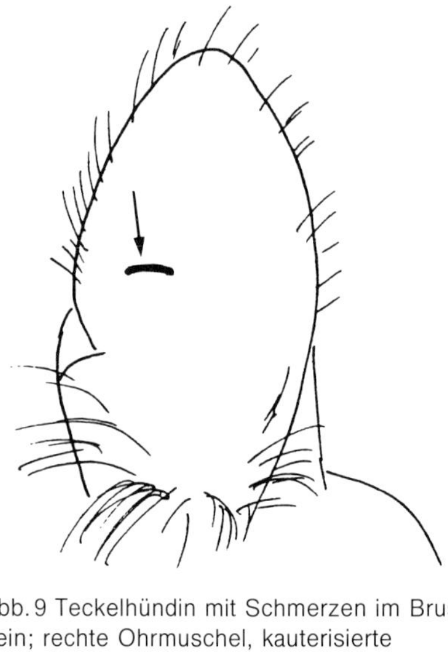

Abb. 9 Teckelhündin mit Schmerzen im Brustbein; rechte Ohrmuschel, kauterisierte Zone gekennzeichnet

Die gefundene Ohrzone wurde kauterisiert. Allein durch diese Maßnahme konnte anhaltende Schmerzfreiheit erzielt werden, die sich über einen Zeitraum von 2 Jahren verfolgen ließ, bis zum Wohnortwechsel der Tierbesitzer.

2. Bei dem auf Abb. 10 dargestellten Dalmatiner-Rüden wurde als Ursache einer starken Bewegungsstörung klinisch und röntgenologisch eine Arthritis am linken Kniegelenk festgestellt. Auch hier erfolgte die Behandlung durch Kauterisation, was zu fast vollkommener Beseitigung der Lahmheit führte.

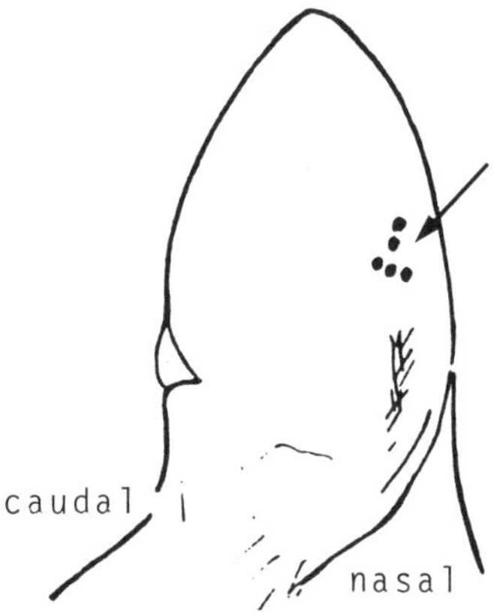

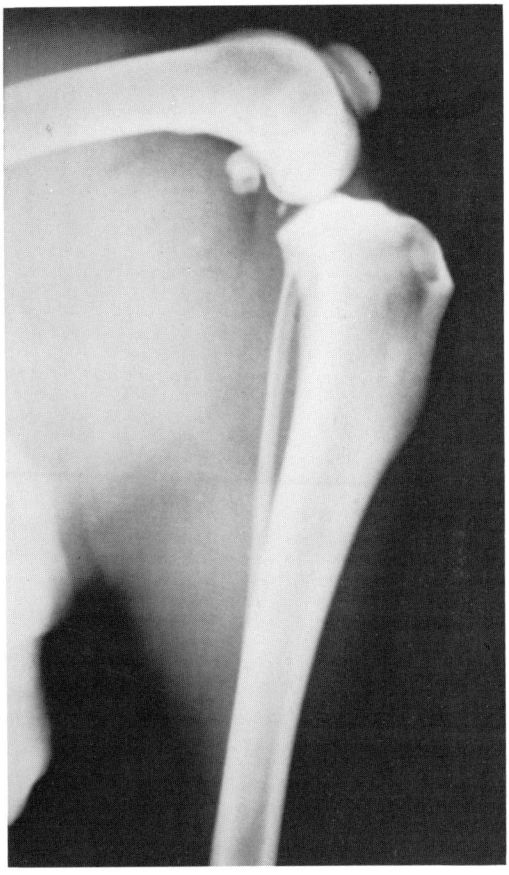

Abb. 10
Dalmatiner-Rüde mit Arthritis im Kniegelenk; kauterisierte Punkte an der rechten Ohrmuschel gekennzeichnet

3. Ein 4jähriger Schäferhundmischling war bereits 10 Wochen zuvor von einem Pferd geschlagen worden; seitdem bestand eine hochgradige Bewegungsstörung der linken Hinterextremität. Die kaudale Überschenkelmuskulatur war stark atrophiert, am Kniegelenk konnte ein deutliches „Schubladenphänomen" befundet werden, was bekanntlich auf eine Läsion der Kreuzbänder schließen läßt.

Die Therapie erfolgte in diesem Fall mit den Stahldauernadeln der *Firma Sédat, Frankreich* (Abb. 11). Diese wurden anfangs 5mal täglich, später 4mal täglich und schließlich nur noch 3mal und 2mal am Tage mit dem der Nadelhülse anliegenden Magneten stimuliert, indem diese etwa 5 mm über der Nadel zwischen zwei Fingern gezwirbelt wurde. Das Tier, das sich vor der Behandlung ganz geschickt und zügig auf 3 Beinen bewegt hatte, begann nach einigen Tagen den Fuß wieder zu belasten. Nach 4wöchiger Therapie hatte die Muskulatur sich gekräftigt, und es bestand nur noch eine leichte Gangunregelmäßigkeit. Die Nadeln wurden nach etwa 8 Wochen verloren. Zu diesem Zeitpunkt war der Hund bereits völlig schmerzfrei und begleitete seinen Herrn wieder bei Ausritten.

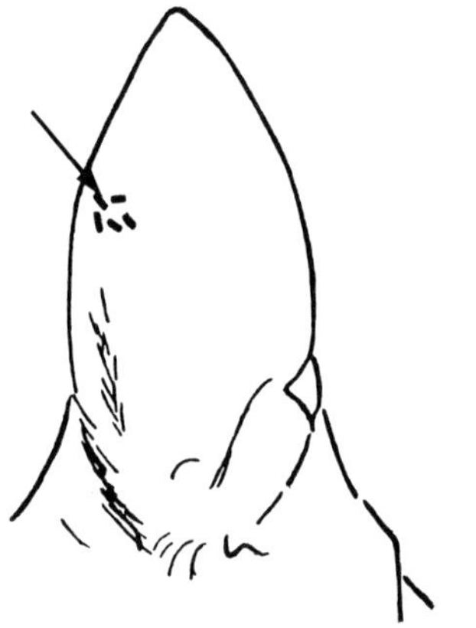

Abb. 11 Schäferhund mit Kreuzbänderläsion am linken Kniegelenk; Dauernadeln in der linken Ohrmuschel gekennzeichnet

4. Wie Arthritiden am Kniegelenk konnten auch immer wieder solche am Ellbogengelenk ausschließlich und erfolgreich mit Aurikuloakupunktur behandelt werden. Einen ganz besonders drastischen Fall der beim Deutschen Schäferhund häufig vorkommenden sogenannten „Ellbogendysplasie" bot ein Polizeihund.

Zur Vorgeschichte des Falles gehört eine Fraktur des rechten Processus anconaeus (beim Menschen Proc. coronoides ulnae genannt) mit anschließender operativer Entfernung des Bruchstücks im Alter von 2 Jahren und ständig fortschreitender Arthrosierung des Gelenks (Abb. 12b). Befunde wie diese verdeutlichen am ehesten, was die Aurikulotherapie bei Bewegungsstörungen zu leisten imstande ist. – Der Polizeihund war bereits seit längerer Zeit wegen Lahmheit vom Schutzdienst befreit worden. Die Untersuchung der Ohrmuschel ergab einige schmerzhafte Punkte erniedrigten Hautwiderstandes, die der Ellbogenzone zuzuordnen waren (Abb. 12a). Diese wurden mit Stahldauernadeln und Magnetstimulation behandelt. Bereits am Tage nach der Aurikulotherapie begann eine zügige Besserung. Das Tier versah wieder den polizeilichen Schutzdienst und wurde dann, 1 Jahr später, wegen Erreichen der Altersgrenze vom Dienst suspendiert.

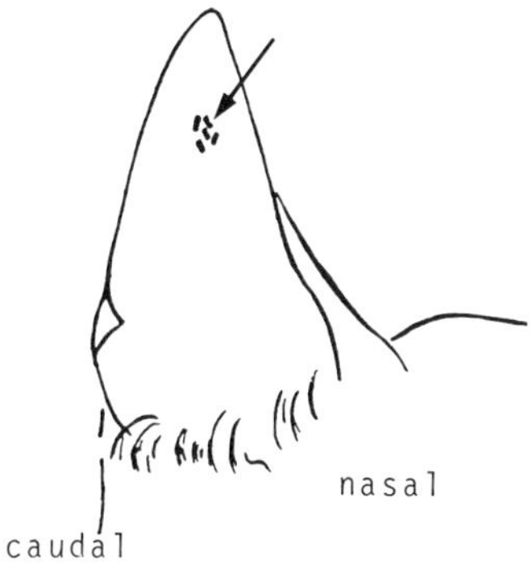

Abb. 12a
Schäferhund mit Arthrose
im rechten Ellbogengelenk;
Dauernadeln in der
rechten Ohrmuschel
gekennzeichnet

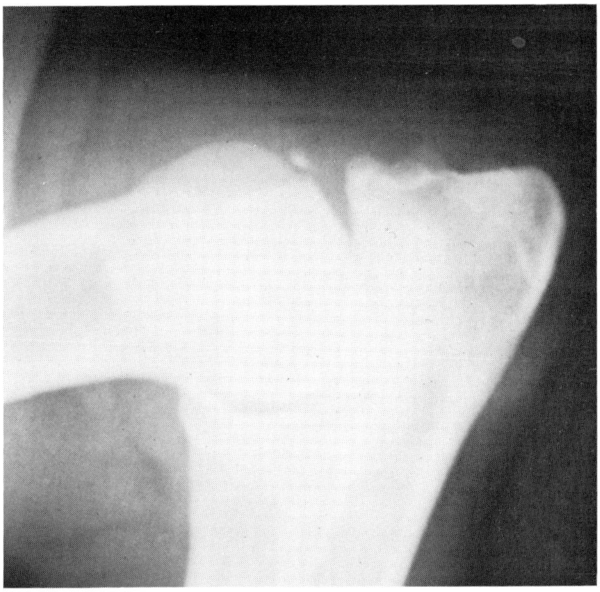

Abb. 12b

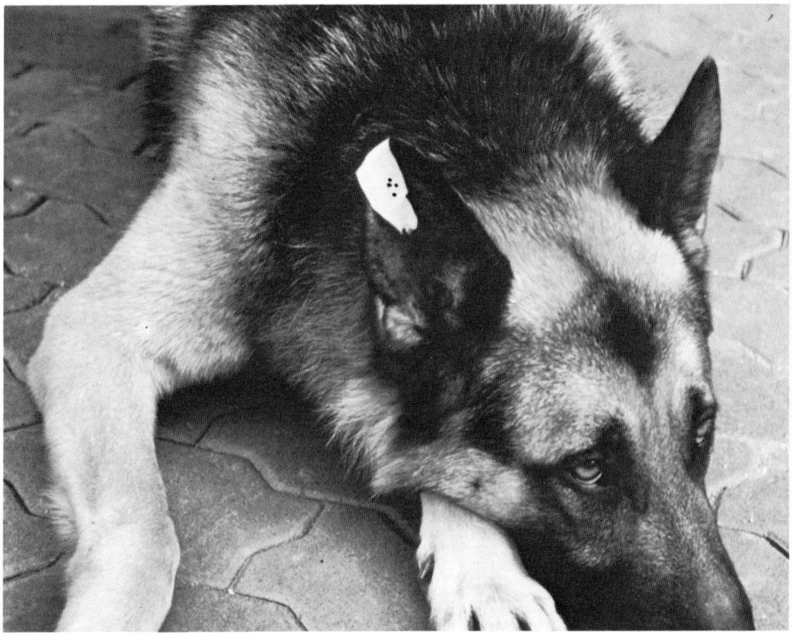

Abb. 12c

5. Ein anderer Deutscher Schäferhund wurde in der Praxis vorgestellt, ebenfalls wegen einer Bewegungsstörung am Vorderbein. Anfangs wurde das Tier irrtümlich auf eine Erkrankung des Ellbogengelenks behandelt. Beim Vermessen der Ohrmuschel konnten jedoch keine Punkte erniedrigten Hautwiderstandes im Bereich der Ellbogenzone gefunden werden, wohl aber in der Reflexzone des Schultergelenks. Eine daraufhin durchgeführte Röntgenuntersuchung ergab tatsächlich eine Arthrose im Schultergelenk und keinerlei Veränderung im Bereich des Ellbogengelenks. Die homolateral gefundenen Punkte im Ohr (Abb. 13) wurden mit Stahldauernadeln versehen. Durch deren magnetische Stimulation über ca. 14 Tage wurde der Hund schmerzfrei und blieb es auch über den verfolgten Zeitraum von 2 Jahren.

Abb. 13
Schäferhund mit Arthrose im linken Schultergelenk; Dauernadeln in der linken Ohrmuschel gekennzeichnet

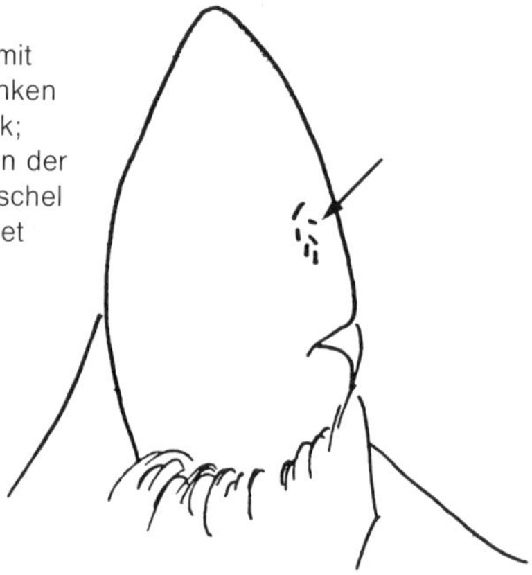

6. Ein weiterer Patient, wiederum ein Schäferhund, bot ein gänzlich anderes Krankheitsbild. Es handelte sich um eine Hyperästhesie im lateralen Femurbereich, etwa im Bereich des Gallenblasen-Meridians. Der Patient zeigte keinerlei Bewegungsstörungen, äußerte aber seit einigen Tagen Schmerz bei leichtester Berührung am linken äußeren Oberschenkel.

Abbildung 14 zeigt die Korrespondenzzone an der Ohrmuschel. In die Hauptschmerzpunkte dieser Zone wurden Stahldauernadeln eingesetzt und magnetisch stimuliert. Bereits am nächsten Tag war der Patient schmerzfrei und blieb es auch fernerhin.

Abb. 14
Schäferhündin mit Hyperästhesie im linken Oberschenkelbereich; Dauernadeln in der linken Ohrmuschel gekennzeichnet

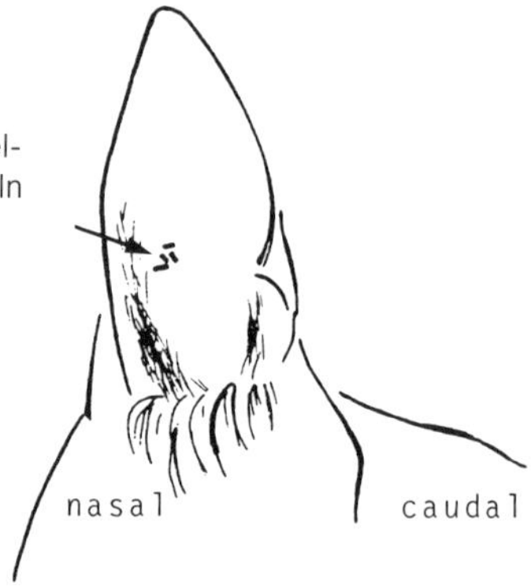

7. Ein Deutscher Schäferhund wurde in der Praxis vorgestellt wegen zunehmender Schwierigkeiten beim Treppensteigen und Springen; außerdem weigerte sich das Tier, wegen ,,Kreuzschmerzen" ins Auto einzusteigen. Der Schwanz hatte keinen Muskeltonus, sondern hing locker als ,,Lämmerschwanz" nach unten. Als auslösende Ursache der Erkrankung vermuteten die Tierbesitzer ein Trauma vor ca. 2 Jahren, wahrscheinlich durch Stockschlag auf das Kreuzbein. Die Röntgenaufnahme ergab das Bild der

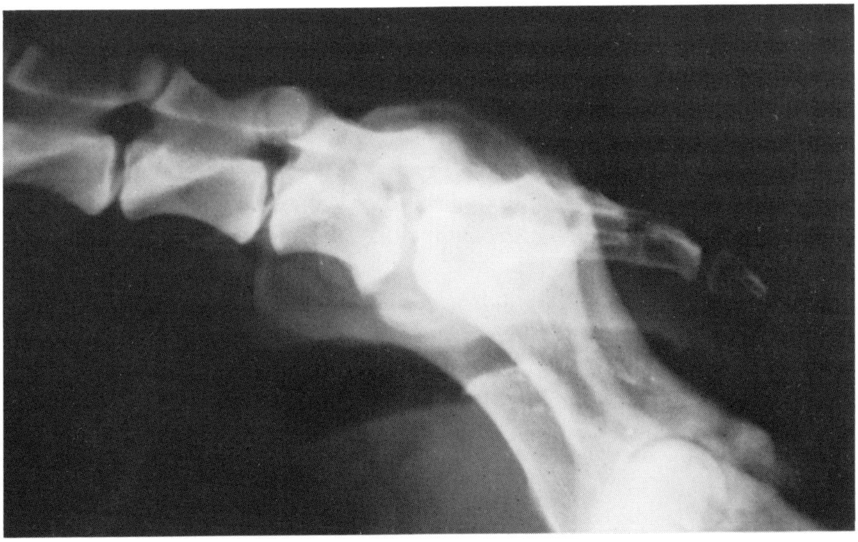

Abb. 15b: Das Os sacrum hatte sich gegenüber dem letzten Lendenwirbel nach ventral verschoben, der Wirbelkanal war entsprechend abgeknickt. Nach Behandlung der gefundenen Punkte im Ohr mit Stahldauernadeln (Abb. 16) und wiederholter magnetischer Stimulation besserte sich zunehmend der Tonus der Schwanzmuskulatur. Dazu war eine erhebliche Erleichterung beim Treppensteigen und Einsteigen ins Auto zu beobachten. Diese Besserung nahm binnen der folgenden Wochen weiter zu und blieb auch erhalten. Eine völlige Beschwerdefreiheit war in diesem Fall allerdings nicht zu erreichen, da ja die Verschiebung der Wirbel ursächlich nicht behoben werden konnte.

Abb. 15a
Schäferhund mit
Lumbosacralarthrose.
Dauernadeln in der
linken Ohrmuschel
gekennzeichnet

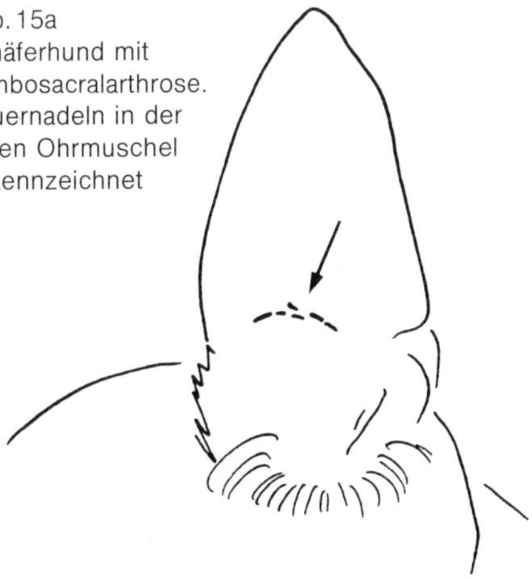

Auch beim „Teckellähme-Syndrom“, also Discopathien und Spondylosen, brachte die Aurikulotherapie keine derart spektakulären Besserungen wie bei Erkrankungen im Extremitätenbereich.

8. Diese Einschränkung galt auch für einige Hüftgelenksarthrosen, deren Schmerzen aber meist zusätzlich mit homöopathischen Mitteln angegangen wurden.
Ein Beispiel, bei dem nur Aurikulotherapie angewandt wurde, ist das folgende: Ein 9jähriger Schäferhund zeigte in wechselnder Folge leichtere bis schwere Bewegungsstörungen der Hinterhand. Die Last des Körpers wurde vermehrt von den Vordergliedmaßen getragen. Ein stärkeres Belasten der Hinterhand, wie z.B. Treppensteigen, war deutlich schmerzhaft.
Für die Röntgenuntersuchung wurde der Hund in Narkose gelegt, trotzdem waren für eine vorschriftsmäßige Hüftaufnahme die Gelenke wegen mechanischer Blockade nicht mehr vollständig zu strecken.
Die gemessenen hochschmerzhaften Korrespondenzzonen beider Ohrmuscheln wurden kauterisiert (Abb. 16). Diese Therapie brachte im Laufe der nächsten Woche eine Schmerzlinderung, aber keine Schmerzfreiheit. Sicherlich war bei dieser hochgradigen Arthrose auch eine rein mechanisch bedingte Bewegungsstörung im Sinne einer Ankylosierung von Bedeutung.

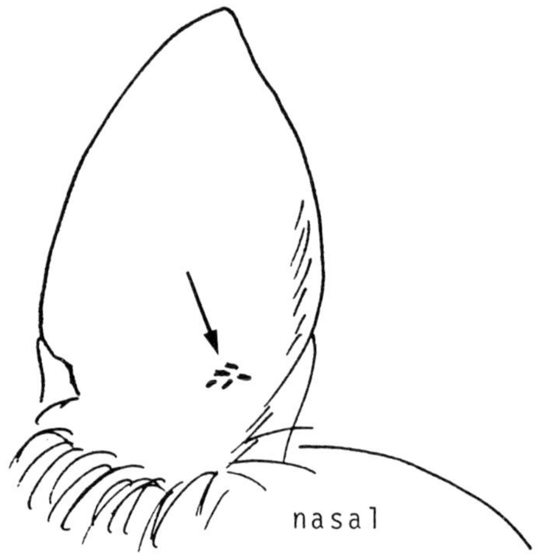

Abb. 16 Deutscher Schäferhund mit schwerster Hüftgelenksarthrose. Punkte in der rechten Ohrmuschel gekennzeichnet

9. Der letzte Hundepatient ist eine Dogge, also ein Hund mit kupierten Ohren. Die Problematik solcher Hunderassen wurde bereits angedeutet (siehe auch Abb. $1b_2$). Naturgemäß kann hier die Aurikulotherapie nur zum Einsatz gebracht werden, wenn die betreffende Korrespondenzzone nicht amputiert worden ist. Erkrankungen im distalen Bereich der Vorderextremitäten, des Vorarms oder auch der Schulter können bei solchen Tieren nur eingeschränkt mit Ohrakupunktur behandelt werden, z. B. über andere, sekundäre Reflexzonen am verbleibenden Teil der Ohrmuschel (vgl. S. 222, 223). Diese Dogge litt unter einer schmerzhaften Ellbogengelenksarthrose, deren Beschwerden sich unter dem Einfluß der magnetstimulierten Stahldauernadeln wesentlich besserte. Abb. 17 zeigt die Lage der Nadeln in unmittelbarer Nähe von Ohrspitze und Ohrrand. Diese Lokalisation steht scheinbar im Widerspruch zu Abb. 19a, wird aber verständlich, wenn man zusätzlich Abb. $1b_2$ beachtet.

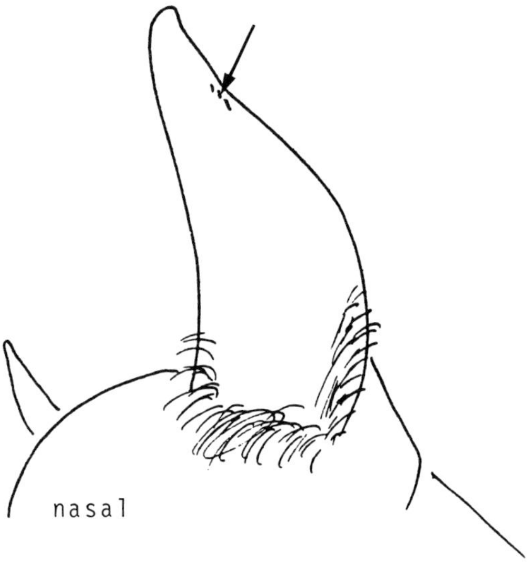

Abb. 17 Deutsche Dogge (kupierter Hund) mit Ellbogengelenksarthrose links. Korrespondenzpunkte in der linken Ohrmuschel gekennzeichnet

Die Zahl der ausschließlich auriculotherapeutisch behandelten Pferde ist bei weitem nicht so groß wie die der Hunde. Gerade bei Pferdepatienten ist das Experimentieren mit einer solchen Heilmethode für den frei praktizierenden Tierarzt ein schwieriges Unterfangen.
1. Die Pferdepatientin Nr. 1 auf Seite 227, eine 12jährige, braune Stute mit Arthropathia deformans beider vorderer Huf- und Krongelenke sowie bei beginnender Ankylosierung, konnte zwar durch Aurikulotherapie deutlich gebessert werden, aber eine Lahmheit bestand weiterhin. Die Punkte im Ohr waren zuerst mit humanmedizinischen Dauernadeln behandelt und schließlich kauterisiert worden, nachdem die Dauernadeln nur drei Tage gehalten hatten. Bei diesem und den folgenden Pferdepatienten wurden zusätzlich zu den Punkten in der Reflexzone auch Punkte erniedrigten Hautwiderstands in der sensoriellen Zone am kaudalen Ohrrand behandelt.

2. Der 19jährige Trakehner Wallach (s. o.) konnte an den Tagen nach dem Setzen der Nadeln und deren Magnetstimulation deutlich besser vom Boden fressen. Aber auch hier hielten die Dauernadeln nur kurze Zeit.
Der Besitzer war einer nochmaligen Behandlung abgeneigt und führte sein altes Pferd der Schlachtung zu.
3. Die massiven Veränderungen am Kniegelenk der 12jährigen Schimmelstute (s. S. 229) waren keiner Therapie mehr zugänglich. Dieser Fall sollte lediglich zur Verifizierung der Somatotopie am Pferdeohr beitragen.
4. Bei einem 6jährigen Hannoveraner Fuchswallach mit röntgenologisch nachgewiesenem Spat an beiden Hinterbeinen (einer chronisch-deformierenden Erkrankung der Sprunggelenke) waren die Korrespondenzzonen eindeutig nachzuweisen (Abb. 18). Der erste Therapieversuch schlug wiederum fehl, da die humanmedizinischen Stahldauernadeln nicht hafteten. Die Modifikation der stabilen Nadeln für Pferdeohren war um diese Zeit noch nicht verfügbar. Die Ohrpunkte wurden also anschließend kauterisiert. Eine Lahmheitsuntersuchung eine Woche nach dem Kauterisieren ließ noch dieselbe Bewegungsstörung erkennen wie vor der Therapie. Drei Wochen später aber war im Trab an der Longe im tiefen Sand (in dem diese Art von Bewegungsstörung besonders deutlich zutage tritt) keine Gangunregelmäßigkeit mehr festzustellen.

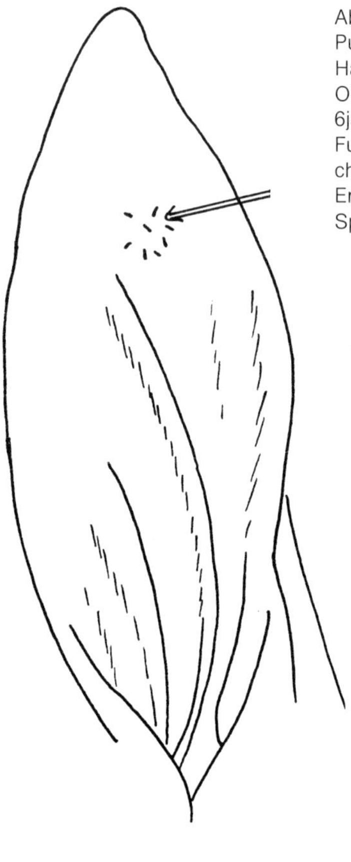

Abb. 18
Punkte erniedrigten Hautwiderstands in den Ohrmuscheln eines 6jährigen Hannoveraner Fuchswallachs mit chronisch deformierender Erkrankung beider Sprunggelenke

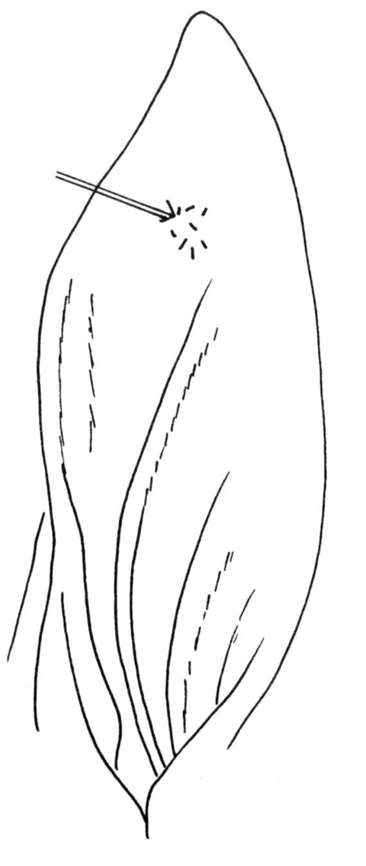

Eine Kasuistik über die Aurikulotherapie innerer Erkrankungen ließ sich bisher nicht erstellen. Erkrankungen dieser Art wurden fast immer auch homöopathisch behandelt.
Nur ein Fall einer therapieresistenten Pyelitis beim Hund sei kurz erwähnt: Hier wurde die Nierenzone mit Silbernadeln behandelt. Der Urinbefund im Combur-8-Test war bereits am folgenden Tag normal und der Hund beschwerdefrei.
Für die Rinderpraxis gilt pauschal das gleiche wie für die Kleintierpatienten mit Organerkrankungen.
Versucht wurde bei Kühen mehrfach eine Vorbeuge gegen Gebärparese. Dazu wurden versuchsweise Silberdauernadeln im Ohr von hochtragenden Kühen an der tiefsten Stelle der Incisura intertragica (Parathyreoidea-Zone?) etwa 1 Woche vor dem Geburtstermin eingesetzt. Der Erfolg rechtfertigt weitere Versuche, aber die geringen Behandlungszahlen lassen keine eindeutige Aussage zu. Immerhin scheint diese Möglichkeit der Gebärpareseprophylaxe beachtenswert.

Bewertung der Untersuchungen

Insgesamt sollten mit dieser Kasuistik einige Denkanstöße gegeben werden dafür, daß die Aurikuloakupunktur eine einfache und wirksame Therapiemethode sein kann, *die allopathischen Arzneieinsatz oder operative Eingriffe erspart.*
Die besten Ergebnisse mit der Aurikulotherapie sind zu erzielen bei akuten Schmerzzuständen traumatischer Genese, z.B. Verrenkungen und Verzerrungen, aber auch bei älteren traumatisch bedingten Gelenkserkrankungen.
Eine weitere wichtige Indikation für den Einsatz magnetisch stimulierter Stahldauernadeln besteht in der *Nachbehandlung von Gelenkoperationen:* Nach Eingriffen z.B. an Ellbogen- oder Kniegelenk ist auf diese Weise eine Wiederherstellung der Gelenkfunktion in wesentlich kürzerer Zeit möglich, als üblicherweise veranschlagt wird.
Dagegen waren Schmerzen durch Arthrosen oft nicht vollständig mit dieser Therapie zu beseitigen. Hier handelte es sich allerdings oft um Fälle, die anderweitig schon als unheilbar eingestuft worden waren, und bei denen die Aurikuloakupunktur als ,,Ultima ratio" eingesetzt werden sollte.
Eine weitere Ursache für unbefriedigende Erfolge mag in der Schwierigkeit bestehen, eine Arthritis eindeutig von einer Arthrose, also eine Yang-Krankheit von einer Yin-Erkrankung, zu unterscheiden; diese sind bekanntlich unterschiedlich zu therapieren.
Natürlich gab es auch Irrtümer, z.B. durch die eng benachbarte Projektion von Ellbogen und Sprunggelenk, insbesondere bei hochschmerzhaften Zuständen, bei denen sich – wie oben bereits erwähnt – die Zonen vergrößert auf der Ohrmuschel darstellen. Solche Schwierigkeiten lassen sich aber durch wiederholtes, exaktes Messen des Hautwiderstands und durch Prüfen der Drucksensibilität umgehen.

Andererseits kamen immer wieder Fälle vor, *in denen die Untersuchung der Ohrmuschel erst zur richtigen klinischen Diagnose führte (vergleiche auch Fall Nr. 5 auf S. 236).* So diagnostiziert man z.B. am Pferd gelegentlich röntgenologische Veränderungen im Sinne von Spat gleichzeitig mit einer Gonitis oder Gonarthrose. Bei der Untersuchung der Ohrmuschel in der Gegend, die für das Sprunggelenk zuständig ist, konnte es passieren, daß auch Punkte erniedrigten Hautwiderstands gemessen wurden, die zu weit in Richtung der Ohrbasis lagen, als daß sie die Sprunggelenke hätten betreffen können. Wurden diese Punkte wegen ihrer nicht ganz überzeugenden Lokalisation bei der Aurikuloakupunktur außer acht gelassen, dann war die Störung nicht zu beeinflussen. Die Spaterkrankung war also zwar vorhanden, aber zum Zeitpunkt der Untersuchung nicht allein für die vorliegende Bewegungsstörung verantwortlich. Diese rührte vielmehr auch von einer Erkrankung im Kniegelenk her. Erst als die dazugehörigen Punkte an der Ohrmuschel behandelt wurden, stellte sich der therapeutische Erfolg ein.

Abschließende Bemerkungen

Natürlich befindet sich die hier geschilderte Aurikuloakupunktur noch im Anfangsstadium, das sich am ehesten mit dem „Locus dolendi – Stechen" der Körperakupunktur vergleichen läßt.

Für weitere Forschungen bleibt noch ein großes Feld offen: Es müßten die Reflexzonen an der Außenseite der Ohrmuschel von Tieren untersucht werden; ferner, bei welchen Erkrankungen die Ohrinnenseiten oder Außenseiten genadelt werden sollten, welche Punkte außer denen der lokalen Somatotopie die Therapie zusätzlich unterstützen könnten usw.

Die Vollendung der Aurikuloakupunktur bis hin zur Aurikulomedizin läßt sich vermutlich nur mit Hilfe der Pulstastung, dem RAC *(reflex auriculocardiaque)* oder VAS *(vascular autonom signal)* nach NOGIER erreichen. Dies ist beim Menschen schwierig zu erlernen, doch beim Tier treten zusätzliche Probleme auf, wie Abwehrreaktionen und Angstzittern. Eine Möglichkeit, den RAC des Tieres am Menschen zu fühlen, wurde in *Holland* entwikkelt: Der Tierbesitzer liegt in „Bipodalstellung", das heißt mit angezogenen Zehenspitzen und nebeneinander ausgestreckten Beinen auf dem Rücken, ein Arm ruht neben dem Rumpf bzw. dient der RAC-Tastung, mit der anderen Hand berührt er die Ventralseite (Yin-Seite) seines Haustiers. Auf diese Weise fühlt der Untersucher die energetischen Auswirkungen des Tiers am RAC des Tierbesitzers oder einer Hilfsperson.

Erst die Aurikulomedizin ermöglicht eine energetische Diagnose und eine ebensolche echte Therapie. Aber die hier geschilderte Ohrakupunktur am Tier ist immerhin eine Therapie, die jeder sofort einsetzen kann, auch wenn er noch keine Vorkenntnisse in der Akupunktur oder der RAC-Tastung sein eigen nennt. Die Aurikuloakupunktur läßt sich mit jeder anderen Heilmethode kombinieren, sei es *Phytotherapie, Frischzellenbehandlung* oder *Homöopathie,* und kann sogar dem Allopathen helfen, Antiphlogistika und andere toxische Schmerzmittel zu reduzieren.

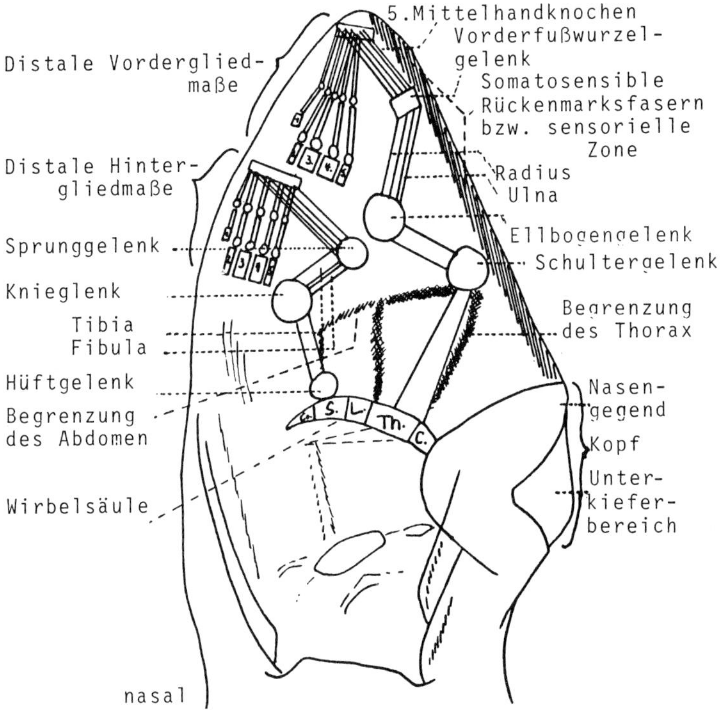

Abb. 19a Schematische Somatotopie des Stützapparates am linken Ohr des Hundes

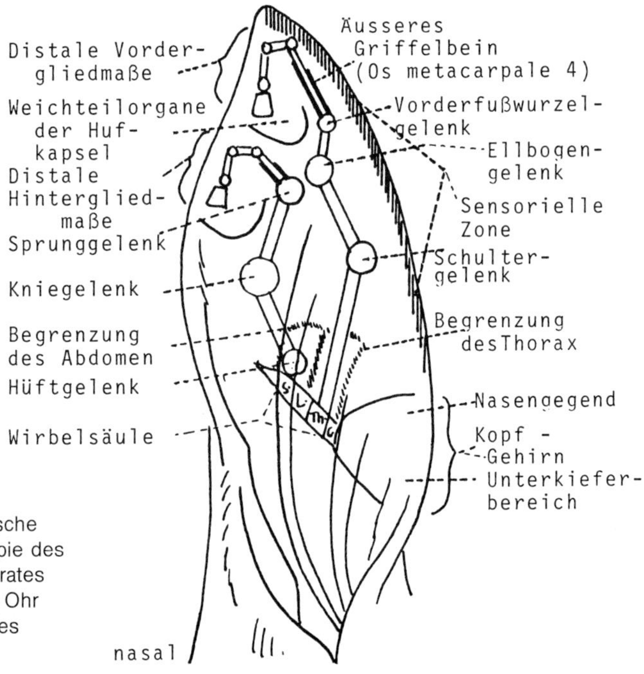

Abb. 19b Schematische Somatotopie des Stützapparates am linken Ohr des Pferdes

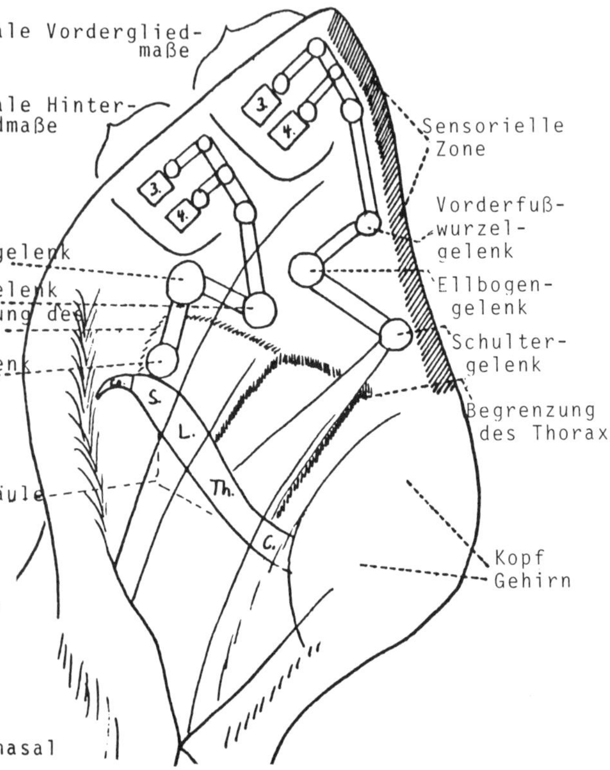

Abb. 19c
Schematische Somatotopie des Stützapparates am linken Ohr des Rindes

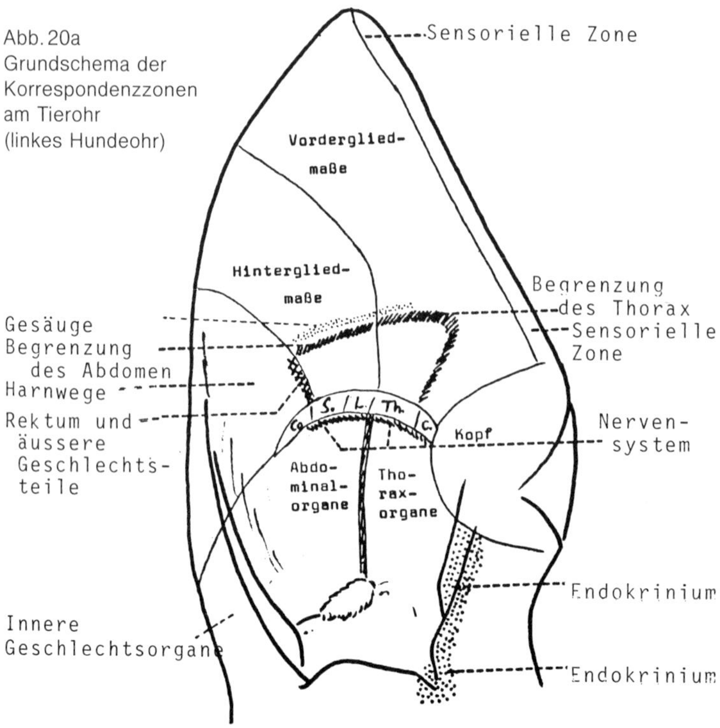

Abb. 20a
Grundschema der Korrespondenzzonen am Tierohr (linkes Hundeohr)

Abb. 20b
Korrespondenzzonen einiger innerer Organe, schematisch dargestellt am linken Ohr des Hundes

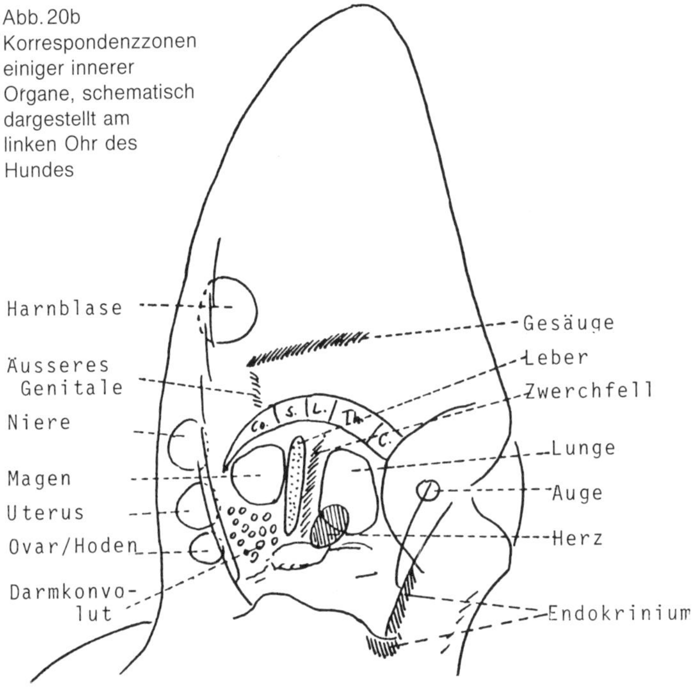

Abb. 20c
Korrespondenzzonen einiger innerer Organe, schematisch dargestellt am linken Ohr des Rindes

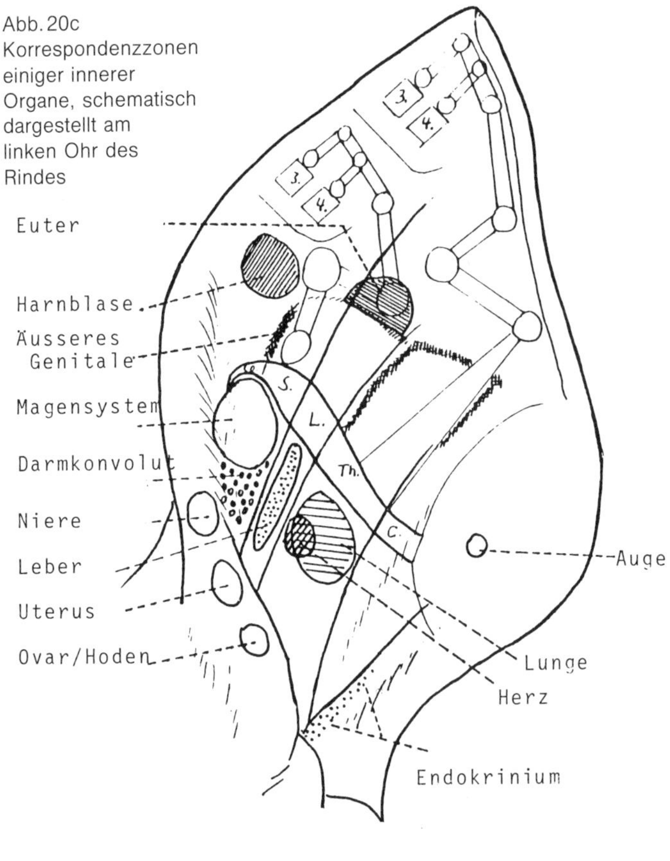

9.1 Literaturverzeichnis Auriculoakupunktur am Tier

Artmeyer, P., H. E. König (1978): Zur Ohrakupunktur beim Hund. Kleintierpraxis **23**, 299–306

Bahr, F. R.: Einführung in die Auriculoakupunktur, Ärztekurs 1975, München

Bahr, F. R.: Lehrbuchreihe wissenschaftliche Akupunktur und Auriculomedizin 1978 folgende

Bahr, F. R. (1976): Ohr-Akupunktur (Taschenbuch, DM 4,80)

Brunner, F. (1979): Behandlung schmerzhafter Wirbelsäulenerkrankungen mit Akupunktur und Auriculotherapie. Der praktische Tierarzt, 1100, **12**

Brunner, F. (1980): Akupunktur für Tierärzte, Akupunktur der Kleintiere, WBV, Schorndorf

Ellenberger-Baum: Handbuch der vergleichenden Anatomie der Haustiere, 18. Auflage 1974, Springer-Verlag

daraus: Schmidt, J. (1902): Ohrmuschel verschiedener Säugetiere, Diss. Leipzig

derselbe (1902): Arch. f. Tierheilkunde **20**, 510–522

Jeannot, R. (1980): L'auriculothérapie chez le Chien. Diss. Toulouse

Knezevic, P., Professor und Ordinarius für Orthopädie bei Huf- und Klauentieren an der tierärztlichen Universität Wien, Klinische Demonstration Juni 1975

König, H. E. (1980): Anatomische Voraussetzungen zur Auriculoakupunktur beim Hund. Akupunkturarzt 111, **7**

Kropej, H. (1978): Systematik der Ohrakupunktur. Haug Verlag, Heidelberg

Krüger, H. u. C. P. (1979): Auriculotherapie im Tierversuch, DAZ 43, **22**

Krüger, H. u. C. P. (1980): Grundlagen der Auriculotherapie bei Hund und Pferd, Akupunkturarzt 13, **7**

Lambardt, A. (1978): Beitrag zur Anwendung der Ohrakupunktur beim Hund. Kleintierpraxis, 387–388, **23**

Nogier, P. M. F. (1969): Introduction pratique à l'auriculothérapie, Maisonneuve

Wertsch, G. I., B. D. Schrecke (1975): Ohrakupunktur für die Praxis, WBV-Verlag Schorndorf